ANATOMIA DA YOGA

ANATOMIA DA YOGA

SEGUNDA EDIÇÃO

Leslie Kaminoff

Amy Matthews

Ilustrações de
Sharon Ellis

Manole

Título original em inglês: *Yoga Anatomy – 2nd ed.*
Copyright © 2012, 2007 by The Breathe Trust
Publicado mediante acordo com a Human Kinetics.

Este livro contempla as regras do Novo Acordo Ortográfico da Língua Portuguesa.

Editor gestor: Walter Luiz Coutinho
Editora de traduções: Denise Yumi Chinem
Produção editorial: Priscila Mota e Karen Daikuzono

Tradução da 1ª edição: Isabel Zanella da Silva Saragoça
Tradução da 2ª edição: Patricia Fonseca Pereira
        Graduação em Medicina pela Universidade Federal Fluminense (UFF)

        Luis Dolhnikoff
        Graduação em Medicina pela Faculdade de Medicina da Universidade de São Paulo (FMUSP)

Revisão de tradução e revisão de prova: Depto. editorial da Editora Manole
Diagramação: Luargraf Serviços Gráficos Ltda. – ME
Adaptação da capa para a edição brasileira: Depto. de arte da Editora Manole

Dados Internacionais de Catalogação na Publicação (CIP)
(Câmara Brasileira do Livro, SP, Brasil)

Kaminoff, Leslie
   Anatomia da yoga / Leslie Kaminoff, Amy Matthews [tradução Patricia Fonseca Pereira e Luis Dolhnikoff] ; ilustrações de Sharon Ellis. -- 2. ed. -- Barueri, SP : Manole, 2013.

   Título original: Yoga anatomy
   Bibliografia
   ISBN 978-85-204-3534-2

   1. Anatomia humana 2. Hatha yoga 3. Fisiologia 4. Ioga I. Matthews, Amy. II. Ellis, Sharon. III. Título.

13-03110   CDD-613.7046

Índices para catálogo sistemático:
1. Raja yoga : Técnicas   613.7046

Nenhuma parte deste livro poderá ser reproduzida, por qualquer processo, sem a permissão expressa dos editores.
É proibida a reprodução por xerox.
A Editora Manole é filiada à ABDR – Associação Brasileira de Direitos Reprográficos.

Edição brasileira – 2013
Reimpressão – 2019

Direitos em língua portuguesa adquiridos pela:
Editora Manole Ltda.
Av. Ceci, 672 – Tamboré
06460-120 – Barueri – SP – Brasil
Tel.: (11) 4196-6000 – Fax: (11) 4196-6021
www.manole.com.br
https://atendimento.manole.com.br/

Impresso no Brasil
Printed in Brazil

Nota: Foram feitos todos os esforços para que as informações contidas neste livro fossem o mais precisas possível. Os autores e os editores não se responsabilizam por quaisquer lesões ou danos decorrentes da aplicação das informações aqui apresentadas. É aconselhável a supervisão de um profissional ao realizar as posturas.

Ao meu professor, T.K.V. Desikachar, dedico este livro como agradecimento por sua constante insistência para que eu encontrasse minha própria verdade. Minha maior expectativa é que este trabalho faça jus à sua confiança em mim.

E ao meu professor de filosofia, Ron Pisaturo – as lições nunca terão fim.

— **Leslie Kaminoff**

Em agradecimento a todos os alunos e professores que me antecederam – especialmente Philip, meu aluno, professor e amigo.

— **Amy Matthews**

SUMÁRIO

Sobre os autores   viii

Sobre a ilustradora   ix

Prefácio   x

Agradecimentos   xii

Introdução   xiv

CAPÍTULO 1   **A DINÂMICA DA RESPIRAÇÃO** ... 1

CAPÍTULO 2   **YOGA E A COLUNA VERTEBRAL** . 23

CAPÍTULO 3   **SISTEMA ESQUELÉTICO** 45

CAPÍTULO 4   **SISTEMA MUSCULAR** 55

CAPÍTULO 5   **CONHECENDO OS ASANAS** 65

CAPÍTULO 6   **POSTURAS EM PÉ** 71

CAPÍTULO 7   **POSTURAS SENTADAS** 125

CAPÍTULO 8 POSTURAS DE JOELHOS...... 163

CAPÍTULO 9 POSTURAS EM DECÚBITO DORSAL................ 181

CAPÍTULO 10 POSTURAS EM DECÚBITO VENTRAL................ 211

CAPÍTULO 11 POSTURAS COM APOIO NOS BRAÇOS.............. 223

Bibliografia e outras fontes   261

Índice de asanas   262

Índice de articulações e músculos   267

SOBRE OS AUTORES

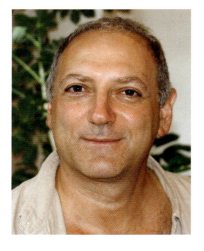

Leslie Kaminoff é um prestigiado educador de yoga inspirado na tradição de T.K.V. Desikachar, uma das mais importantes autoridades mundiais sobre o uso terapêutico da yoga. É o fundador do The Breathing Project, uma organização educacional sem fins lucrativos dedicada ao ensino de yoga centrada na respiração individualizada, em Nova York.

Especialista de renome internacional, com mais de 32 anos de experiência nos campos de yoga e anatomia da respiração, Kaminoff liderou *workshops* em muitas das principais associações de yoga, escolas e programas de treinamento nos Estados Unidos. Ele também ajudou na organização de conferências internacionais de yoga e participou ativamente do debate nacional em andamento sobre os padrões de certificação para professores e terapeutas de yoga.

Kaminoff obteve destaque em publicações como *Yoga Journal* e *The New York Times*, e portais na internet, tais como *WebMD*, *FoxNews Online* e *Health.com*. É o fundador do altamente respeitado blog internacional de yoga *eSutra*, coautor da primeira edição do *best-seller Anatomia da yoga*, criador do DVD *Breath-Centered Yoga with Leslie Kaminoff* e do curso on-line de grande sucesso *yogaanatomy.net*. Vive em Nova York e em Great Barrington, Massachusetts.

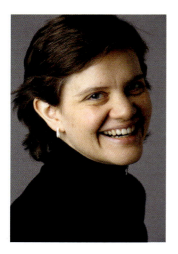

Amy Matthews ensina movimento desde 1994. Ela é analista de movimento certificada pelo método Laban, professora de *Body–Mind Centering* e educadora do movimento para o desenvolvimento infantil. Possui registro no ISMETA (International Somatic Movement Education and Therapy Association) como educadora e terapeuta de movimento somático e na IAYT (International Association of Yoga Therapists).

Matthews ensina *Body–Mind Centering* e yoga em programas na Califórnia e em Nova York para a School of Body-Mind Centering. Atuou na faculdade do Laban/Bartenieff Institute of Movement Studies por dez anos. Juntos, Matthews e Kaminoff lideram os estudos avançados do The Breathing Project para profissionais do movimento empenhados em ampliar suas habilidades e conhecimentos profissionais.

Matthews integra práticas somáticas e yoga em sua prática particular como educadora do movimento, além de conduzir *workshops* de anatomia e movimento para programas nos Estados Unidos, Canadá, Israel, Irlanda, Inglaterra, Eslováquia, Suíça e Japão. É coautora da primeira edição de *Anatomia da yoga*. Reside atualmente em Nova York.

SOBRE A ILUSTRADORA

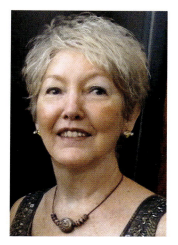

Sharon Ellis atua como ilustradora médica em Nova York há mais de 30 anos. Suas premiadas ilustrações foram exibidas no New York Academy of Medicine, na Society of Illustrators, na Association of Medical Illustrators, no Rx Club e na Street Gallery no Soho. Ellis é membro da Association of Medical Illustrators e recebeu o prêmio de Best Illustrated Surgical Book da associação. Ela também foi premiada com uma bolsa da New York Foundation of the Arts e seu trabalho aparece em muitos livros e revistas da área médica. Possui bacharelado em artes médicas pela University of Texas Southwestern Medical School e em arte pela State University of New York. Reside em Nova York.

PREFÁCIO

Estou muito feliz em escrever o prefácio desta versão ampliada, atualizada e aprimorada de *Anatomia da Yoga*, principalmente porque esta nova edição reflete a verdadeira coautoria da minha colaboradora e amiga, Amy Matthews. Na primeira edição, percebi que trabalhar com a Amy foi uma das relações profissionais mais enriquecedoras e recompensadoras que já tive. Neste momento, alguns anos mais tarde em nossa colaboração, retiro o qualificador "uma das". Quando Amy e eu trabalhamos juntos, sinto como se nossas perspectivas e conhecimentos individuais e complementares fossem hemisférios especializados que se juntam para atuar como um tipo de "supercérebro". É realmente uma experiência prazerosa trabalhar com uma pessoa que me torna muito mais inteligente do que sou quando estou sozinho. Acrescentando o talento de Sharon Ellis, nossa fantástica ilustradora, assim como o apoio da nossa equipe criativa do The Breathing Project, temos como resultado uma mistura poderosa.

Logo após o lançamento de *Anatomia da Yoga* no verão de 2007, o sucesso do livro pegou todos de surpresa. Até o momento em que escrevo, este livro já foi traduzido para 19 línguas, teve mais de 300.000 exemplares impressos e permanece entre os livros de yoga mais vendidos nos Estados Unidos. Temos recebido *feedbacks* muito positivos dos leitores, muitos dos quais são educadores que agora incluem o *Anatomia da Yoga* como texto obrigatório em seus cursos de yoga para instrutores. Profissionais tão diversos como ortopedistas, quiropráticos, fisioterapeutas, treinadores físicos e instrutores de pilates e Gyrotonic® estão fazendo bom uso do livro também.

Alguns dos melhores *feedbacks* que recebi dizem respeito aos dois primeiros capítulos, que abordam a respiração e a coluna vertebral. Minha intenção nesses capítulos foi fornecer informações que gostaria que estivessem disponíveis há 25 anos, quando tentava descobrir as bases anatômicas da abordagem específica da respiração na prática do asana utilizada pelo meu professor. Fico especialmente satisfeito por essa informação ter sido bem recebida, e estou feliz por esta edição oferecer a oportunidade de ampliar a discussão sobre equilíbrio intrínseco e bandhas, adicionar mais ilustrações, além de uma breve história da coluna vertebral, retirada da primeira edição por causa da limitação de espaço.

Amy e eu também recebemos *feedbacks* fundamentais de leitores, colegas e profissionais respeitados nas mais diversas especialidades. O processo de responder a esses *feedbacks* conduziu a diversas melhorias; entre as mais significativas, estão os dois novos capítulos escritos pela Amy sobre os sistemas esquelético e muscular. Esses capítulos se caracterizam pela combinação única de sofisticação e simplicidade. A inclusão desses capítulos torna *Anatomia da Yoga* um livro mais proveitoso, e permite uma compreensão melhor dos termos anatômicos específicos utilizados nas seções dos asanas, em especial as ações articulares e musculares.

O novo capítulo sobre asanas (Cap. 5) foi escrito em conjunto e fornece nossas análises sobre os asanas e nossa abordagem ao escolher os aspectos a serem analisados. Você deve ler esse capítulo antes de ler qualquer um dos apontamentos sobre asanas específicos, pois ele explica nossas perspectivas não convencionais e, por vezes, controversas em relação à classificação, respiração e ações articulares e musculares.

A Amy reviu e revisou completamente as seções dos asanas. Ela eliminou termos, classificações e conceitos arbitrários ou confusos e incluiu informações para esclarecer as ações musculares e melhorar a consistência geral da apresentação. Lydia Mann auxiliou na apresentação do conteúdo organizando as informações revisadas em tabelas, para facilitar a compreensão. Outras melhorias incluem variações de asanas adicionais e novos índices para ilustrações de articulações e músculos específicos, assim como correções e reescrita das legendas das ilustrações.

Amy e eu estamos confiantes de que esta nova edição de *Anatomia da Yoga* permanecerá como fonte valiosa para praticantes e professores de yoga e de todas as outras formas de movimento saudável. Esperamos que você goste deste livro tanto quanto nós gostamos de escrevê-lo. E, por favor, continue a nos informar sobre suas experiências com a utilização deste livro.

Leslie Kaminoff
Nova York, setembro de 2011

AGRADECIMENTOS

Antes de tudo, quero expressar minha gratidão à minha família: Uma, Sasha, Jai e Shaun. Sua paciência, compreensão, amor e apoio me conduziram pelo longo processo de conceber, escrever, editar e revisar este livro. Também gostaria de agradecer aos meus pais por apoiar minha carreira e interesses não convencionais durante as últimas cinco décadas. Permitir que o filho encontre o próprio caminho talvez seja o melhor presente que os pais possam dar.

Esse tem sido um projeto de verdadeira colaboração, que nunca teria se concretizado sem o apoio contínuo de uma equipe talentosa e dedicada. Lydia Mann, cujo melhor título para descrevê-la seria "questionadora do projeto e do autor", é uma *designer* e artista talentosa, e também uma amiga que me guiou por todas as fases do projeto: organização, definição e edição da estrutura do livro. Tirou a maior parte das fotografias (inclusive as dos autores) e criou as capas dos livros. Sem essa parceria, o livro ainda estaria pairando em algum lugar entre a minha cabeça e meu disco rígido.

Sharon Ellis provou ser uma ilustradora médica habilidosa, versátil e perspicaz. Inicialmente, quando a convidei para participar do projeto, depois de ter apreciado seu trabalho pela internet, ela não tinha intimidade nenhuma com a yoga, mas antes que me desse conta, já arriscava uns termos em sânscrito e buscava afinidade nas posturas como se fosse uma praticante experiente.

Este livro jamais teria existido se não tivesse sido originalmente concebido pela equipe da Human Kinetics. A pesquisa de Martin Barnard o conduziu a me oferecer o projeto. A orientação editorial e o incentivo de Leigh Keylock, Laura Podeschi e Jason Muzinic mantiveram todo o projeto nos trilhos. Não é possível agradecê-los o suficiente pelo apoio e paciência – especialmente pela paciência.

Um obrigado muito especial vai para o meu agente literário e grande amigo, Bob Tabian, que tem sido a voz firme da razão e da experiência. Ele foi a primeira pessoa que me enxergou como um autor e nunca duvidou de que realmente eu pudesse me tornar um.

Pelo conhecimento, inspiração e orientação ao longo de todo o caminho, agradeço a Swami Vishnu Devananda, Lynda Huey, Leroy Perry Jr., Jack Scott, Larry Payne, Craig Nelson, Gary Kraftsow, Yan Dhyansky, Steve Schram, William LaSassier, David Gorman, Bonnie Bainbridge Cohen, Len Easter, Gil Hedley e Tom Myers. Também agradeço aos meus alunos e clientes, os atuais e os antigos, por serem meus professores mais consistentes e desafiadores.

Agradeço imensamente a todos que serviram de modelo para nossas imagens: Amy Matthews, Alana Kornfeld, Janet Aschkenasy, Mariko Hirakawa (nossa modelo para a capa), Steve Rooney (que também nos cedeu seu estúdio no International Center of Photography para uma grande sessão de fotos), Eden Kellner, Elizabeth Luckett, Derek Newman, Carl Horowitz, J. Brown, Jyothi Larson, Nadiya Nottingham, Richard Freeman, Arjuna (Ronald Steiner), Eddie Stern, Shaun Kaminoff e Uma McNeill. Agradeço também a Krishnamacharya Yoga Mandiram por autorizar o uso de fotografias emblemáticas de T. Krishnamacharya como referência para as ilustrações de Mahamudra e Mulabandhasana.

Apoio inestimável a este projeto também foi concedido por Jen Harris, Edya Kalev, Alana Kramer, Leandro Willaro, Rudi Bach, Jenna O'Brien, Sarah Barnaby e todos os professores, funcionários, alunos e colaboradores do The Breathing Project.

Leslie Kaminoff

AGRADECIMENTOS

Inicio agradecendo ao Leslie por seu espírito generoso. Desde 2003, quando me convidou para participar do The Breathing Project, ele tem apoiado incondicionalmente minha abordagem de ensino e recomendado minhas aulas e *workshops* aos seus alunos, e me convidou para fazer parte da criação deste livro.

Eu mal poderia imaginar o que me aguardava quando ele se aproximou e me pediu para ajudá-lo com uma "ideia legal" que teve sobre um livro de anatomia da yoga! Tivemos muitas conversas durante o processo de criação do primeiro livro e desta segunda edição, nas quais questionamos, desafiamos e elaboramos as ideias um do outro de tal forma que polimos e refinamos o que nós dois temos a oferecer.

Em primeiro lugar, agradeço à minha família por ser a educadora que sou hoje. Meus pais me encorajaram a questionar e a compreender por mim mesma. Meu pai estava sempre disposto a me explicar alguma coisa; minha mãe me estimulava a procurar as respostas e descobrir. Aprendi com eles que poderia fazer minha própria pesquisa e formular minhas próprias ideias, e nenhum detalhe era pequeno demais para ser desconsiderado!

Agradeço a todos os professores que estimularam minha curiosidade e paixão para entender as coisas: Alison West, por cultivar um espírito de exploração e indagação nas suas aulas de yoga; Mark Whitwell, por sempre me lembrar a razão por que sou professora; Irene Dowd, pelo entusiasmo e precisão; Gil Hedley, por sua disposição de, mesmo sem conhecer, dedicar-se e aprender; e Bonnie Bainbridge Cohen, que representa a paixão e a dedicação por si mesma e por seus alunos, o que a torna uma bênção como professora.

Muitas pessoas foram fundamentais para o processo de criação do novo material para a segunda edição. Agradeço imensamente a Chloe Chung Misner pela leitura de cada rascunho dos novos capítulos, e por me lembrar de seguir o que acredito. Michelle Gay também estava sempre querendo saber mais e, por isso, fazia perguntas incrivelmente úteis. Os alunos do The Breathing Project me inspiraram continuamente como professora. Os funcionários do The Breathing Project, em especial Alana, Edya, Alyson e Alicia, fizeram um trabalho incrível mantendo o espaço funcionando enquanto Leslie e eu éramos consumidos por esse processo.

Sarah Barnaby foi uma colega de valor inestimável por me ajudar a aprimorar o material dos asanas na segunda edição, sempre propondo inúmeras ideias para as imagens e, em geral, lembrando-me sobre o que eu queria dizer. Ela também preparou o material para os índices e revisou cada prova de cada etapa.

Sou grata a todas as pessoas que me ajudaram durante o processo de composição deste livro: meus queridos amigos Michelle e Aynsley; Karen, cujo apoio me sustentou na composição da primeira edição; nossa turma de verão do BMC, Wendy, Elizabeth e Tarina; Kidney e a todas as pessoas as quais eu pedi para pararem de perguntar sobre o livro; aos alunos do BMC que me receberam e me deram suas opiniões, especialmente Moonshadow, Raven-Light, Michael, Rosemary e Jesse. E um agradecimento especial a Sarah, que continua a me inspirar a ser mais expansiva e criativa em relação à minha vida e à minha prática como professora de uma forma que jamais julguei possível.

Amy Matthews

INTRODUÇÃO

Este livro não tem a intenção de ser um estudo completo da anatomia humana ou da vasta ciência da yoga. Nenhum livro poderia sê-lo. Essas duas áreas de conhecimento contêm um número infinito de detalhes, tanto macro como microscópico, todos infinitamente fascinantes e potencialmente úteis dependendo do seu interesse. Nosso propósito é apresentar os detalhes mais valiosos sobre anatomia para pessoas envolvidas com a prática da yoga, sejam elas alunos ou professores.

O EU VERDADEIRO É UM EU INCORPORADO

A yoga fala em alcançarmos algo mais profundo dentro de nós – o nosso verdadeiro eu. O objetivo desta empreitada é frequentemente estabelecido em termos místicos, sugerindo que nosso verdadeiro eu existe em algum plano não material. Este livro assume uma postura oposta; para que possamos ir fundo dentro de nós mesmos, precisamos conhecer nossos corpos físicos. Com isso, compreenderemos não apenas nossa anatomia, mas também experimentaremos diretamente a realidade que dá origem aos conceitos centrais da yoga. Essa é a verdadeira experiência de incorporação da espiritualidade. Nós fazemos uma distinção clara entre místico (a crença da percepção de uma realidade sobrenatural experimentada por meios extrassensoriais) e espiritual (do latim *spiritus*, que significa respiração, o princípio inspirador, sensitivo ou vital do indivíduo).

A razão para essa relação mutuamente reveladora entre yoga e anatomia é simples: os princípios mais básicos da yoga se baseiam em uma apreciação sutil e profunda de como o sistema humano é construído. O sujeito da yoga é o eu, e o eu é um atributo do corpo físico.

PRÁTICA, DISCERNIMENTO E ENTREGA

Os ensinamentos antigos que herdamos foram desenvolvidos por meio da observação sistemática da vida em todas as suas formas e expressões. A observação cuidadosa dos seres humanos possibilitou a prática da yoga (kriya yoga) classicamente formulada por Patañjali e atualizada por Reinhold Niebuhr em sua famosa oração da serenidade.[1] Com essa prática, orientamos nossas atitudes voltadas para o discernimento (swadhyaya) para distinguirmos as coisas que podemos mudar (tapah) daquelas que não podemos mudar (isvara pranidhana).

Não é essa uma motivação primordial para o estudo da anatomia no contexto da yoga? Queremos saber o que há dentro de nós para podermos compreender por que algumas coisas são relativamente fáceis de mudar enquanto outras parecem ser tão difíceis. Quanta energia devemos dispor para trabalhar por meio de nossa própria resistência? Quando devemos nos entregar a algo que tem pouca chance de mudar? Ambas as situações exigem esforço. A entrega é um ato de vontade. Essas são perguntas recorrentes com respostas que parecem mudar todos os dias – e é exatamente por isso que nunca devemos parar de fazê-las.

Um pouco de conhecimento sobre anatomia ajuda bastante nessa busca, especialmente quando incluímos a respiração na nossa investigação. O que faz da respiração um professor tão importante para a yoga? A respiração tem uma natureza dupla, é tanto voluntária como autônoma, e é por isso que a respiração esclarece a eterna investigação sobre o que podemos controlar ou mudar e

---

[1] Karl Paul Reinhold Niebuhr (1892-1971), teólogo norte-americano: "Concede-nos a serenidade de espírito para aceitar aquilo que não pode ser mudado, coragem para mudar aquilo que pode ser mudado, e sabedoria para distinguir uma coisa da outra."

o que não podemos. Todos nós enfrentamos essas questões pessoais, e também universais, em algum momento se quisermos nos desenvolver.

BEM-VINDO AO MEU LABORATÓRIO

O contexto que a yoga propicia para o estudo da anatomia tem origem na exploração de como nossa força vital se expressa por meio dos movimentos do corpo, da respiração e da mente. A antiga linguagem metafórica da yoga surgiu de experimentações anatômicas feitas por milhões de pessoas ao longo de milhares de anos. Todas elas tinham um laboratório em comum – seus próprios corpos. Este livro oferece uma visita guiada por esse laboratório, com descrições sobre o funcionamento do equipamento e os procedimentos básicos que suscitam introspecções. Em vez de oferecer um manual para a prática de um sistema específico de yoga, oferecemos embasamento sólido aos princípios da prática física de todos os sistemas da yoga.

Como a prática da yoga enfatiza a relação entre a respiração e a coluna vertebral, concentramos particular atenção a esses dois sistemas. Por meio da observação de todas as estruturas do corpo e de suas relações com a respiração e com a coluna vertebral, a yoga se transforma no princípio complementador para o estudo da anatomia. Além disso, honramos a perspectiva iogue de interconectividade dinâmica ao evitar análises reducionistas das posturas e a listagem prescritiva de seus benefícios.

TUDO AQUILO QUE PRECISAMOS JÁ ESTÁ PRESENTE

Os antigos iogues acreditavam que, na verdade, somos dotados de três corpos: o físico, o astral e o causal. Dessa perspectiva, a anatomia da yoga é o estudo das sutis correntes de energia que fluem entre as camadas, ou invólucros, desses três corpos. A proposta deste livro não é apoiar ou refutar essa teoria; simplesmente oferecemos a perspectiva de que se você está lendo este livro, é porque tem um corpo e uma mente que, neste momento, estão inspirando e expirando dentro de um campo gravitacional. Portanto, poderá tirar um enorme proveito de um processo que lhe permite pensar com mais clareza, respirar com menos esforço e se movimentar de maneira mais eficiente. Na verdade, essa será nossa definição inicial sobre a prática da yoga: a integração de mente, respiração e corpo.

Outro antigo princípio nos diz que a principal tarefa da prática da yoga é a remoção de obstáculos que impedem o funcionamento natural dos nossos sistemas. Isso soa bastante simples, mas vai contra um sentimento comum de que nossos problemas derivam de algo que está deficiente ou ausente. O que a yoga pode nos ensinar é que tudo que é essencial para nossa saúde e felicidade já está presente em nossos sistemas. Nós precisamos apenas identificar e resolver alguns dos obstáculos que impedem essas forças naturais de atuarem, "como um fazendeiro que corta uma barragem para permitir que a água flua para o campo onde ela é necessária".[2] Esta é uma boa notícia para qualquer pessoa, independentemente da idade, enfermidade ou inflexibilidade; se houver respiração e mente, então pode existir yoga.

DO BERÇO À GRAVIDADE

Em vez de ver a musculatura do corpo como um sistema de polias e fulcros que precisa funcionar como uma força contrária à gravidade, vemos o corpo como uma série de tubos em espiral, canais e câmaras dinamicamente acoplados que se sustentam a partir do interior.

Parte dessa sustentação se dá independentemente da ação da musculatura e de suas necessidades metabólicas. Chamamos isso de princípio do equilíbrio intrínseco, e seu funcionamento é observado na forma como a coluna vertebral, a caixa torácica e a pelve são unidas sob tensão mecânica. As cavidades contidas por essas estruturas apresentam um diferencial de pressão que

---

[2] Do *Yoga Sutras* de Patañjali, Capítulo 4, sutra 3, em *O coração do yoga*, de T.K.V. Desikachar.

faz com que os nossos sistemas orgânicos gravitem para cima em direção à região do corpo de menor pressão na caixa torácica.

Por que é preciso prática para aprendermos a tocar essas fontes profundas de suporte interno? A tensão habitual se acumula ao longo de uma vida de funcionamento de nossas polias e fulcros musculares contra a força constante da gravidade, e a constante modulação dos nossos padrões de respiração é invocada como uma maneira de regular a nossa visão emocional interna. Esses hábitos posturais e respiratórios operam, na maioria das vezes, inconscientemente, a menos que alguma mudança intencional (tapah) seja introduzida no sistema por uma prática como a yoga. É por isso que muitas vezes nos referimos à yoga como uma experiência de controle do estresse.

Nesse contexto, a prática de asanas torna-se uma exploração sistemática de desobstrução de forças mais profundas de autossustentação da respiração e da postura. Nas seções de asanas deste livro, apresentamos sugestões para alinhamento, respiração e consciência que podem ajudar nessa exploração.

Em vez de encararmos a prática de asanas como uma forma de *impor* ordem ao sistema humano, nós lhe encorajamos a usar as posturas como uma forma de *descobrir* a ordem intrínseca estabelecida pela natureza. Isso não significa que ignoramos as questões de alinhamento, ajuste e sequenciamento; simplesmente acreditamos que a obtenção de um alinhamento adequado é um meio para um fim maior, não um fim em si mesmo. Nós não vivemos para fazer yoga; fazemos yoga para que possamos *viver* – viver melhor, com mais alegria e harmonia.

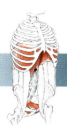

A DINÂMICA DA RESPIRAÇÃO

CAPÍTULO 1

Este capítulo explora a anatomia da respiração do ponto de vista da yoga, tomando a célula como ponto de partida. Essa unidade mais básica de vida pode nos ensinar muito sobre a yoga. Na verdade, os conceitos essenciais da yoga nasceram da observação da forma e das funções da célula. Além disso, quando compreendemos os princípios de uma única célula, podemos compreender os princípios de qualquer coisa que seja constituída por células, como o corpo humano.

LIÇÕES DE YOGA COM BASE NA CÉLULA

As células são os elementos essenciais da vida, tanto para plantas unicelulares quanto para os animais que possuem trilhões delas. O corpo humano, que é composto por cerca de 100 trilhões de células, inicia-se com duas células recém-criadas.

A célula consiste em três partes: a membrana plasmática, o núcleo e o citoplasma. A membrana separa o ambiente interno da célula, que consiste em citoplasma e núcleo, do seu ambiente externo, que contém os nutrientes de que ela precisa.

Após atravessarem a membrana, os nutrientes são metabolizados e transformados em energia para suprir as funções vitais da célula. Um subproduto inevitável de qualquer atividade metabólica é considerado resíduo que deve ser expelido através da mesma membrana. Qualquer obstáculo que impeça a membrana de absorver os nutrientes ou expulsar os resíduos causará a morte da célula por inanição ou toxicidade. Os conceitos da yoga que se relacionam a essa atividade funcional da célula são prana e apana. Os conceitos relacionados às propriedades estruturais da membrana que permitem essa função são sthira e sukha.

Prana e apana

O termo *prana*, em sânscrito, deriva de *pra-*, um prefixo que significa "antes", e de *an*, um verbo que significa "respirar", "soprar" e "viver". *Prana* refere-se a tudo aquilo que nutre um ser vivo, porém também passou a significar a ação de trazer os nutrientes para dentro. Neste capítulo, o termo se referirá aos processos funcionais de vida de uma única entidade. Quando escrito com letra maiúscula, *Prana* se torna um termo mais universal, que pode ser usado para designar a manifestação de toda força vital criativa.

Todos os sistemas vivos necessitam de um equilíbrio de forças, e o conceito da yoga que complementa prana é o *apana*, que se origina de *apa*, que significa "longe", "fora" e "para baixo". Apana refere-se tanto ao resíduo eliminado quanto ao processo de eliminação. Esses dois termos fundamentais da yoga (*prana* e *apana*) descrevem as atividades essenciais da vida em todos os níveis, da célula ao organismo.

Sthira e sukha

Se prana e apana são expressões da função, quais são as condições estruturais que devem existir na célula para que os nutrientes entrem e os resíduos saiam? Essa é a função da membrana, uma estrutura que deve ser permeável o bastante para permitir a passagem dos elementos para dentro e para fora da célula (ver Fig. 1.1). Se a membrana for permeável demais, a célula perde sua integridade, resultando na sua explosão em decorrência da pressão interna ou na implosão pela pressão externa.

Na célula, como em todos os organismos vivos, o princípio que favorece o equilíbrio da permeabilidade é a estabilidade. Os termos iogues que refletem esses polos são *sthira* e *sukha*. A palavra *sthira*, em sânscrito, significa "firme", "rígido", "sólido", "compacto", "forte", "constante", "resistente", "duradouro" ou "permanente". A palavra *sukha* é composta por duas raízes: *su*, que significa "bom", e *kha*, que significa "espaço". Sukha significa "fácil", "agradável", "favorável", "gentil" e "brando". Também se refere ao estado de bem-estar, livre de obstáculos.

Todos os seres vivos saudáveis devem manter o equilíbrio entre a resistência e a permeabilidade, a rigidez e a maleabilidade, a persistência e a capacidade de se adaptar, o espaço e seus limites. É assim que a vida evita destruição por inanição ou toxicidade e pela explosão ou implosão.

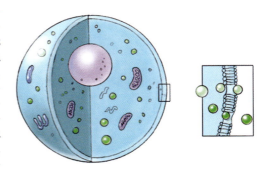

Figura 1.1 A membrana da célula deve manter o equilíbrio entre a resistência (estabilidade) e a permeabilidade.

As estruturas bem-sucedidas feitas pelo homem também apresentam equilíbrio entre sthira e sukha. Uma ponte pênsil, por exemplo, é flexível o bastante para resistir ao vento e a terremotos e estável o bastante para suportar toda a carga que comporta na sua superfície. Essa imagem também evoca os princípios de tensão e compressão discutidos no Capítulo 2.

Sukha também significa "ter boa folga axial", implicando a existência de um espaço no centro que favoreça o bom funcionamento. Uma pessoa, assim como uma roda, necessita de um bom espaço no centro; caso contrário, as conexões funcionais tornam-se impossíveis.

Vias humanas de prana e apana: nutrição para dentro, resíduos para fora

No corpo, as vias por onde entram e saem nutrientes e resíduos não são tão simples como as da célula, porém não são tão complicadas a ponto de não conseguirmos descrevê-las em termos de prana e apana.

A Figura 1.2 apresenta uma versão simplificada das nossas vias de nutrientes e resíduos. Ela mostra como há aberturas no organismo humano, tanto na região superior quanto na inferior. Pela região superior do sistema, nós ingerimos prana, o nutriente, em forma líquida ou sólida. Esses sólidos e líquidos entram pelo canal alimentar, passam pelo processo digestório e, depois de muitas reviravoltas, os resíduos gerados descem e são excretados. Esse é o único caminho a ser percorrido pelos resíduos, uma vez que as saídas se dão pela parte inferior. Portanto, a força de apana deve empurrar os resíduos sólidos e líquidos para baixo, para que possam ser expelidos.

O prana também pode ser absorvido em forma gasosa, pela respiração. O ar, assim como os alimentos sólidos e líquidos, entra pela parte superior, onde permanece acima do diafragma, dentro dos pulmões (ver Fig. 1.3), local em que realiza a troca de gases com os

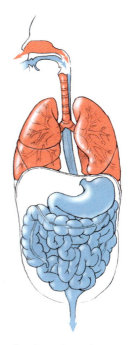

Figura 1.2 A nutrição em forma sólida e líquida (azul) entra pela parte superior do sistema e sai em forma de excremento, por baixo. Nutrição e resíduos na forma gasosa (vermelho) entram e saem pela parte superior.

vasos capilares nos alvéolos. Os gases residuais que se formam nos pulmões devem sair, mas devem voltar ao meio de onde vieram da mesma forma como entraram. A força de apana, quando atua sobre os gases respiratórios residuais, deve se mover para cima para expeli-los. Apana deve poder fluir livremente tanto para cima como para baixo, dependendo do tipo de resíduo sobre o qual está agindo.

A capacidade de reverter a ação de apana para baixo é uma habilidade muito básica e útil que pode ser adquirida por meio dos exercícios de yoga, mas não é algo que a maioria das pessoas consegue fazer sem treinar. As pessoas estão acostumadas a operar seu apana para baixo. Muitos aprenderam que, sempre que algo precisa ser eliminado do corpo, deve-se comprimir e empurrar para baixo. É por isso que grande parte dos principiantes em yoga, quando solicitados a expirar completamente, ativa seus músculos de respiração para baixo, como se estivesse urinando ou defecando.

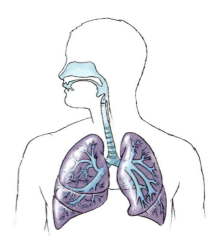

Figura 1.3 O caminho que o ar percorre para dentro e para fora do corpo.

Sukha e dukha

As vias corporais devem estar livres de qualquer força obstrutiva para que o prana e o apana tenham uma relação recíproca saudável. Na linguagem iogue, o corpo deve permanecer em estado de *sukha*, que literalmente quer dizer "bom espaço". "Mau espaço" é chamado de *dukha*, que se origina de *dus*, que significa "mau", "difícil" ou "duro", e *kha*, que significa "espaço". Em geral é traduzido por "sofrimento", "inquietude", "desconforto", "desagradável" e "difícil".

Esse modelo refere-se à metodologia fundamental de toda a prática de yoga clássica, que procura descobrir e resolver bloqueios ou obstruções (kleshas[1]) a fim de melhorar a função. O conceito básico é: quanto mais "bom espaço" viabilizarmos, mais livremente fluirão nossas forças de prana, restaurando a função normal do organismo.

O mestre moderno de terapia da yoga, T.K.V. Desikachar, diz que sua terapia é 90% fundamentada em eliminação de resíduos.

Uma vez que a expiração é uma ação de remoção de resíduos do sistema, outra maneira prática de se aplicar essa percepção é a de que se cuidarmos da expiração, a inspiração cuidará de si própria. Se nos livrarmos daquilo que não é desejado, abriremos espaço para aquilo que é necessário.

Ser programado para respirar e gravidade

Quando o feto está dentro do útero, é a mãe quem respira. São os pulmões dela que enviam oxigênio para o útero e para a placenta. A partir daí ele percorre o cordão umbilical, o qual carrega aproximadamente metade do sangue oxigenado para a veia cava inferior, enquanto a outra metade entra no fígado. Os dois lados do coração apresentam-se conectados, desviando-se dos pulmões, que permanecem adormecidos até o nascimento da criança. Obviamente, a circulação humana fetal é muito diferente da circulação extrauterina.

Nascer significa ter de se separar do cordão umbilical — a linha da vida que sustentou o feto durante nove meses. De repente, e pela primeira vez, o bebê precisa se empenhar em ações que garantam sua sobrevivência. O primeiro desses esforços declara nossa independência física e fisiológica. É o primeiro sopro, o fôlego mais importante e o mais forte da nossa vida.

---

[1] *Klestr* significa "aquilo que causa dor ou sofrimento".

Essa primeira insuflação dos pulmões promove mudanças enormes em todo o sistema circulatório, que até então se ocupava exclusivamente de receber sangue oxigenado da placenta. Essa primeira inspiração inunda os pulmões de sangue, os lados esquerdo e direito do coração se transformam em duas bombas, e os vasos especializados da circulação fetal fecham-se completamente e se convertem em ligamentos que sustentam os órgãos abdominais.

O primeiro fôlego deve ser bastante forte, porque é preciso transpor a barreira inicial de tensão superficial de um tecido pulmonar previamente inativo. A força necessária para superar essa tensão é de três ou quatro vezes maior do que aquela necessária à inspiração normal[2].

Outra mudança radical que ocorre assim que o bebê nasce é a de sentir o peso do próprio corpo no espaço. Dentro do útero, o feto se encontra em um ambiente protegido e cheio de líquido, que o sustenta. De repente, todo aquele universo se expande – os membros e a cabeça podem mover-se livremente, e o corpo do bebê precisa se sustentar em meio à gravidade.

Como os adultos enfaixam os recém-nascidos e os levam a todos os lugares, pode até parecer que a sensação de estabilidade e a capacidade de se mover não sejam um problema em tão tenra idade. Na realidade, os bebês começam a desenvolver sua postura imediatamente após o primeiro fôlego, assim que começam a mamar. A ação complexa e coordenada de respirar, sugar e deglutir simultaneamente confere aos bebês a força de tônus necessária para alcançar sua primeira habilidade postural — suportar o peso da própria cabeça. Essa não é uma tarefa fácil para o bebê, considerando-se que sua cabeça corresponde a um quarto do comprimento total do corpo, em comparação com o adulto, no qual ela representa um oitavo.

Para a sustentação da cabeça, é necessário coordenar a ação de vários músculos e, assim como em todas as habilidades de sustentação de peso, encontrar o equilíbrio entre mobilização e estabilização. O desenvolvimento postural inicia-se pela cabeça e com o tempo atinge as demais partes do corpo, até cerca de um ano depois, quando os bebês começam a andar, culminando na formação completa da curvatura lombar da coluna vertebral por volta dos 10 anos de idade (ver Cap. 2).

A vida saudável no planeta Terra exige que haja uma relação sincronizada entre respiração e postura, prana e apana, sthira e sukha. Se ocorrer algo de errado com uma dessas funções, por definição isso acontecerá também nas outras. A prática da yoga pode ser vista como uma forma de se integrar os sistemas corporais para que possamos passar mais tempo em estado de sukha do que em estado de dukha.

Em suma, desde que nascemos somos confrontados por duas forças que não existiam no útero: a respiração e a gravidade. Para conseguirmos sobreviver, precisamos conciliar essas forças até o nosso último suspiro neste planeta.

DEFININDO A RESPIRAÇÃO: MOVIMENTO EM DUAS CAVIDADES

A respiração é tradicionalmente definida nos textos médicos como o processo de levar o ar para dentro e expeli-lo dos pulmões. Esse processo – a passagem de ar para dentro e para fora dos pulmões – é um movimento, mais especificamente um movimento em cavidades corporais, ao qual me referirei como mudança de forma. Então, de acordo com os objetivos desta análise, esta é a nossa definição:

A respiração é a mudança de forma das cavidades corporais.

A ilustração simplificada do corpo humano na Figura 1.4 mostra que o tronco é composto por duas cavidades: a torácica e a abdominal. Tais cavidades apresentam características comuns e propriedades que as distinguem. Ambas são compostas por órgãos vitais: a cavidade torácica é

---

[2] A insuflação inicial dos pulmões é auxiliada pela presença de surfactante, uma substância que diminui a tensão superficial do tecido pulmonar rígido do recém-nascido. Como o surfactante é produzido tardiamente na vida intrauterina, os bebês que nascem prematuros (antes de 28 semanas de gestação) têm muita dificuldade para respirar.

composta pelo coração e pelos pulmões, e a abdominal por estômago, fígado, vesícula biliar, baço, pâncreas, intestinos grosso e delgado, rins e bexiga.

Ambas as cavidades apresentam-se abertas ao ambiente externo em uma extremidade – a torácica por cima e a abdominal por baixo. As cavidades abrem-se uma para a outra[3] por meio de uma estrutura divisória importante que compartilham: o diafragma. Outra importante propriedade em comum é que ambas as cavidades são delimitadas pela coluna vertebral na região posterior. As duas cavidades também compartilham a qualidade de mobilidade – são capazes de mudar de forma. Essa capacidade é a mais importante para a respiração, pois, sem esse movimento, o corpo não pode respirar.

Embora tanto a cavidade abdominal quanto a torácica sejam capazes de mudar sua forma, há uma importante diferença estrutural entre a maneira como o fazem.

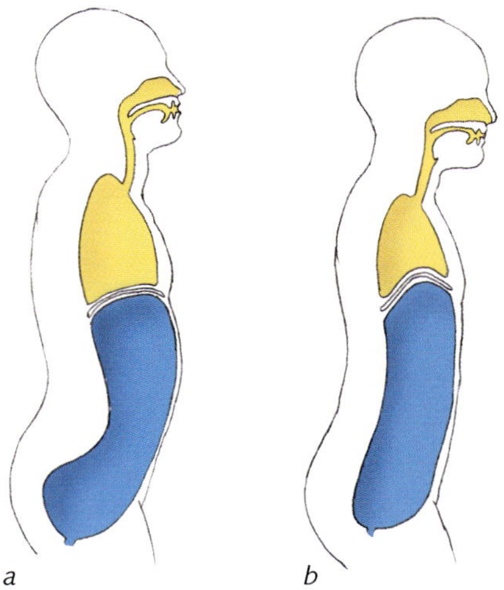

Figura 1.4 Respirar é provocar mudança de forma na região toracoabdominal entre a *(a)* inspiração e *(b)* expiração.

O balão de água e a sanfona

A cavidade abdominal se molda como uma estrutura flexível cheia de líquido, semelhante a um balão de água. Ao comprimir uma extremidade do balão, a outra infla (ver Fig. 1.5).

Isso ocorre porque não é possível comprimir a água. O movimento da mão apenas desloca o volume fixo de água de um dos lados do recipiente flexível para a extremidade oposta. O mesmo princípio aplica-se à cavidade abdominal, ao ser comprimida pelos movimentos da respiração: quando há pressão sobre um lado, o outro automaticamente infla. No contexto da respiração, a cavidade abdominal altera sua forma, mas não seu volume. Nos demais processos da vida, exceto na respiração, a cavidade abdominal de fato altera seu volume. Quando você bebe grande volume de líquido ou come demais durante uma refeição, o volume geral da cavidade abdominal aumenta, uma vez que os órgãos abdominais (estômago, intestinos e bexiga) também se distendem. Qualquer aumento de volume na cavidade abdominal resultará em uma redução proporcional no volume da cavidade torácica. Por isso sentimos mais dificuldade de respirar depois de comer muito, antes de movimento intestinal considerável ou durante a gravidez.

Diferentemente da cavidade abdominal, a cavidade torácica é capaz de mudar tanto de forma quanto de volume; seu comportamento é semelhante ao de um recipiente flexível cheio de gás, como os foles de uma sanfona. Ao se comprimir a sanfona, cria-se uma redução no volume dos foles, que acaba por forçar a saída do ar. Ao se

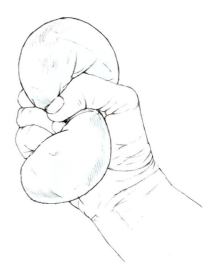

Figura 1.5 O balão de água muda de forma, mas não de volume.

---

[3] As três aberturas (hiatos) no diafragma são para o suprimento arterial da região inferior do corpo (hiato aórtico), para o retorno venoso da região inferior do corpo para o coração (veia cava inferior) e para o esôfago (hiato esofágico). *Hiatus* é o particípio passado em latim de *hiare*, que significa "ficar aberto ou bocejar".

fazer o movimento oposto, abrindo os foles, o volume aumenta e o ar é puxado para dentro (Fig. 1.6). Isso ocorre porque, assim como o ar, a sanfona é compressível e expansível. O mesmo comportamento se aplica à cavidade torácica, que, diferentemente da cavidade abdominal e dos órgãos que a compõem, pode mudar de forma e de volume durante a respiração.

Imaginemos agora que as cavidades abdominal e torácica são uma sanfona acomodada sobre um balão de água. Essa imagem nos permite perceber a relação entre essas duas cavidades envolvidas na respiração; a movimentação de uma necessariamente resultará na movimentação da outra. Lembre-se de que, durante a inspiração (mudança de forma que permite que o ar seja empurrado para dentro dos pulmões pela pressão atmosférica do planeta), a cavidade torácica expande seu volume. Esse processo empurra a cavidade abdominal para baixo, alterando sua forma em virtude da pressão que vem de cima.

A definição da respiração como mudança de forma facilita muito a compreensão sobre o que é uma respiração efetiva ou obstruída – trata-se simplesmente da capacidade ou incapacidade que as estruturas que definem e circundam as cavidades corporais têm para mudar de forma.

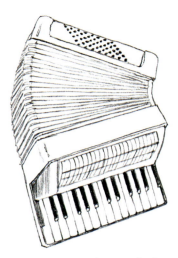

Figura 1.6 A sanfona muda de forma e de volume.

O universo nos respira

Volume e pressão são inversamente proporcionais: quando o volume aumenta, a pressão cai, e quando o volume diminui, a pressão aumenta. Como o ar sempre circula em direção a áreas onde há menor pressão, aumentar o volume dentro da cavidade torácica fará a pressão cair e o ar entrar. Isso é uma inspiração.

É interessante notar que, apesar da sensação ao inspirar, na verdade você não está puxando ar para dentro do corpo. Pelo contrário, o ar é empurrado para dentro do corpo pela pressão atmosférica (1,03 kg/cm^2) que está constantemente à nossa volta. Isso significa que a força verdadeira que empurra o ar para dentro dos pulmões vem de fora do nosso corpo. A energia que gastamos durante a respiração produz uma alteração na forma que reduz a pressão dentro da cavidade torácica e permite que o ar seja empurrado para dentro do nosso corpo pela força que a atmosfera do planeta exerce sobre nós. Em outras palavras, você cria o espaço e o universo o preenche.

Durante a respiração calma e relaxada, como a que temos durante o sono, a expiração é a ação inversa passiva desse processo. A cavidade torácica e o tecido pulmonar, que foram expandidos durante a inspiração, voltam ao seu volume inicial, empurrando o ar para fora e restabelecendo sua forma original. A isso damos o nome de *retração passiva*. Qualquer redução na elasticidade desses tecidos resulta na redução da capacidade do corpo de expirar passivamente, levando a uma série de problemas respiratórios, como enfisema e fibrose pulmonar, que comprometem bastante a elasticidade do tecido pulmonar.

Nos padrões de respiração que exigem expiração ativa, tais como soprar velas, falar, cantar e praticar uma série de exercícios de yoga, a musculatura em torno dessas duas cavidades se contrai de tal maneira que ou a cavidade abdominal é empurrada para cima, para dentro da cavidade torácica, ou a cavidade torácica é empurrada para baixo, para dentro da cavidade abdominal, ou acontece uma combinação desses dois movimentos.

Mudanças tridimensionais da forma da respiração

Pelo fato de os pulmões ocuparem um espaço tridimensional dentro da cavidade torácica, quando ocorre uma mudança nesse espaço que ocasiona a movimentação do ar, a mudança de forma é tridimensional. Mais especificamente, a inspiração exige que a cavidade torácica expanda seu volume de cima para baixo, de um lado para o outro, e de frente para trás, e a expiração envolve a redução do volume nessas mesmas três dimensões (ver Fig. 1.7).

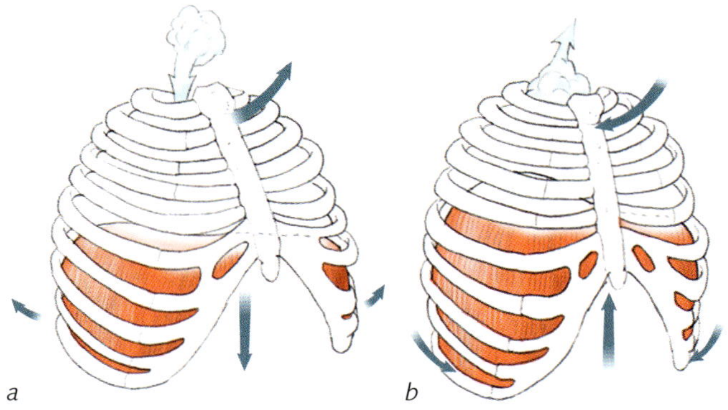

Figura 1.7 Mudanças tridimensionais da forma torácica durante a (a) inspiração e (b) a expiração.

Pelo fato de a mudança de forma torácica estar intimamente ligada à mudança de forma abdominal, é possível também dizer que essa cavidade sofre uma alteração de forma (não de volume) tridimensional: pode ser comprimida de cima para baixo, de um lado para o outro e de frente para trás (ver Fig. 1.8). Em um corpo vivo que respira, a cavidade torácica não conseguirá mudar de forma sem que a abdominal faça o mesmo. Por isso a condição da região abdominal influencia tanto na qualidade da nossa respiração, além de ter um efeito poderoso sobre a saúde de nossos órgãos abdominais.

DEFINIÇÃO AMPLIADA DE RESPIRAÇÃO

Com base nas informações que levantamos até agora, eis uma definição ampliada da respiração:

A respiração, o processo de levar o ar para dentro e para fora dos pulmões, é causada por uma mudança tridimensional na forma das cavidades torácica e abdominal.

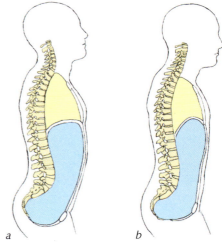

Figura 1.8 Mudanças na forma abdominal durante a respiração: (a) inspiração como extensão da coluna vertebral e (b) expiração como flexão da coluna vertebral.

Definir a respiração dessa maneira explica não somente o que ela é, mas também o modo como ela se dá. Como exercício mental, tente isto: substitua a palavra *respiração* pelo termo *mudança de forma* sempre que estiver referindo-se à respiração. Por exemplo, "acabei de dar uma boa respirada" também significa "Acabei de fazer uma boa mudança de forma". Mais importante ainda, "Tenho dificuldade para respirar" também significa "Tenho problemas para mudar a forma das minhas cavidades". Esse conceito tem implicações terapêuticas profundas, porque nos diz em que pontos devemos procurar pelas origens dos problemas respiratórios e posturais e nos leva a prestar atenção na estrutura de sustentação, que sofre constantes mudanças de forma e que ocupa a parte posterior das duas principais cavidades do corpo, ou seja, faz com que atentemos à coluna vertebral, que é discutida no Capítulo 2.

Uma observação fundamental que tem sido feita em aulas de yoga é a de que os movimentos da coluna vertebral são componentes intrínsecos à atividade de mudança de forma das cavidades (respiração). Essa é a razão pela qual um importante componente da prática de yoga se relaciona à coordenação dos movimentos da coluna vertebral durante o processo de inspiração e expiração.

Há uma razão para que os alunos sejam instruídos a inspirar durante a extensão e a expirar durante a flexão da coluna vertebral. Basicamente, a alteração de forma vertebral na extensão corresponde a uma inspiração e a alteração de forma vertebral na flexão corresponde a uma expiração.

A FUNÇÃO DO DIAFRAGMA NA RESPIRAÇÃO

Um único músculo, o diafragma, é capaz de produzir sozinho todos os movimentos tridimensionais da respiração. É por essa razão que praticamente todos os livros de anatomia descrevem o diafragma como o principal músculo da respiração. Devemos adicionar o diafragma à definição da respiração como mudança de forma para começarmos a explorar esse notável músculo:

O diafragma é o principal músculo a causar a mudança tridimensional de forma das cavidades torácica e abdominal.

Para compreendermos como o diafragma é capaz de causar essa mudança de forma, é importante que examinemos seu formato e sua localização dentro do corpo, os pontos e as partes a que está ligado, bem como sua ação e sua relação com os outros músculos que participam da respiração.

Formato e localização

O formato acentuadamente cupular do diafragma remete a diversas imagens. Duas das mais frequentes são a água-viva e o paraquedas (Fig. 1.9). É importante notar que o formato do diafragma é criado pelos órgãos que ele envolve e sustenta. Se a relação com esses órgãos não existisse, a cúpula se fecharia completamente, como um gorro fora da cabeça. Também é evidente que o diafragma tem o formato de duas cúpulas assimétricas, visto que a direita está posicionada ligeiramente acima da esquerda. Isso acontece porque o fígado impulsiona a cúpula direita para cima, e o coração empurra a esquerda para baixo (ver Fig. 1.10).

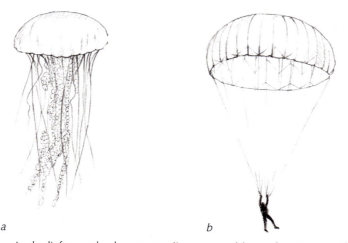

Figura 1.9 O formato do diafragma lembra para muitas pessoas *(a)* uma água-viva ou *(b)* um paraquedas.

O diafragma divide o tronco nas cavidades torácica e abdominal. É o assoalho da cavidade torácica e o teto da cavidade abdominal. Sua estrutura ocupa uma região extensa do corpo. A parte superior do diafragma alcança o espaço entre a terceira e a quarta costela, e suas fibras inferiores fixam-se à frente da terceira e da segunda vértebra lombar; "do mamilo ao umbigo" é uma maneira de descrever sua posição.

Locais de fixação muscular do diafragma

Os músculos se fixam nos pontos de origem e de inserção. A determinação da origem ou da inserção depende de dois fatores: estrutura e função.

- Estruturalmente, a extremidade do músculo mais próxima ao centro do corpo – a extremidade proximal – em geral se refere à origem. A extremidade distal, aquela que se fixa mais próximo à periferia, é em geral referida como inserção.
- Funcionalmente, a extremidade do músculo que apresenta mais estabilidade durante a contração é referida como origem, e a extremidade mais móvel como inserção.

Embora a definição pareça coerente – estruturas proximais geralmente são mais estáveis que as distais –, ela só é verdadeira em alguns casos, como explicaremos mais aprofundadamente no Capítulo 4. Por exemplo, uma inversão das origens e inserções funcionais ocorre quando você apresenta um centro móvel e extremidades imóveis ao movimentar o corpo pelo espaço.

O músculo que se move no espaço dentro do corpo – o diafragma – possui, sem dúvida alguma, formato e função tridimensionais, o que torna sua origem e inserção predeterminadas. A fim de evitar confusão ao estudarmos os pontos de fixação das fibras musculares do diafragma, nos referiremos apenas aos pontos de fixação inferiores e superiores.

Pontos de fixação inferiores

As margens inferiores do diafragma se fixam em quatro regiões distintas. Os textos tradicionais citam apenas três regiões: esternal, costal e lombar (ver Fig. 1.10).

1. **Esternal** – a parte posterior do processo xifoide, na ponta do esterno.
2. **Costal** – as superfícies internas das cartilagens costais, da 6ª até a 10ª costela.
3. **Arqueada** – o ligamento arqueado[4] que se estende da cartilagem da 10ª costela até a região lombar da coluna vertebral, fixando-se às costelas flutuantes (11ª e 12ª) e ao processo transverso e ao corpo de L1.
4. **Lombar** – a *crura* (palavra latina para "pernas"), ou os pilares na frente da região lombar da coluna vertebral, L3 à direita e L2 à esquerda.

Pontos de fixação superiores

Todas as fibras musculares do diafragma seguem uma direção ascendente, a partir dos seus pontos de fixação infe-

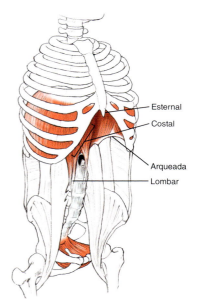

Figura 1.10   Pontos de fixação do diafragma.

---

[4] Os textos tradicionais dão nomes para cada um dos arcos do ligamento arqueado. Fica muito mais claro se pensarmos nele como um ligamento único e longo que se prende nas pontas das superfícies ósseas mencionadas. Em dissecações, quando o ligamento arqueado perde esses pontos de fixação, ele se estica, formando um ligamento único e reto.

riores. Por fim, alcançam o topo plano e horizontal do músculo, o centro tendíneo, ponto no qual convergem. Basicamente, o diafragma insere-se em si mesmo, em seu próprio centro tendíneo, que é um tecido fibroso não contrátil. Os movimentos verticais do centro tendíneo são limitados dentro do corpo pelas fortes conexões com o pericárdio fibroso do coração, ao qual está intimamente ligado.

Os textos tradicionais referem-se aos pontos de fixação inferiores como a origem do músculo, e ao centro tendíneo como a inserção. O texto a seguir oferece nossa reavaliação sobre esse pressuposto.

Desafiando as definições tradicionais de origem e inserção

Como veremos mais adiante nesse capítulo, existe muita confusão entre os professores que ensinam respiração quanto à ação do diafragma. Qual é a causa de tanta confusão e onde ela começou? Um dos principais fatores pode estar relacionado ao fato de os textos de anatomia terem historicamente definido de maneira errônea a origem e a inserção estrutural do diafragma. Isso resultou em uma confusão funcional sobre qual extremidade do músculo seria a estável e qual seria a móvel quando as fibras do diafragma se contraem.

Pressupostos relacionados à estrutura   Em termos de estrutura, os textos tradicionais de anatomia apresentam os pontos de fixação inferiores como a origem do diafragma, e o centro tendíneo como a inserção. Se analisarmos isso detalhadamente, essa classificação não se sustenta.

Vamos ver o quanto disso é verdadeiro em relação à localização dos pontos de fixação inferiores do seu diafragma (ver Fig. 1.10). Se você colocar as pontas dos dedos na base do esterno, poderá tocar a ponta do seu processo xifoide. Em seguida, passe os dedos em volta das bordas das suas cartilagens costais e a partir daí siga para as costas até a região das costelas flutuantes, continuando o processo até alcançar o topo da parte lombar da coluna vertebral.

Em cada ponto de contato que você traçou no seu corpo, as pontas dos seus dedos estavam a pelo menos 0,6 cm e a não mais de 2,5 cm de distância dos pontos de fixação esternal, costal, arqueado e lombar do seu diafragma. Tanto os seus dedos quanto os pontos de fixação que você localizou estavam na superfície do corpo e não no seu centro.

Vamos ver agora se você consegue localizar os pontos de fixação superiores do diafragma. Você consegue colocar as pontas dos dedos no seu centro tendíneo? Não, porque ele está localizado no centro do corpo. Na verdade, seu coração está preso a ele. Descrever essa estrutura como *central* é adequado; por isso, utilizar um termo que está usualmente reservado para estruturas distais ("inserção") torna tudo ainda mais confuso.

Fibras inferiores   As fibras musculares inferiores do diafragma fixam-se às cartilagens e aos ligamentos flexíveis. A base do processo xifoide é constituída em sua maior parte por cartilagem. A cartilagem costal é elástica e flexível e possui muitas articulações que a fixam às costelas, as quais estão entre as mais de 100 articulações da caixa torácica. O ligamento arqueado é uma faixa longa e semelhante a um cordão que se fixa nas pontas das costelas flutuantes. A superfície anterior da parte lombar da coluna vertebral é recoberta pelo ligamento longitudinal anterior, o qual se prende nas superfícies anteriores dos discos intervertebrais cartilaginosos, assim como na superfície anterior das vértebras lombares.

O fato de a caixa torácica se mover livremente constitui forte evidência de que esses pontos de fixação inferiores do diafragma possuem grande potencial para o movimento. Mesmo os pilares do diafragma apresentam esse potencial em situações que envolvam a mobilização da lombar e a ação do músculo psoas, o qual compartilha pontos de fixação na região lombar superior.

Fibras superiores   A região central do diafragma e o coração nunca estiveram separados. O tecido que se tornará o centro tendíneo do diafragma origina-se, na verdade, do lado de fora da cavidade torácica durante nosso desenvolvimento embrionário. Nesse estágio inicial, é chamado de septo transverso e está adjacente ao tecido cardíaco primordial. Com a invaginação da estrutura do embrião na quarta semana intrauterina, o coração e o septo transverso movem-se juntos para dentro da cavidade torácica. Uma vez que o septo transverso alcance essa localização, o tecido muscular do diafragma cresce em direção a ele, a partir da superfície interna da parede abdominal. Assim, a associação entre o centro tendíneo e o coração é a manifestação original do diafragma, o que então justifica defini-la como sua origem.

Como está firmemente preso ao coração, o tecido fibroso do centro tendíneo apresenta limitações para se mover verticalmente dentro da caixa torácica (1 a 2,5 cm, aproximadamente). Por isso, os pontos de fixação superiores do diafragma mais próximos ao centro tendíneo apresentam baixo potencial de movimento. Entretanto, as cúpulas musculares que se elevam em cada lado do centro tendíneo são capazes de empurrar as vísceras abdominais para baixo com bastante força, e isso (e não o movimento do centro tendíneo propriamente dito para baixo) é responsável pelo abaulamento da região superior do abdome, conhecido comumente como respiração abdominal.

Conclusões Por todas as razões mencionadas, concluímos que os textos tradicionais invertem as definições estruturais em relação à origem e à inserção do diafragma por descreverem as estruturas distais (pontos de fixação inferiores) como origem e as estruturas proximais (pontos de fixação superiores) como inserção. Essa confusão estrutural leva a uma confusão funcional, porque se pressupõe que as inserções musculares são móveis e que as origens musculares são fixas. Exploraremos esse ponto mais adiante.

Conexões orgânicas

O estudo da origem e da inserção do diafragma nos permite compreender quais são as estruturas nas quais ele se fixa. Porém, diferentemente dos outros músculos, o diafragma apresenta muitas estruturas presas a ele. É isso o que queremos dizer com a expressão *relações orgânicas*.

O diafragma, músculo motor primário das cavidades torácica e abdominal, é o local de fixação para o tecido conjuntivo que circunda a cavidade torácica e os órgãos abdominais. Os nomes dessas estruturas importantes são fáceis de lembrar como "os três P":

- Pleura, que envolve os pulmões
- Pericárdio, que envolve o coração
- Peritônio, que envolve os órgãos abdominais

Dessa maneira, fica claro que a mudança de forma dessas cavidades tem efeito profundo sobre os movimentos dos órgãos que elas contêm. O diafragma é a fonte primária desses movimentos, mas as vísceras também representam fonte de resistência e estabilização para o diafragma. Essa relação recíproca esclarece a razão pela qual os movimentos coordenados entre a respiração e o corpo promovidos pela prática da yoga resultam na melhora drástica da saúde em geral e do funcionamento de todos os sistemas do corpo.

Ações do diafragma

É importante nos lembrarmos de que as fibras musculares do diafragma orientam-se principalmente ao longo do eixo vertical do corpo, de cima para baixo (ver Fig. 1.11).

Assim como acontece com qualquer outro músculo, as fibras contráteis do diafragma puxam suas duas extremidades (o centro tendíneo e a base da caixa torácica) uma em direção à outra. Essa ação do músculo é a causa fundamental das mudanças tridimensionais da forma toracoabdominal durante a respiração.

Como o diafragma tem ação multidirecional, o tipo de movimento que ele produz depende de qual região dos seus pontos de fixação é estável e qual é móvel.

Para ilustrar com movimentos mais visíveis, o músculo psoas maior permite a flexão do quadril tanto ao se movimentar a perna em direção à frente da coluna vertebral, como ao ficar em pé em uma perna só e flexionar o quadril oposto, ou ao levar a frente da coluna vertebral em direção à perna, como nos exercícios abdominais com as pernas apoiadas. Em ambos os casos, o psoas maior está contraindo e flexionando a articulação do quadril. O que muda é a extremidade móvel e a fixa. É claro que tronco imóvel e perna em movimento é muito diferente de tronco em movimento e perna imóvel.

Variedade de respirações diafragmáticas

Do mesmo modo que podemos pensar no psoas maior como um músculo que move a perna ou o tronco, é possível pensar no diafragma como um distensor do abdome ou um levantador da caixa torácica (ver Fig. 1.12). A ação muscular do diafragma é mais comumente associada ao movimento de distensão da região abdominal superior, a qual geralmente chamamos de respiração abdominal e que também é referida, de forma confusa, como respiração diafragmática. Esse é o único tipo de respiração diafragmática – aquela na qual a base da caixa torácica (pontos de fixação inferiores) é fixa e as cúpulas (pontos de fixação inferiores) são móveis (ver Fig. 1.13a).

Se invertermos essas condições por meio da estabilização das cúpulas superiores enquanto relaxamos a caixa torácica, a contração diafragmática levará à expansão da caixa torácica (ver Fig. 1.13b). Isso é chamado de respiração torácica, que muitos acreditam ser causada pela ação de outros músculos e não do diafragma. Essa ideia errônea cria uma falsa dicotomia entre a respiração diafragmática e a "não diafragmática".

O resultado infeliz desse erro é que muitas pessoas que treinam a respiração e apresentam movimento peitoral em vez de abdominal são levadas a acreditar

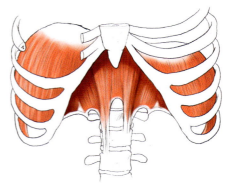

Figura 1.11 As fibras musculares do diafragma correm verticalmente dos pontos de fixação inferiores até o tendão central.

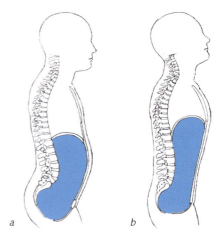

Figura 1.12 O diafragma pode ser (a) um "distensor do abdome", durante a inspiração pelo abdome, ou (b) um "levantador da caixa torácica", durante a inspiração torácica.

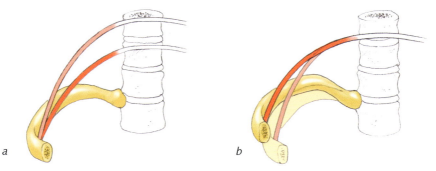

Figura 1.13 (a) Com a caixa torácica estabilizada e os músculos abdominais relaxados, a contração do diafragma abaixa as fixações superiores; (b) com a caixa torácica relaxada e as fixações superiores estabilizadas pela ação abdominal, ao se contrair, o diafragma levanta a caixa torácica.

que não estão usando seu diafragma, o que não é verdade. Exceto em casos de paralisia, o diafragma *sempre* participa da respiração. A questão é saber se ele está atuando de forma eficiente, o que significa saber se ele está se coordenando bem com todos os outros músculos capazes de produzir mudanças de forma. A prática da yoga pode ajudar exatamente nessa coordenação.

Se fosse possível liberar toda a ação muscular ao redor das nossas cavidades, a ação do diafragma levaria tanto o tórax quanto o abdome a se movimentarem simultaneamente. Isso raramente ocorre porque a necessidade de se estabilizar a massa corporal de acordo com a força da gravidade leva muitos dos músculos estabilizadores respiratórios – que também são músculos posturais – a se manterem ativos durante todas as fases da respiração, mesmo em decúbito dorsal. Dessa perspectiva, nossos hábitos posturais seriam equivalentes aos nossos hábitos respiratórios.

Mecanismo de mudança tridimensional das formas

Os padrões específicos que surgiram da prática dos asanas da yoga ou dos exercícios de respiração (pranayama) são resultados das ações de outros músculos acessórios – músculos que não o diafragma – que podem mudar a forma das cavidades. Eles têm com o diafragma a mesma relação que o sistema de direção de um carro tem com o motor.

O motor é a força motriz do carro. Todos os movimentos associados à operação do carro, mecânicos e elétricos, são gerados no motor. Da mesma maneira, a mudança tridimensional da forma da cavidade toracoabdominal é, acima de tudo, gerada pelo diafragma.

Ao dirigirmos um veículo, o único controle direto que exercemos sobre a função do motor é o da velocidade de rotação. Pisamos no acelerador para fazer o motor trabalhar em alta rotação e o soltamos para diminuir a rotação. Na respiração, o único controle direto voluntário que temos sobre o diafragma é o da regulação do seu tempo. Dentro de certos limites, você pode controlar o início, mas, quando a contração cessa, uma retração passiva produz a expiração, assim como o pedal do acelerador do carro sobe quando você tira o pé para desacelerar.

Guiando a mudança de forma

Todos sabem que não guiamos o carro por meio do motor. Para controlar a força do motor e guiá-lo em uma direção específica, precisamos de mecanismos como câmbio, freios, volante e suspensão. Da mesma maneira, não precisamos "guiar" nossa respiração com o diafragma. Para controlar a força da respiração e levá-la a alcançar um ritmo específico, precisamos do auxílio dos músculos acessórios.

Do ponto de vista da analogia do motor, a ideia de que podemos "treinar o diafragma" para aprimorar nossa função respiratória é falha. Afinal, não nos tornamos melhores motoristas aprendendo somente a usar o acelerador. Grande parte das habilidades que adquirimos durante as aulas de direção está relacionada à nossa capacidade de coordenar a aceleração do carro com as manobras, a frenagem e a percepção do espaço ao redor. Assim, treinar nossa respiração seria, na verdade, treinar os músculos acessórios. Apenas quando toda a musculatura do corpo estiver coordenada e integrada com a ação do diafragma a respiração será eficiente e eficaz.

A noção de que a ação diafragmática está limitada à distensão do abdome (respiração abdominal) é tão incorreta quanto insistir que o motor do carro só é capaz de impulsioná-lo para a frente, ou seja, de que alguma outra força exterior é que deve dirigi-lo para o movimento inverso. Assim como esse erro automotivo está relacionado à falta de compreensão sobre a relação entre o motor e a transmissão das marchas, erros de respiração são resultados da falta de compreensão sobre a relação entre o diafragma com o movimento da caixa torácica e os músculos acessórios.

Outro erro é aliar o movimento abdominal com respiração adequada e movimento do tórax com respiração inadequada. Isso é tão ingênuo quanto dizer que um carro só é útil quando se desloca para a frente. Dirigir um carro que não possuísse marcha ré acabaria levando você a algum lugar de onde não conseguiria sair.

Os músculos acessórios da respiração

Embora haja um consenso universal de que o diafragma é o principal músculo da respiração, há diversas formas, por vezes conflitantes, de se categorizar outros músculos que participam da respiração. Retomando nossa definição de respiração, é possível definir como acessório qualquer outro músculo, além do diafragma, que provoque uma mudança na forma das cavidades. É irrelevante saber se a mudança na forma leva o volume torácico a aumentar ou a diminuir (inspiração ou expiração, respectivamente), uma vez que os músculos que controlam ambas as ações podem estar ativos durante qualquer fase da respiração.

Utilizemos essa perspectiva para analisar as diferenças e semelhanças entre alguns tipos de respiração.

Durante a respiração abdominal, os pontos de fixação costal do diafragma são estabilizados pelos músculos que puxam a caixa torácica para baixo: os intercostais internos, o transverso do tórax, entre outros (ver Figs. 1.15 e 1.16). Esses músculos geralmente são classificados como músculos da expiração, mas, nesse caso, eles participam ativamente da mudança de forma presente na inspiração.

Na respiração torácica, os pontos de fixação superiores do diafragma são estabilizados pelos músculos abdominais inferiores, também conhecidos como "músculos da expiração", mas nesse caso fica claro que eles estão auxiliando a produção de um padrão de inspiração. Deve-se notar que, tanto na respiração torácica quanto na abdominal, uma região dos músculos acessórios deve estar relaxada enquanto a outra estiver contraída. Na respiração abdominal, as paredes abdominais se soltam e, durante a respiração torácica, os músculos abaixadores da caixa torácica devem relaxar.

Na técnica de purificação de kapalabhati (*kapala* significa crânio, e *bhati* significa luz ou brilho), na qual expirações fortes e voluntárias são o foco, a base da caixa torácica precisa ser erguida e mantida aberta a fim de permitir que a região abdominal inferior altere sua forma de maneira livre e rítmica. Aqui, os músculos "da inspiração" dos intercostais externos permanecem ativos durante a expiração.

Músculos acessórios abdominais e torácicos

Podemos pensar na cavidade abdominal e em sua musculatura como um balão de água cercado por todos os lados por fibras elásticas que se estendem em todas as direções (Fig. 1.14).

O encurtamento ou o alongamento dessas fibras, em sincronia com as contrações do diafragma, produzem uma infinidade de diferentes mudanças de forma associadas ao ato de respirar. Conforme a tensão do diafragma aumenta durante a inspiração, a de alguns músculos abdominais deve diminuir para que o diafragma consiga se mover. Se contrairmos todos os nossos músculos abdominais de uma vez e tentarmos inspirar, sentiremos muita dificuldade, porque estaremos limitando a capacidade do nosso abdome de mudar de forma.

O grupo de músculos abdominais não afeta a respiração unicamente ao limitar ou permitir a mudança de forma da cavidade abdominal. Pelo fato de estarem diretamente ligados à caixa torácica, os músculos abdominais afetam diretamente sua capacidade de mudar de forma.

O músculo abdominal que tem o efeito mais direto sobre a respiração é aquele cuja origem é a mesma do diafragma: o músculo transverso do abdome. A camada mais profunda da parede abdominal emerge da cartilagem costal, na base da superfície interna da caixa torácica. As fibras do músculo transverso do abdome, que se esten-

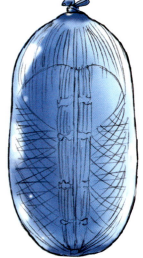

Figura 1.14 A mudança de forma da cavidade abdominal (semelhante a um balão de água) é modulada por várias camadas de musculatura dispostas em várias direções.

dem horizontalmente, são interdigitadas (entrelaçadas) perpendicularmente às do diafragma, que ascendem verticalmente (ver Fig. 1.15). Isso torna o músculo transverso do abdome o antagonista direto da ação do diafragma de expandir a caixa torácica. A mesma camada de fibras horizontais estende essa ação para cima até a parede torácica posterior e o transverso do tórax, um músculo abaixador do esterno.

As outras camadas da parede abdominal têm pares semelhantes na cavidade torácica. Os oblíquos externos do abdome correspondem aos intercostais externos, e os oblíquos internos do abdome correspondem aos intercostais internos (ver Fig. 1.16). De todas essas camadas toracoabdominais de músculo, somente os intercostais externos são capazes de aumentar o volume torácico. Todas as outras produzem uma redução no volume torácico – tanto por abaixar a caixa torácica quanto por empurrar para cima os pontos de fixação superiores do diafragma.

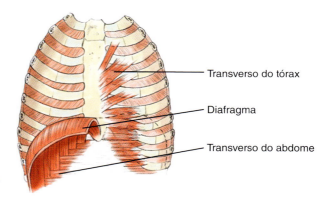

Figura 1.15 Vista posterior da cavidade torácica, mostrando as origens interdigitadas do diafragma e do transverso do abdome formando ângulos retos perfeitos entre si. Essa é uma verdadeira combinação agonista-antagonista, de músculos de inspiração-expiração, que salienta, estruturalmente, os conceitos de prana e apana da yoga.

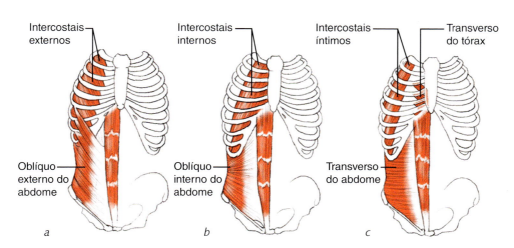

Figura 1.16 A continuidade entre a camada intercostal e a abdominal mostra de que maneira *(a)* os oblíquos externos do abdome se transformam em intercostais externos, *(b)* os oblíquos internos do abdome se transformam em intercostais internos, e *(c)* o transverso do abdome se transforma em transverso do tórax e intercostais íntimos.

Outros músculos acessórios

Os músculos do tórax, do pescoço e do dorso podem expandir a caixa torácica (ver Figs. 1.17 e 1.18), mas são muito menos eficientes do que o diafragma e os intercostais externos para isso. A ineficiência é pelo fato de a localização e o ligamento desses músculos não oferecerem apoio suficiente à caixa torácica, visto que a função normal desses músculos não é a de auxiliar na respiração. Eles são, acima de tudo, mobilizadores do pescoço, da articulação dos ombros e dos braços – o que exige fixação proximal (em direção ao centro do corpo) e mobilidade distal (em direção à região periférica do corpo). Para que esses músculos possam expandir a caixa torácica, a relação deve ser inversa – as inserções distais devem permanecer fixas por um número ainda maior de músculos para que as origens proximais possam se movimentar. Isso faz com que estes sejam os menos eficientes dos músculos acessórios, e considerando-se o grau de tensão muscular que a respiração acessória exige, a compensação líquida de oxigenação requer um baixo investimento de energia. É por esse motivo que uma melhor respiração é, de fato, o resultado de uma tensão reduzida sobre o mecanismo acessório, que permite ao diafragma, com sua capacidade de se moldar em novas formas, funcionar do modo mais eficiente possível.

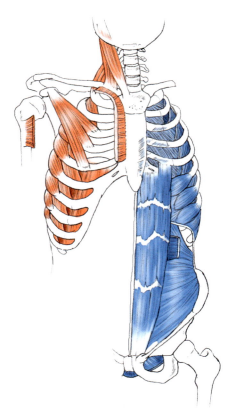

Figura 1.17 Alguns dos músculos acessórios da respiração: os músculos em azul agem de modo a reduzir o volume torácico, ao passo que os músculos em vermelho ajudam a aumentá-lo.

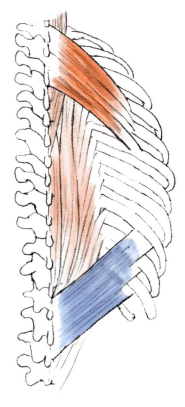

Figura 1.18 Os músculos serráteis posteriores: os superiores (vermelho) auxiliam na expansão do volume torácico; os inferiores (azul) auxiliam na redução do volume torácico.

OS OUTROS DOIS DIAFRAGMAS

Aliado ao diafragma respiratório, o ato de respirar exige uma ação coordenada entre os diafragmas pélvico e vocal. De especial interesse para os praticantes de yoga é a ação de *mula bandha*, ou bloqueio da raiz (*mula* significa "firmemente preso" ou "raiz", e *bandha* significa "ligação", "vínculo", "união"), que se caracteriza por uma ação de elevação produzida nos músculos do assoalho pélvico (mostrado na Fig. 1.19), a qual também inclui as fibras inferiores das camadas abdominais profundas. *Mula bandha* é um movimento que desloca o apana para cima e estabiliza os pontos de fixação superiores do diafragma. Inspirar enquanto o bandha está ativo requer a liberação das fixações da parede abdominal superior, o que permite que o diafragma erga a base da caixa torácica. Esse movimento é conhecido como *uddiyana bandha* ("bloqueio do voo ascendente"), ou "fecho da retração abdominal".

É importante notar que as fibras musculares mais superficiais do períneo não estão envolvidas no movimento de *mula bandha*, uma vez que não são levantadores eficientes do assoalho pélvico. Elas também contêm os esfíncteres anal e uretral, os quais estão associados ao movimento apana para baixo (eliminação de resíduos líquidos e sólidos), como mostra a Figura 1.20.

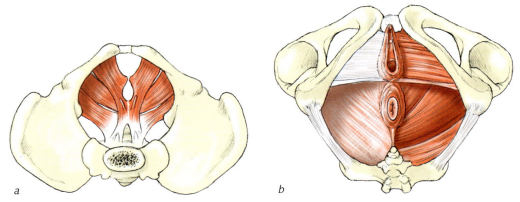

Figura 1.19 *(a)* Os músculos mais profundos do diafragma pélvico, vistos de cima; *(b)* o diafragma pélvico visto de baixo, mostrando a orientação das camadas superficial e profunda. Quanto mais superficial a camada, maior é a possibilidade de se deslocar de um lado para o outro (de ísquio a ísquio); quanto mais profunda a camada, maior é a possibilidade de se deslocar de trás para a frente (da sínfise púbica ao cóccix).

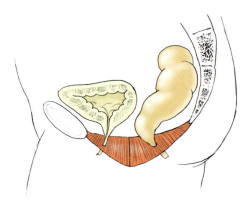

Figura 1.20 A ação das fibras perineais mais superficiais (ver Fig. 1.19*b*) está associada aos esfíncteres anal e urogenital.

Diafragma vocal

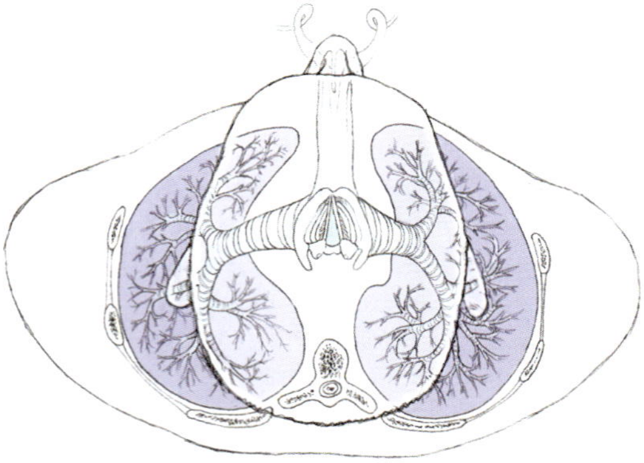

O portão de entrada das vias respiratórias é a glote, como mostra a Figura 1.21, que não é uma estrutura, mas sim um espaço entre as pregas (cordas) vocais.

Os praticantes de yoga estão acostumados a regular esse espaço de diversas maneiras, dependendo do que estão fazendo com sua respiração, voz e postura. Quando em repouso, os músculos que controlam as pregas vocais podem ficar relaxados para que a glote não fique nem contraída nem dilatada (ver Fig. 1.22a). Isso ocorre durante o sono e nas práticas mais tranquilas e restauradoras da yoga.

Ao realizar exercícios que exigem movimentos profundos e rápidos da respiração, tais como o kapalabhati ou bhastrika (*bhastra* significa "fole"), os músculos que separam as pregas vocais (abdução) se contraem para abrir uma passagem maior para a circulação do ar (ver Fig. 1.22b).

Quando sussurramos, cantamos ou falamos, as pregas vocais se aproximam (adução), o que faz com que elas vibrem à medida que o ar expirado é forçado através delas. Essa vibração é chamada de *fonação* (ver Fig. 1.22c).

Quando os exercícios exigem que a respiração seja longa, profunda e lenta, a glote pode permanecer parcialmente fechada, com apenas uma pequena abertura na parte posterior das pregas

Figura 1.21 A via de passagem do ar para dentro e para fora dos pulmões, mostrando a localização das pregas vocais.

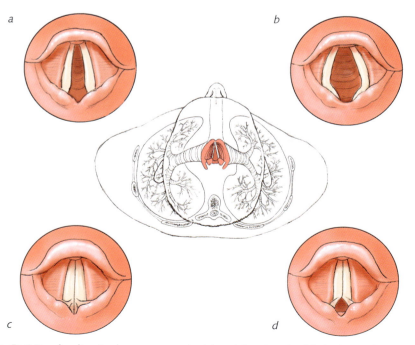

Figura 1.22 Posição e localização das pregas vocais: *(a)* posição relaxada, *(b)* abertura máxima para respiração forçada, *(c)* fechada para emissão de som (fonação), *(d)* ligeiramente aberta para fala sussurrada (ou *ujjayi*).

vocais (ver Fig. 1.22d). É essa também a ação que permite a fala sussurrada; na yoga, é conhecida como *ujjayi*, a "respiração vitoriosa" (*ud* significa "fluir" e *jaya* significa "vitória" ou "triunfo"). Essa ação também oferece maior suporte postural, como veremos na seção seguinte.

Bandhas

Todos os três diafragmas (pélvico, respiratório e vocal) estão aliados ao ujjayi nos movimentos de yoga que são coordenados com a inspiração e a expiração. Além de alongar e conferir mais textura à respiração, a "válvula" do ujjayi cria uma espécie de pressão posterior, por meio das cavidades abdominal e torácica. Essa pressão pode proteger a coluna vertebral durante os longos e lentos movimentos de flexão e extensão que ocorrem na prática harmoniosa da respiração sincronizada nos *vinyasas* (organização ou colocação), como as saudações ao sol. Em termos iogues, essas ações coordenadas dos diafragmas (bandhas) oferecem maior sthira (estabilidade) ao corpo, impedindo lesões por meio da redistribuição do estresse mecânico.

A Figura 1.23 mostra uma análise mecânica de um corpo que inicia uma inclinação frontal a partir de duas perspectivas. Vemos, na Figura 1.23a, o tronco se movendo sem o suporte da respiração. Uma vez que a musculatura respiratória que sustenta as cavidades não está envolvida, não há um único centro de gravidade associado à forma, e um centro parcial de gravidade (B) passa a atuar sobre o braço longo de uma alavanca (C), no qual o ponto de apoio ou fulcro (A) está sobre o disco vulnerável da junção lombossacral. O peso do tronco é controlado pela musculatura posterior, que atua comprimindo a extremidade curta da alavanca (D). O corpo instintivamente se ressente dessa alavanca extremamente deficiente, e é por isso que tendemos a prender a respiração em situações como essa, a fim de evitarmos lesionar as estruturas da nossa coluna vertebral.

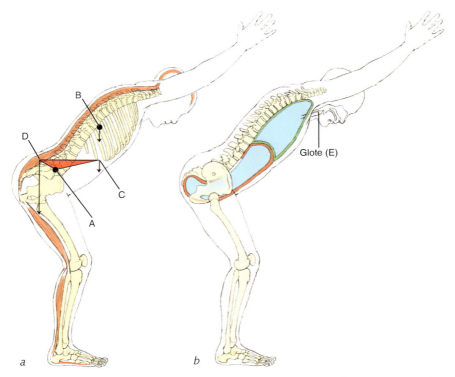

Figura 1.23 Sustentando um movimento *(a)* sem o suporte da respiração e *(b)* com o suporte da respiração.

A Figura 1.23*b* ilustra o mesmo movimento utilizando a válvula glótica do ujjayi (E), a qual automaticamente ativa a musculatura respiratória. Isso oferece sustentação ao longo de toda a superfície anterior da coluna vertebral, uma vez que ela se apoia sobre as cavidades corporais estabilizadas. O corpo possui, agora, um único centro de gravidade, o qual é sustentado, de maneira segura, pela pelve e pelas pernas. Isso é o que chamamos de sustentação frontal.

Outro efeito da movimentação e sustentação do corpo por meio dessa resistência é a geração de calor no sistema, que pode ser utilizado de diversas maneiras benéficas. Essas práticas são conhecidas como *brhmana* (*brh* significa "aumentar" ou "expandir"), que remete ao calor, à expansão e ao desenvolvimento da força e da potência, bem como da capacidade de resistir à tensão. Brhmana também está relacionado à inspiração, nutrição, prana e à região do tórax.

Ao descontrair o corpo durante práticas mais relaxadas, horizontais ou restauradoras, é importante liberar os bandhas e as tensões sobre a glote, que são comuns à sustentação da postura vertical. Esse lado relaxante da yoga inclui as qualidades de *langhana* (que significa "jejum" ou "fome"), que, por sua vez, está relacionado ao esfriamento, à condensação, ao relaxamento e à liberação, assim como ao desenvolvimento de sensibilidade e de foco introspectivo. Langhana também está associado a expiração, eliminação, apana e região abdominal.

Pelo fato de o objetivo principal do treinamento de respiração na yoga ser o de liberar o organismo das restrições habituais que causam disfunções, a primeira coisa que precisamos fazer é parar de pensar que há somente uma forma correta de respirar. Não obstante a utilidade dos bandhas ao sustentar o centro de gravidade e ao movimentar a coluna vertebral no espaço, é preciso que liberemos as forças de brhmana de sthira em nosso organismo ao buscarmos langhana, relaxamento e liberação de sukha.

EQUILÍBRIO INTRÍNSECO: ZONAS DE PRESSÃO

O equilíbrio intrínseco refere-se a vários mecanismos importantes que se combinam para transformar o tronco humano em uma estrutura de autossustentação, a qual apresenta uma tendência inata de buscar o movimento ascendente.

O mais importante desses mecanismos está no componente visceral do tronco – o diferencial de pressão entre a região inferior do abdome (pressão maior), a região superior do abdome (pressão intermediária) e o espaço torácico (pressão menor). Como a energia sempre migra da região de maior pressão para a de menor pressão, isso significa que o conteúdo abdominal tanto da região inferior quanto da superior está em migração constante para cima, em direção ao espaço torácico[5].

Os componentes ósseos do tronco – a coluna vertebral, a caixa torácica e a pelve – compartilham uma mesma característica: eles se mantêm unidos quando estão sob tensão mecânica, como se fossem uma mola presa por elástico. Quando o esterno é dividido em uma cirurgia torácica, as duas metades se abrem como uma mola e precisam ser puxadas de volta para que a caixa torácica possa ser fechada novamente. Na região anterior da pelve, os dois ramos do púbis são unidos pela sínfise púbica, uma articulação pressurizada que afrouxa e se abre durante o parto e que depois se fecha novamente.

Os discos intervertebrais da coluna vertebral afastam constantemente os corpos vertebrais um do outro – uma ação que encontra oposição nas estruturas ligamentosas e ósseas da região posterior da coluna vertebral. Essas forças combinadas de puxar e empurrar fazem da coluna vertebral como um todo uma estrutura maleável que sempre busca retornar para uma posição de neutralidade.

Observe que todas essas estruturas do corpo operam de modo independente da contração muscular. Na verdade, é a atividade habitual e inconsciente da nossa musculatura postural e respiratória que obstrui o efeito do equilíbrio intrínseco. Então, a manutenção da relação de uma

---

[5] Quando um dos lobos do pulmão é removido (lobectomia), o diafragma e os órgãos abdominais se deslocam para cima a fim de preencher o espaço extra.

posição vertical com a gravidade, no sentido mais profundo, tem menos relação com a aplicação do esforço muscular correto do que com a descoberta e liberação do esforço muscular habitual, que impede a tendência natural do corpo de se sustentar sozinho.

Essa visão dos mecanismos de sustentação anatômica do corpo está em total harmonia com a perspectiva de Patañjali sobre a prática da yoga. Nós alcançamos a yoga pela identificação e remoção das kleshas (aflições) do nosso organismo.

CONCLUSÃO

Quando o termo *pranayama* é traduzido, costuma ser dividido em duas raízes: *prana*, que significa "vida" ou "energia da respiração", e *yama*, que significa "contenção" ou "controle". Como o controle da respiração está apenas parcialmente sob nosso controle voluntário, essa tradução oferece uma visão muito limitada da prática da respiração.

Obtemos uma compreensão mais completa do termo ao reconhecer o segundo "aa" longo (*pranaaayama*). Isso significa que a segunda raiz da palavra é *ayama*.

Em sânscrito, o prefixo "a" nega o termo que o sucede. Isso significa que pranayama se refere a um processo que *não* restringe a respiração. Ele também reafirma os aspectos da respiração que não estão sob nosso controle voluntário.

É por isso que a definição de Patañjali sobre a kriya yoga (ver pág. xiv da introdução) se funde tão perfeitamente à ideia de que a respiração é o nosso melhor e mais íntimo professor dos princípios mais profundos da yoga.

Com esse enfoque, fica claro que a prática de não restringir a respiração pode ser vista como sinônimo de identificação e liberação das tensões do corpo, as quais impedem a expressão do equilíbrio intrínseco do nosso organismo.

CAPÍTULO 2
YOGA E A COLUNA VERTEBRAL

O sistema nervoso central, com suas funções sensoriais e motoras complexas, evoluiu ao longo de milhões de anos e se tornou fundamental à sobrevivência dos nossos ancestrais. Ele exigiu o desenvolvimento correspondente de uma das soluções mais distintas e intrincadas da natureza para suprir a dupla demanda de sthira e sukha: a coluna vertebral. Para compreendermos como a coluna vertebral se originou, precisamos voltar a estudar a célula simples.

FILOGENIA: UMA BREVE HISTÓRIA DA COLUNA VERTEBRAL

Imagine uma célula flutuando em um mar de fluido primordial, circundada por nutrientes prontos para serem assimilados através da sua membrana (Fig. 1.1, p. 2). Imagine agora que os nutrientes estão menos concentrados em algumas áreas e mais concentrados em outras. Os organismos mais bem-sucedidos são aqueles que desenvolvem a capacidade de obter nutrientes pela mudança no seu formato. Esta foi, provavelmente, a primeira forma de locomoção; o pseudópodo na Figura 2.1 é o exemplo de uma célula simples com essa capacidade. A mudança de formato como um método de sobrevivência é um princípio importante a ser lembrado mais adiante.

Não é muito difícil perceber como a capacidade de movimentação se tornou cada vez mais valiosa para esses organismos. Assim, o pseudópodo consequentemente se aperfeiçoou e se transformou em um órgão especializado, como o flagelo da bactéria ilustrada na Figura 2.2.

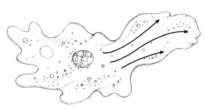

Figura 2.1 A célula muda sua forma e se prolonga em um pseudópodo.

Agora, em vez de flutuar passivamente pelo ambiente, essas formas primitivas de vida buscam ativamente pelos nutrientes necessários à sua sobrevivência. Um benefício adicional da mobilidade para elas é que, além de poderem buscar o alimento, podem evitar transformar-se em alimento para outros organismos. Dessa maneira, podemos observar as bases biológicas iniciais dos princípios iogues de raga e dvesha (atração e repulsão). Procurar o desejável e evitar o indesejável é uma atividade fundamental para todos os seres vivos e uma nova janela para os conceitos de prana e apana.

As formas de vida respondem a essa pressão por buscar o desejável e evitar o indesejável com adaptações cada vez mais complexas. Quando a sensibilidade e a resposta de um organismo ao ambiente que o cerca se tornam mais complexas, ele atinge um ponto no qual essas atividades exigem organização central e orientação.

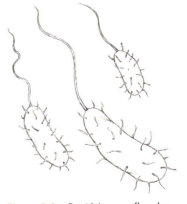

Figura 2.2 Bactéria com flagelos.

A Figura 2.3 mostra um verme parasita com corpo achatado chamado *platelminto*; podemos observar dentro dele o desenvolvimento de um sistema nervoso central rudimentar. Ele apresenta um aglomerado de células nervosas primitivas na parte superior e dois cordões nervosos que percorrem toda a sua extensão. Os vermes são invertebrados, mas em seus descendentes essas células nervosas rudimentares evoluíram para formar o cérebro, a medula espinal e os troncos duplos do sistema nervoso autônomo. Todos necessitaram que se desenvolvesse uma estrutura que permitisse movimentos livres, mas que tivesse estabilidade suficiente para oferecer proteção a esses tecidos vitais, embora delicados – em outras palavras, necessitaram de uma coluna vertebral esquelética.

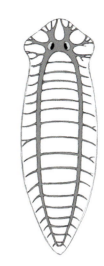

Figura 2.3 Um verme platelminto com sistema nervoso central rudimentar.

O sistema nervoso central propicia uma enorme flexibilidade às atividades de sobrevivência de um vertebrado, e a coluna vertebral deve protegê-lo integralmente e ainda permitir sua livre movimentação. Nos seres aquáticos, como os peixes (Fig. 2.4), o formato da coluna vertebral é compatível com o ambiente que os cerca: água por todos os lados exercendo a mesma quantidade de pressão mecânica de cima para baixo e de um lado para o outro. Como os peixes utilizam a cabeça, a cauda e as nadadeiras para se movimentar na água, os movimentos da coluna vertebral se orientam de um lado para outro.

Essa ondulação lateral da coluna vertebral foi preservada mesmo quando os seres aquáticos deram um enorme passo evolucionário para a vida terrestre. A Figura 2.5 demonstra esse padrão em um anfíbio, a salamandra. Embora seus membros (evolução das nadadeiras) auxiliem na locomoção, eles não sustentam o peso da coluna vertebral fora do chão. Esse desenvolvimento, resultado provável da necessidade de orientar os olhos para avistar alimentos e perigos ainda mais distantes, exigiu uma intensa reorientação das estruturas da coluna vertebral.

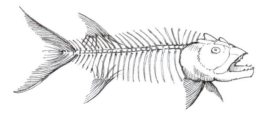

Figura 2.4 Peixe com a coluna vertebral reta.

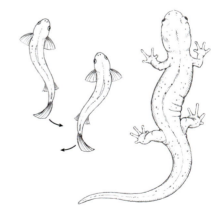

Figura 2.5 Movimentações laterais da coluna vertebral tanto dos seres aquáticos quanto dos anfíbios.

Uma coluna vertebral reta, como a do peixe, se fosse sustentada pelos quatro membros, estaria sujeita à força desestabilizadora máxima da gravidade bem no seu ponto mais fraco: a região central entre as duas extremidades apoiadas (Fig. 2.6). Uma vez eretas sobre os membros, as novas criaturas terrestres mais bem-sucedidas seriam aquelas que arqueassem a coluna vertebral em resposta à pressão da gravidade com o objetivo de direcionar essa pressão em direção às extremidades apoiadas, e não para a região central, desprovida de apoio[1]. Isso corresponde ao desenvolvimento da curvatura primária da coluna vertebral terrestre, que conhecemos como nossa curvatura torácica. É primária no sentido de que é a primeira curvatura anteroposterior (frente-trás) a emergir e também no sentido de que corresponde à primeira curvatura da coluna vertebral que o ser humano apresenta no período pré-natal.

A curvatura do pescoço foi a segunda a se desenvolver. Os ancestrais dos peixes não possuíam pescoço propriamente dito; suas cabeças e corpos moviam-se como uma estrutura única, com as guelras localizadas diretamente atrás do cérebro. A mudança gradual das estruturas da respiração para uma posição inferior permitiu o desenvolvimento de um pescoço com grande mobilidade, capaz de produzir movimentos rápidos e precisos da cabeça e dos órgãos sensoriais, o que facilitou a observação do ambiente à sua volta e resultou em enormes vantagens para a sobrevivência. Essa orientação da região cervical sinalizou o primeiro desenvolvimento de uma curvatura secundária, ou lordótica, da coluna vertebral, a qual pode ser observada em gatos (Fig. 2.7).

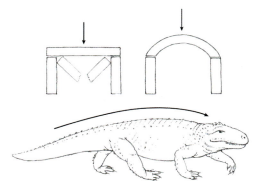

Figura 2.6   Um arco sustentado é mais estável do que uma linha reta.

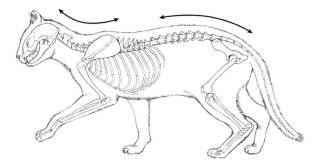

Figura 2.7   A primeira curvatura secundária: cervical.

---

[1] Repare a diferença entre a arquitetura grega e a romana. Um número muito maior de construções romanas permaneceu em pé, porque, diferentemente das gregas, foram construídas com arcos.

Quando as criaturas começaram a usar os seus membros anteriores para interagir com o meio ambiente, a capacidade de suportar peso nas extremidades inferiores se tornou mais necessária, o que sinalizou a origem da segunda curvatura lordótica exclusivamente humana – a lombar. Inicialmente era apenas um nivelamento da curvatura primária na base da coluna vertebral para permitir que animais como as marmotas-de-barriga-amarela, ilustradas na Figura 2.8, sustentassem o seu centro de gravidade acima de suas bases de sustentação por períodos de tempo maiores.

A presença da cauda também auxiliou nessa façanha do equilíbrio, porém, como a cauda desapareceu gradualmente, o formato da coluna vertebral precisou mudar para que se levasse o centro de gravidade para cima da base de sustentação. Quando isso ocorreu na evolução humana, o quadril, o sacro e as estruturas da perna permaneceram estacionárias na sua relação quadrúpede com o solo, e o tronco foi empurrado para cima e para trás, formando a curvatura lombar.

A Figura 2.9a mostra a diferença de forma entre a coluna vertebral do chimpanzé e a coluna vertebral humana. Observe a ausência da curvatura lombar no chimpanzé. É por isso que os primatas utilizam as mãos para se locomover (Fig. 2.9b) e que, quando eles correm com as patas traseiras, precisam lançar seus longos braços para trás. Sem a curvatura lombar, essa é a única maneira com a qual eles conseguem sustentar o peso sobre os pés.

A coluna vertebral humana é única quando comparada à de todos os mamíferos porque exibe um conjunto completo de curvaturas tanto primárias (torácica e sacral) quanto secundárias (cervical e lombar) (Fig. 2.10). Apenas um bípede verdadeiro necessita de ambos os pares de curvaturas;

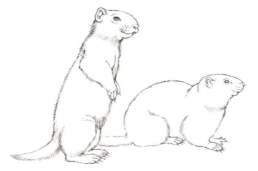

Figura 2.8 Nivelamento da curvatura primária para tirar os membros dianteiros do solo.

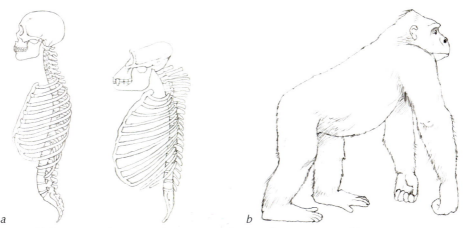

Figura 2.9 (a) Somente os humanos têm curvatura lombar, de maneira que (b) nossos primos primatas não podem ser considerados bípedes verdadeiros.

nossos primos que saltam em árvores e caminham com o auxílio das mãos possuem certa curvatura cervical, mas não lombar, e por isso não são bípedes verdadeiros.

Se definirmos nossa evolução de quadrúpedes para bípedes em termos iogues, poderíamos dizer que a parte inferior do corpo desenvolveu mais sthira para sustentação de peso e locomoção, e a parte superior, mais sukha para respiração, alcance e força para se equilibrar. Outra maneira de se descrever isso seria dizer que a parte inferior do corpo nos leva para fora do ambiente, enquanto a parte superior traz o ambiente para dentro de nós.

ONTOGENIA: UMA HISTÓRIA AINDA MAIS BREVE DA NOSSA COLUNA VERTEBRAL

Após compreendermos a evolução das espécies (filogenia), poderemos estudar os estágios de desenvolvimento pelos quais passa cada um dos seres humanos (ontogenia).

Embora o feto em desenvolvimento apresente – e depois perca – certas características que compartilhamos com nossos ancestrais, como guelras e cauda, a teoria de que a ontogenia recapitula a filogenia perdeu credibilidade há muito tempo. Entretanto, ela é verdadeira em pelo menos um aspecto: a correspondência entre o desenvolvimento filogenético e ontogenético da nossa coluna vertebral. Lembre-se de que nossa coluna vertebral fetal apresenta apenas a curvatura primária ao longo de toda sua extensão; esse é o caso durante toda nossa existência intrauterina (Fig. 2.11).

A primeira vez que a nossa coluna vertebral se move fora da curvatura primária é quando a cabeça se ajusta à curva fechada do canal de parto e o pescoço experimenta a curvatura secundária (lordótica) pela primeira vez (Fig. 2.12).

À medida que nosso desenvolvimento postural avança da cabeça para baixo, a curvatura cervical continua a se formar depois que aprendemos a sustentar o peso da nossa cabeça, por volta dos 3 a 4 meses de vida. Então, ela se forma completamente por volta dos 9 meses, quando aprendemos a nos sentar eretos.

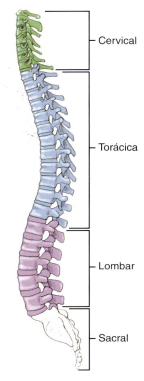

Figura 2.10 As curvaturas da coluna vertebral.

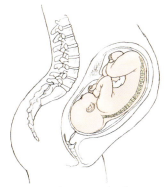

Figura 2.11 A coluna vertebral em sua totalidade, exibindo a curvatura primária dentro do útero.

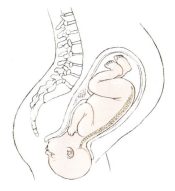

Figura 2.12 O primeiro aparecimento da curvatura secundária: ajustando-se ao giro de 90 graus da cérvix para a passagem vaginal.

Depois de engatinharmos, como nossos ancestrais quadrúpedes, para conseguirmos sustentar o peso sobre os pés, necessitamos da curvatura lombar. Então, entre 12 e 18 meses de vida, quando começamos a andar, a parte lombar da coluna vertebral se retifica a partir da sua curvatura cifótica primária. Por volta dos 3 anos de idade, ela começa a se tornar côncava para a frente (lordótica), embora isso não seja facilmente visível entre 6 e 8 anos de idade. Após os 10 anos, a curvatura lombar assume completamente sua forma adulta (Fig. 2.13).

A maravilhosa engenhosidade da natureza está visível na coluna vertebral humana, talvez ainda mais visível do que em outros vertebrados. Do ponto de vista da engenharia, está claro que possuímos a menor base de apoio, o centro de gravidade mais alto e o crânio mais pesado (proporcional ao nosso peso corporal total) do que qualquer outro mamífero. Apesar de sermos os únicos bípedes verdadeiros do planeta, somos também as criaturas mecanicamente menos estáveis da Terra. Felizmente, a desvantagem de se ter um crânio tão pesado quanto uma bola de boliche se equilibrando no topo de todo o sistema é compensada pela vantagem de se ter um cérebro grande que pode descobrir como fazer tudo isso funcionar de maneira eficiente, e é aí que a yoga pode ajudar.

Nossa forma humana, em geral, e nossa coluna vertebral, em particular, exibem uma solução extraordinária para as exigências contraditórias de rigidez e plasticidade. Como veremos na próxima seção, o equilíbrio estrutural das forças de sthira e sukha em nossos corpos se relaciona ao princípio do equilíbrio intrínseco, uma poderosa fonte de sustentação que pode ser revelada por meio da prática da yoga.

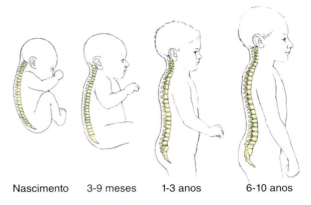

Figura 2.13 Desenvolvimento das curvaturas primárias e secundárias.

ELEMENTOS DE CONEXÃO ENTRE AS VÉRTEBRAS

Idealmente, a coluna vertebral como um todo foi construída para neutralizar a combinação de forças compressivas e tensoras às quais está constantemente submetida pela gravidade e pelo movimento. As 24 vértebras estão ligadas entre si por zonas intermediárias de discos cartilaginosos, articulações capsulares e ligamentos espinais (mostrados esquematicamente em azul na Fig. 2.14). Essa alternância de estrutura óssea e tecido mole representa uma distinção entre elementos passivos e ativos. As vértebras são os elementos estáveis e passivos (sthira), e os elementos móveis e ativos (sukha) são os discos intervertebrais, as articulações facetadas (capsulares) e a rede de ligamentos que conectam os arcos das vértebras adjacentes (Fig. 2.15). O equilíbrio intrínseco da coluna vertebral pode ser encontrado na integração e interação desses elementos passivos e ativos.

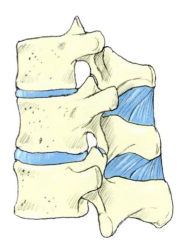

Figura 2.14 Zonas alternadas de tecido duro e mole na coluna vertebral.

Para compreendermos a arquitetura geral da coluna vertebral, é importante vê-la como duas colunas separadas. A vista lateral esquemática na Figura 2.16 mostra a dimensão de frente para trás, que pode, *grosso modo*, ser dividida ao meio em uma coluna de corpos vertebrais e uma coluna de arcos. Do ponto de vista funcional, essa organização evoluiu claramente para satisfazer à dupla necessidade de estabilidade e plasticidade. A coluna anterior de corpos vertebrais lida com a sustentação de peso e de forças compressivas, enquanto a coluna posterior de arcos lida com forças tensoras geradas pelo movimento. Dentro de cada coluna, a relação dinâmica de osso e tecido mole exibe um equilíbrio de sthira e sukha. Os corpos vertebrais transmitem as forças compressivas para os discos, os quais resistem à compressão empurrando-os de volta. A coluna de arcos transmite as forças tensoras para todos os ligamentos que estão presos a ela (Fig. 2.17), os quais resistem se alongando ao puxá-los de volta. Resumindo, os elementos estruturais da coluna vertebral estão envolvidos em uma dança complexa que protege o sistema nervoso central pela neutralização de forças de tensão e compressão.

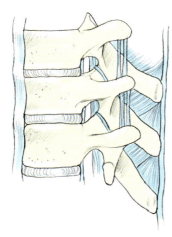

Figura 2.15 Ligamentos da coluna vertebral.

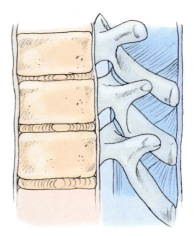

Figura 2.16 Vista lateral da coluna vertebral dividida em uma coluna anterior de corpos vertebrais e discos e em uma coluna posterior de arcos e processos.

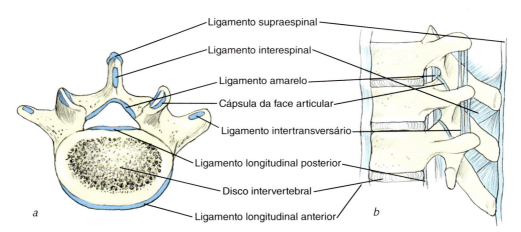

Figura 2.17 *(a)* Vista superior dos ligamentos espinais e *(b)* vista lateral dos ligamentos espinais.

Discos e ligamentos

Se você olhar mais detalhadamente, também poderá ver como sthira e sukha estão revelados nos componentes de um disco intervertebral. As camadas fibrosas e rígidas do ânulo fibroso circundam firmemente o macio núcleo pulposo esférico. Em um disco saudável, o núcleo está completamente acomodado, em todo seu entorno, pelo ânulo fibroso e pela vértebra (ver Fig. 2.18). O ânulo fibroso está acomodado, na frente e atrás, pelos ligamentos longitudinais anterior e posterior, com os quais ele está fortemente ligado (ver Fig. 2.17).

Esse arranjo bem firme resulta na forte tendência que os músculos têm de sempre retornar para o centro do disco, não importando em qual direção ele é impulsionado pelo corpo.

A partir do topo da parte cervical da coluna vertebral até a base da parte lombar, as vértebras individuais são muito diferentes em relação ao formato, de acordo com as demandas funcionais das diferentes regiões da coluna vertebral (Fig. 2.19). Existem, entretanto, elementos comuns a todas as estruturas vertebrais, como ilustrado pela representação esquemática na Figura 2.20.

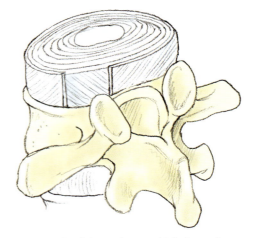

Figura 2.18 O núcleo pulposo está fortemente preso pelo ânulo fibroso, o qual contém anéis concêntricos de fibras oblíquas, que alternam sua direção de forma semelhante à dos músculos oblíquos do abdome internos e externos.

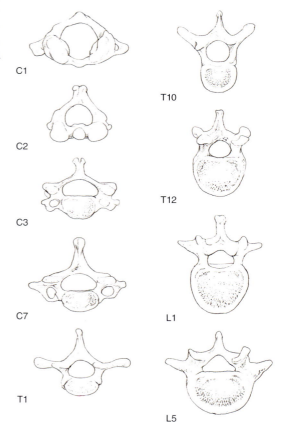

Figura 2.19 A forma segue a função: as mudanças de forma das vértebras.

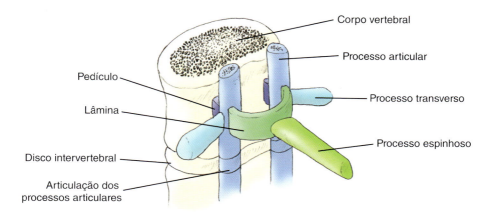

Figura 2.20 Elementos comuns da estrutura de uma vértebra.

As atividades de sustentação de peso em geral, assim como a rotação axial (movimentos de torção), produzem forças compressivas simétricas (axiais) que achatam o núcleo para dentro do ânulo, o qual o empurra de volta, acarretando uma reação de descompressão (ver Fig. 2.21). Se as forças compressivas forem intensas o bastante, em vez de se romper, o núcleo perderá um pouco de sua umidade para o osso poroso do corpo vertebral. Quando o peso é retirado da coluna vertebral, o núcleo hidrofílico devolve a água e o disco retorna para sua espessura original. É por isso que os seres humanos são um pouco mais altos logo após se levantarem da cama.

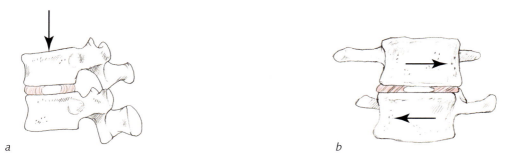

Figura 2.21 *(a)* Forças de sustentação de peso, assim como *(b)* a torção, produzem compressão simétrica (achatamento) do núcleo, o qual, sob pressão do ânulo, retorna à sua forma esférica, descomprimindo as vértebras.

Puxar-empurrar

Os movimentos de flexão, extensão e flexão lateral produzem movimentos assimétricos do núcleo, porém, o resultado é o mesmo: sempre que os corpos vertebrais se movem, um em direção ao outro, o núcleo é empurrado para a direção oposta, onde ele encontra a força de tração contrária do ânulo, que leva o núcleo a empurrar os corpos vertebrais de volta à neutralidade (ver Fig. 2.22).

Os ligamentos longos que percorrem toda a coluna vertebral, na frente e atrás, auxiliam esse movimento de tração contrária. O ligamento longitudinal anterior vai desde a parte superior e anterior do sacro até a região anterior do occipício e está firmemente preso à superfície anterior de cada disco intervertebral. Quando ele é alongado durante a inclinação para trás, ele não apenas tende a puxar o corpo de volta para a posição neutra, como também ajuda a impulsionar o núcleo de volta para a posição neutra a partir da tensão aumentada nos pontos de fixação do disco. A ação oposta ocorre no ligamento longitudinal posterior, quando ele é alongado na inclinação para a frente. Ele vai desde a região posterior do sacro até a região posterior do occipício.

Cada movimento que produz compressão do disco na parte anterior da coluna vertebral necessariamente resulta em tensão nos ligamentos correspondentes que estão presos à parte posterior da coluna. A ação de retrair esses ligamentos para anular a força de alongamento gera um aumento das outras forças de equilíbrio intrínseco, as quais se combinam a fim de fazer a coluna vertebral retornar à sua posição neutra.

É importante enfatizar que toda essa atividade ocorre em tecidos que não dependem dos sistemas circulatório, muscular e nervoso voluntário. Em outras palavras, suas ações não sobrecarregam esses sistemas.

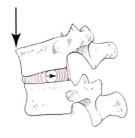
a

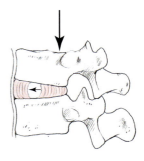
b

Figura 2.22 Os movimentos de flexão (a) e extensão (b) produzem movimentos assimétricos do núcleo, o qual, sob pressão do ânulo, retorna à posição central, favorecendo a volta da coluna vertebral ao estado neutro.

TIPOS DE MOVIMENTO DA COLUNA VERTEBRAL

Acredita-se que haja quatro movimentos possíveis da coluna vertebral: flexão, extensão, rotação axial (torção) e flexão lateral (inclinação para os lados). Esses quatro movimentos ocorrem de maneira mais ou menos espontânea durante a nossa vida: quando nos inclinamos para amarrar os sapatos (flexão; ver Fig. 2.23), nos esticamos para alcançar alguma coisa em uma prateleira alta (extensão; ver Fig. 2.23), pegamos uma sacola no banco traseiro do carro (rotação axial; ver Fig. 2.24) ou colocamos nosso braço dentro da manga de um casaco (flexão lateral; ver Figs. 2.25 e 2.26). É evidente que há posturas na yoga que também enfatizam esses movimentos. O que se segue é uma análise detalhada dessas amplitudes de movimento. Observe que todas essas amplitudes são médias estabelecidas pela avaliação de uma grande variedade de pessoas. Qualquer indivíduo vai apresentar variações significativas em ambas as extremidades do espectro de flexibilidade e em diferentes regiões da coluna vertebral. Os números dados para os graus de amplitude de movimento são aproximados, assim como os ângulos mostrados, com uma variação de 5° em todas as direções.

	Extensão	Flexão	Total
Cervical	75°	40°	115°
Torácica	25°	45°	70°
Lombar	35°	60°	95°
Total	135°	145°	280°

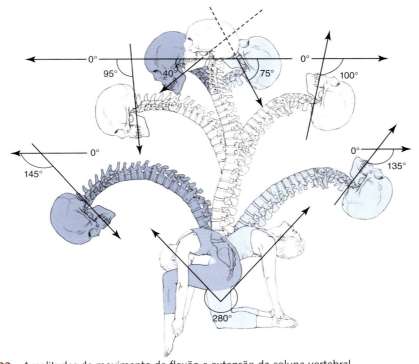

Figura 2.23 Amplitudes de movimento de flexão e extensão da coluna vertebral.

Adaptado de *Physiology of the joints*, Vol. 3: The Vertebral Column, Pelvic Girdle and Head, 6. ed., A. I. Kapandji, p. 39, *copyright* 2008, reproduzido com permissão da Elsevier.

	Rotação axial
Cervical	50°
Torácica	35°
Lombar	5°
Total	90°

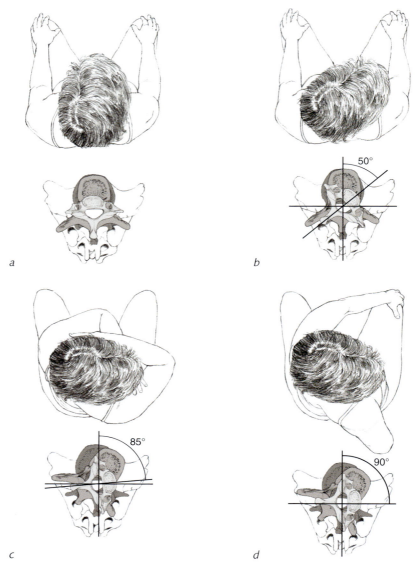

Figura 2.24 Rotação cervical, torácica e lombar axial: *(a)* neutra, 0° de rotação axial; *(b)* apenas cervical, 50° de rotação axial; *(c)* cervical e torácica, 85° de rotação axial; e *(d)* cervical, torácica e lombar, 90° de rotação axial.

	Flexão lateral
Cervical	35°
Torácica	20°
Lombar	20°
Total	75°

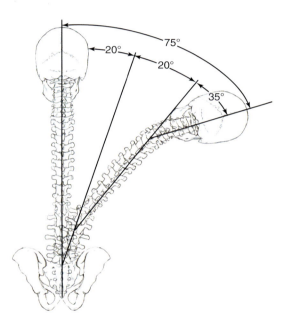

Figura 2.25 Amplitudes de movimento de flexão lateral da coluna vertebral. Observe como a flexão lateral de 75° é o movimento mais igualmente distribuído por toda a coluna vertebral.

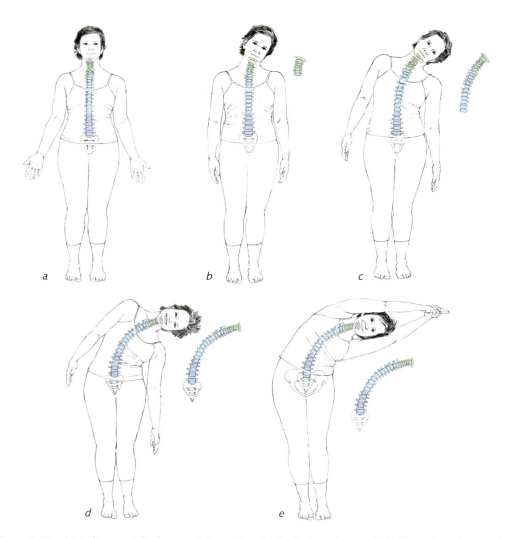

Figura 2.26 *(a)* Coluna vertebral em posição neutra; *(b)* flexão lateral cervical; *(c)* flexão lateral cervical e torácica; *(d)* flexão lateral cervical, torácica e lombar; e *(e)* flexão lateral e inclinação pélvica lateral.

Se estudarmos mais minuciosamente a natureza desses quatro tipos de movimentos da coluna vertebral, veremos que há um quinto movimento possível, chamado de extensão axial. Esse movimento não é tão espontâneo quanto os outros que estamos acostumados a realizar no dia a dia. Temos de aprender a fazê-lo intencionalmente, uma vez que se trata de uma posição "artificial" (ver p. 42).

Flexão e extensão, curvaturas primária e secundária e inspiração e expiração

O movimento mais básico da coluna vertebral é aquele que enfatiza a curvatura primária: a flexão. Conforme discutimos anteriormente, a curvatura primária é aquela presente principalmente na parte torácica da coluna vertebral, embora também seja aparente no formato do sacro. Não é por acaso que a postura da yoga que melhor exemplifica a flexão da coluna é chamada de postura da criança (ver Fig. 2.27), visto que reproduz a curvatura primária do feto. Por uma certa perspectiva, todas as curvas do corpo que são convexas pela parte posterior podem ser consideradas um reflexo da curvatura primária. Uma maneira simples de identificar todas as curvaturas primárias é prestar atenção a todas as partes do corpo que tocam o solo na savasana ou postura do cadáver (ver Figs. 2.28 e 2.29): curva da parte posterior da cabeça, parte superior do dorso, sacro, parte posterior da coxa, panturrilhas e calcanhares. Consequentemente, as curvaturas secundárias estão presentes em todas as partes do corpo que não tocam o solo nessa posição: partes cervical e lombar da coluna vertebral, parte posterior dos joelhos e espaço posterior dos tendões do calcâneo.

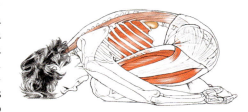

Figura 2.27 A postura da criança é uma reprodução da curvatura primária do feto.

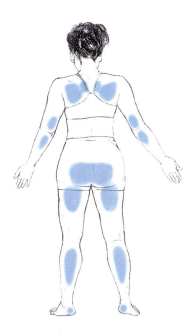

Figura 2.28 Na postura do cadáver, as curvaturas primárias do corpo (em azul) estão em contato com o solo.

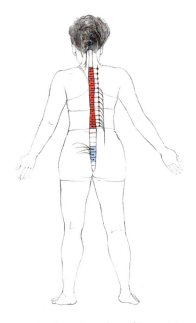

Figura 2.29 A postura do cadáver, vista por baixo, mostra as origens espinhais do sistema nervoso autônomo – o simpático a partir da região torácica e o parassimpático a partir das regiões cervical e sacral.

Sob essa perspectiva, a flexão da coluna vertebral pode ser definida como o aumento das curvaturas primárias e a redução das curvaturas secundárias da coluna vertebral. O inverso dessa definição descreveria a extensão da coluna como o aumento das curvaturas secundárias e a redução das curvaturas primárias.

Observe que, no que diz respeito a movimento, a relação entre as curvaturas primárias e secundárias é recíproca: quanto mais, ou menos, utilizarmos uma delas, mais a outra precisará fazer o movimento oposto. Por exemplo, uma acentuação da curvatura torácica automaticamente produzirá uma redução das curvaturas lombar e cervical.

O exercício clássico da yoga que explora a relação recíproca entre as curvaturas primária e secundária é o que utiliza as posturas do gato e da vaca, ou cakravakasana (ver Fig. 2.30).

Apoiada pelas duas extremidades dos braços e das coxas, as curvaturas da coluna vertebral podem mover-se livremente em ambas as direções, produzindo movimentos de flexão e extensão. Embora seja comum ensinar esse movimento orientando o aluno a expirar durante a flexão da coluna e a inspirar durante a extensão, é mais correto dizer que a mudança de forma da flexão da coluna é uma expiração e que a mudança de forma da extensão é uma inspiração. Conforme a nossa definição de respiração, a mudança de forma da coluna é equivalente à mudança de forma da respiração.

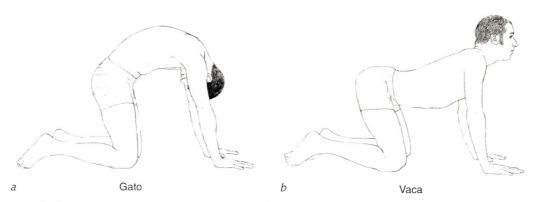

a   Gato   *b*   Vaca

Figura 2.30   O exercício com as posturas do gato e da vaca trabalham as curvaturas *(a)* primária e *(b)* secundária.

EXPLORAÇÃO DO MOVIMENTO

Sente-se confortavelmente e tente aumentar a sua curvatura torácica, levando o tórax para a frente. Perceba como o pescoço e a parte inferior da coluna vertebral se nivelam. Agora tente fazer o mesmo movimento, mas inicie-o com a cabeça; se levar a cabeça para a frente, verá como seu tórax e a parte inferior da coluna a acompanharão. O mesmo acontecerá se tentar iniciar esse movimento com a parte inferior da coluna. Perceba também como esses movimentos de flexão da coluna em geral tendem a incitar a expiração.

Agora faça totalmente o oposto: tente diminuir sua curvatura torácica levantando o tórax. Perceba como o pescoço e a parte inferior da coluna aumentam suas curvaturas. Se tentar iniciar o movimento com a cabeça ou com a parte inferior da coluna, os resultados serão os mesmos. Percebeu como esses movimentos de extensão da coluna tendem a estimular a inspiração?

Perspectiva espacial *versus* vertebral em posturas de inclinação para a frente e para trás

Estender a coluna vertebral não é necessariamente a mesma coisa que inclinar-se para trás, e flexioná-la não significa inclinar-se para a frente. Para evitar confusão, é importante que se deixem claras essas distinções. A flexão e a extensão referem-se à relação de uma curvatura da coluna com a outra, ao passo que inclinação para a frente e inclinação para trás são termos que se referem aos movimentos do corpo no espaço. Os termos não são necessariamente intercambiáveis. A título de ilustração, imagine os seguintes exemplos contrastantes de como dois tipos de corpos diferentes podem aparecer em alguns movimentos padrão de yoga.

1. Uma pessoa sedentária e sem flexibilidade, que trabalhe sentada em um escritório, cuja postura curvada não muda quando os quadris vão para a frente e os braços se elevam acima da cabeça ao tentar fazer uma ponte, estando de pé, inclinando-se para trás. Sua coluna permanece em posição de flexão, mas o corpo está se movendo para trás no espaço (Fig. 2.31a).
2. Uma dançarina com bastante flexibilidade, que hiperestende as curvaturas da coluna ao levar os braços acima da cabeça e mantém a coluna estendida à medida que se flexiona para a frente, a partir das articulações dos quadris, a fim de se colocar na posição de uttanasana (postura com inclinação para a frente). Sua coluna permanece estendida, enquanto seu corpo se inclina para a frente no espaço (Fig. 2.31b).

Uma habilidade valiosa durante a observação de movimentos como esses é saber distinguir o movimento das curvaturas da coluna em relação a elas mesmas a partir de outros movimentos do tronco no espaço.

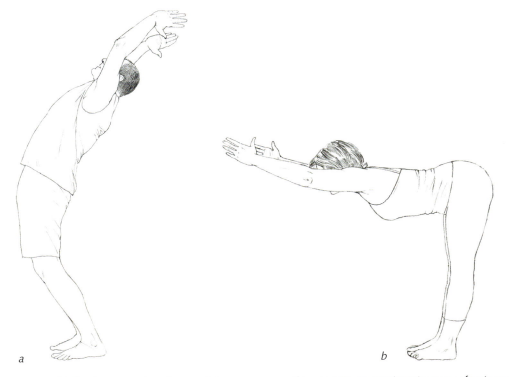

Figura 2.31 *(a)* Flexão no movimento para trás no espaço, e *(b)* extensão no movimento para a frente no espaço.

A Figura 2.32 mostra uma orientação mais integrada do movimento de inclinação para trás em pé. Aqui, as curvaturas secundárias são mantidas sob controle, e a pelve fica bem apoiada sobre os pés. Como resultado, o movimento para trás no espaço é muito menor, uma vez que há maior ênfase na extensão torácica (redução da curvatura primária). Embora não seja um movimento difícil de executar, seu alongamento será verdadeiramente seguro e eficaz para a estrutura torácica e a vertebral e menos incômodo para o processo de respiração do que os movimentos feitos pela dançarina ou pela pessoa que trabalha no escritório.

Perspectiva espacial *versus* vertebral em movimentos laterais e de torção

Ao estudarmos as posturas da yoga que envolvem movimentos laterais e de torção, é importante distinguirmos as perspectivas espaciais daquelas da coluna vertebral. A trikonasana, ou postura do triângulo, é frequentemente chamada de alongamento lateral, e isso é verdade na medida em que ela alonga o caminho do tecido conjuntivo que percorre a lateral do corpo (ver Fig. 2.33).

No entanto, é possível alongar a linha lateral do corpo sem uma flexão lateral significativa da coluna, de modo que, novamente, precisamos esclarecer o que de fato queremos dizer com o termo *inclinação lateral*.

Com a trikonasana, um alongamento maior da linha lateral pode ser conseguido se os pés ficarem mais afastados e se a intenção de iniciar o movimento vier principalmente da pelve, ainda mantendo a coluna em extensão neutra. Isso também favorece que a postura abra mais os quadris.

A flexão lateral da coluna também pode ser acentuada se os pés ficarem próximos um do outro. Isso permite uma estabilização maior entre a pelve e as coxas, exigindo que o movimento se origine da inclinação lateral da coluna.

Ao analisar o parivrtta trikonasana, a variação invertida da postura do triângulo (ver Fig. 2.34a), podemos aplicar a mesma perspectiva à ação de torção da coluna. A parte lombar da coluna vertebral fica praticamente impedida de fazer uma rotação axial (somente 5°; ver Fig. 2.34b), o que, nessa postura, significa que ela irá para onde o sacro a conduzir. Consequentemente, para que fosse possível torcer a parte inferior da coluna na direção dessa postura, a pelve teria de se virar na mesma direção.

Se a pelve tem liberdade para rodar ao redor das articulações dos quadris, essa postura ocasiona uma torção mais bem distribuída ao longo da coluna do que uma sobre-

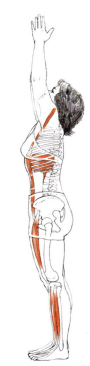

Figura 2.32 Uma orientação integrada para a extensão da coluna vertebral em pé, sem movimento de inclinação para trás no espaço.

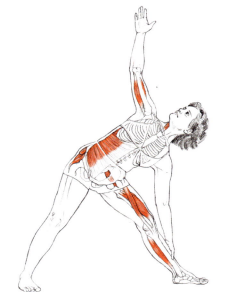

Figura 2.33 Movimento lateral no espaço com flexão lateral mínima da coluna vertebral.

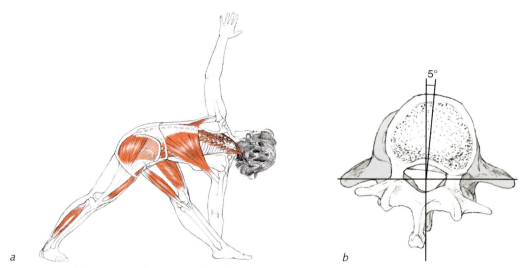

Figura 2.34 *(a)* Parivrtta trikonasana; *(b)* toda a parte lombar da coluna vertebral só pode se torcer em 5° ao redor de seu eixo vertical.

carga de T 11 e de T 12 – as primeiras articulações acima do sacro que podem rodar livremente (ver Fig. 2.35). A parte lombar da coluna vertebral estará totalmente envolvida na ação, porque a pelve e o sacro também estão em rotação. O pescoço e os ombros ficarão relaxados, e a caixa torácica, a parte superior da coluna e o pescoço ficarão abertos, em sincronia com a respiração.

Se o movimento do quadril estiver limitado, parecerá que a parte lombar da coluna está se movendo na direção oposta da rotação da caixa torácica e do cíngulo do membro superior. Quando isso acontece, a maior parte do movimento de torção se origina de T 11 e T 12 e acima. Além disso, a torção do cíngulo do membro superior ao redor da caixa torácica pode criar a ilusão de que a coluna está se torcendo mais do que de fato está. Portanto, contorcer o corpo no espaço é de fato possível, mas somente uma observação minuciosa da coluna pode indicar de onde exatamente a torção está vindo.

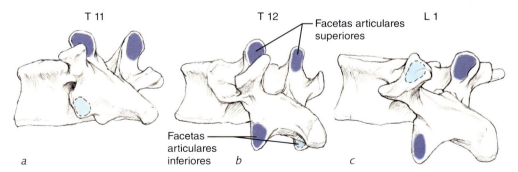

Figura 2.35 *(a-c)* T 12 é uma vértebra de transição. As facetas articulares inferiores de T 12 são lombares e o local em que elas se articulam com as facetas superiores de L 1 não permite rotação axial, enquanto as facetas articulares superiores de T 12 são torácicas e permitem rotação axial. Por isso as articulações de T 11 e T 12 são as primeiras articulações espinais do sacro que podem realizar rotação livremente (facetas indicadas em azul claro não são visualizadas nesta vista).

Extensão axial, bandhas e mahamudra

O quinto movimento da coluna, a extensão axial, define-se por uma redução simultânea das curvaturas primárias e secundárias da coluna (ver Fig. 2.36). Em outras palavras, as curvaturas cervical, torácica e lombar são reduzidas e o resultado é que o comprimento total da coluna aumenta.

Pelo fato de as curvaturas primárias e secundárias terem uma relação de reciprocidade, expressa nos movimentos naturais de flexão e extensão, a extensão axial é "artificial", pois escapa dessa relação recíproca ao reduzir as três curvaturas de uma só vez. Em outras palavras, a extensão axial não acontece involuntariamente; em geral ela exige esforço consciente e treinamento.

A ação que produz a extensão axial requer uma mudança no tônus e na orientação das estruturas respiratórias conhecidas como bandhas. Os três diafragmas (pélvico, respiratório e vocal) e a musculatura à sua volta tornam-se mais sthira (estáveis). O resultado é que a capacidade de mudança de forma das cavidades abdominal e torácica fica mais limitada durante a extensão axial. O efeito geral é uma redução no volume da respiração, que, no entanto, se torna mais longa. O termo iogue geral que descreve esse estado da coluna e da respiração é *mahamudra*, que sempre envolve extensão axial e os bandhas. É possível fazer o mahamudra partindo de muitas posições, inclusive se o praticante estiver sentado, em pé, deitado de costas ou apoiado sobre os braços.

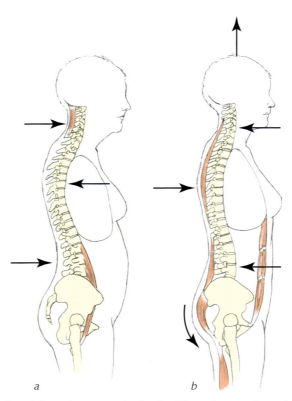

Figura 2.36 A extensão axial envolve uma redução simultânea das curvaturas *(a)* primárias e secundárias, o que *(b)* alonga a coluna vertebral além de seu alinhamento neutro.

Uma postura sentada chamada *mahamudra* (ver Fig. 2.37) acrescenta uma ação de torção à extensão axial. Praticá-la utilizando-se dos três bandhas corretamente é considerado uma grande realização, uma vez que representa que o praticante é inteiramente capaz de unir a prática de asana à de pranayama.

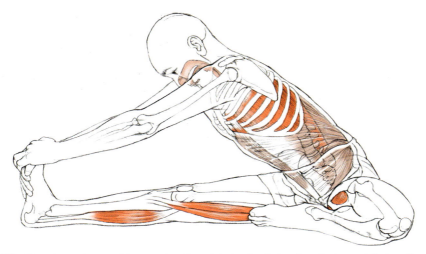

Figura 2.37   O mahamudra combina a extensão axial, a ação de torção e todos os três bandhas.

EQUILÍBRIO INTRÍNSECO: COLUNA VERTEBRAL, CAIXA TORÁCICA E PELVE

Se você pudesse remover todos os músculos que se prendem à coluna vertebral, mesmo assim ela não cederia. Por quê? O equilíbrio intrínseco é o conceito que explica não apenas a razão pela qual a coluna é uma estrutura de autossustentação, como também explica o porquê de todo movimento da coluna produzir energia potencial que a faz retornar para a posição neutra. A mesma organização existe na caixa torácica e na pelve, que, assim como a coluna vertebral, são mantidas unidas pela tensão mecânica. Os diferenciais das zonas de pressão descritos no capítulo anterior (p. 20) também apresentam equilíbrio intrínseco.

Esses fatos, relacionados às estruturas centrais do eixo axial do corpo, revelam uma verdade mais profunda sobre como a prática da yoga parece liberar energia potencial do corpo.

Fiel aos princípios da yoga e da terapia da yoga, as mudanças mais profundas ocorrem quando as forças que as obstruem são reduzidas. No caso do equilíbrio intrínseco, há embutido no centro do corpo um nível mais profundo de sustentação. Essa sustentação inerente não depende de esforço muscular, porque ela resulta das relações entre os tecidos não contráteis de cartilagem, ligamento e osso. Consequentemente, quando essa sustentação se impõe, isso sempre ocorre porque algum esforço muscular externo parou de obstruí-la.

É necessária uma grande quantidade de energia para abastecer nossos esforços musculares inconscientes e constantes contra a gravidade e é por isso que a liberação desse esforço está associada a uma sensação de liberação de energia. Assim, é tentador nos referirmos ao equilíbrio intrínseco como uma fonte de energia, visto que sua descoberta está sempre acompanhada por uma sensação profunda de maior vitalidade no corpo. Resumindo, a yoga sempre pode ajudar a liberar a energia potencial armazenada no esqueleto axial, a partir da identificação e liberação de um esforço muscular externo menos eficiente, que pode obstruir a expressão dessas forças mais profundas.

CONCLUSÃO

Como observado no final do Capítulo 1, é necessário um equilíbrio entre vontade e resignação para que possamos honrar a verdadeira natureza da respiração e da coluna vertebral na prática da yoga. Na ausência dessa perspectiva, a sustentação intrínseca mais profunda dentro do sistema será sempre encoberta pela tentativa inútil de reproduzir por meio do esforço aquilo que a natureza já colocou no centro do corpo.

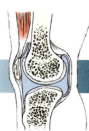

CAPÍTULO 3
SISTEMA ESQUELÉTICO

Todos os sistemas corporais estão envolvidos em cada movimento que realizamos. Não fosse a participação ativa dos sistemas nervoso, circulatório, endócrino, respiratório, digestório, imune, esquelético, muscular, bem como do tecido conjuntivo, dos fluidos e dos ligamentos (para citar apenas alguns), não seríamos capazes de executar os movimentos da respiração, nem de elevar os braços acima da cabeça e dobrar o corpo para a frente em uttanasana, muito menos de lançar o corpo no ar para realizar uma parada de mãos.

EQUILÍBRIO DINÂMICO DOS SISTEMAS CORPORAIS

Qualquer parte do corpo que analisemos pertence a mais de um sistema. Ao mesmo tempo que os ossos são considerados parte do sistema esquelético, eles também desempenham papel importante em outros sistemas, como o circulatório, o nervoso, o imunológico e o endócrino. Os ossos fazem parte do sistema circulatório e imunológico porque tanto as células vermelhas quanto as brancas são geradas na medula óssea. Eles fazem parte do sistema nervoso por causa do papel do cálcio no funcionamento dos neurônios, e fazem parte também do sistema endócrino em virtude da atuação dos hormônios secretados pelas células ósseas no metabolismo. Nenhum desses sistemas pode funcionar de forma isolada. Assim, sem o sistema circulatório, outros sistemas, como o respiratório, o endócrino e o digestório, não seriam capazes de distribuir oxigênio, hormônios e nutrientes para as células do corpo. Sem o sistema nervoso, seria impossível coordenar os músculos dos membros ou modular a dilatação dos vasos sanguíneos para suprir os ossos, o cérebro, o coração ou os músculos com quantidade suficiente de sangue. Todos os sistemas corporais se sobrepõem e são interdependentes (Fig. 3.1).

Se nos concentrarmos em apenas um ou dois sistemas no estudo da anatomia e da yoga, correremos o risco de simplificar demais os efeitos incríveis que a prática dos asanas exerce sobre cada sistema do corpo. Por outro lado, poderemos nos aprofundar em um único ponto de interesse e encontrar uma imensa complexidade, enriquecendo nossa experiência como um todo. De acordo com os objetivos deste livro, enfatizamos o papel dos sistemas esquelético e muscular na produção dos movimentos que criam o asana, sabendo que o início em qualquer ponto pode nos levar a uma relação com todos os sistemas e tecidos do corpo.

SISTEMA MUSCULOESQUELÉTICO

Ossos, ligamentos, músculos e tendões, todos se combinam para formar um todo dinâmico. A porção esquelética do sistema musculoesquelético é constituída por ossos, ligamentos e outros tecidos que compõem as articulações: líquido sinovial, cartilagem hialina e discos e cunhas fibrocartilaginosos. A porção muscular é constituída pelos músculos e tendões que cruzam o espaço articular e se prendem aos ossos, assim como pelas terminações nervosas que organizam a refinada sequência e ritmo das nossas ações musculares. Todos esses tecidos são constituídos ou envolvidos por camadas de tecido conjuntivo.

O sistema esquelético e o sistema muscular são com frequência tratados como sistemas distintos. Se considerarmos como o movimento é gerado, faz mais sentido pensarmos neles como um único sistema, o musculoesquelético. Os músculos e os ossos trabalham em parceria para ajustar nossas relações com a gravidade e o espaço, para mantermos nossa postura ereta e para auxiliar a nos movimentarmos pelo mundo, a nos alimentarmos e a utilizarmos ferramentas e gerarmos mudanças.

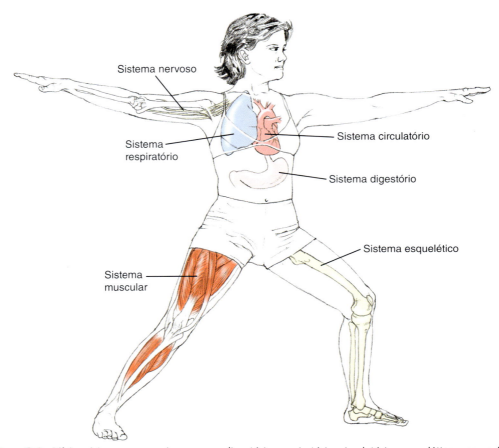

Figura 3.1 Vários sistemas corporais: nervoso, digestório, respiratório, circulatório, esquelético e muscular.

Sem a estrutura e o apoio do sistema esquelético, os músculos seriam uma massa de tecido contrátil sem condições de se mover. Por outro lado, sem o movimento gerado pelos músculos, os ossos seriam incapazes de se movimentar pelo espaço e poderiam apenas responder a forças externas ao corpo que transitariam através deles. Na ausência de tecido conjuntivo, como ligamentos e tendões, os ossos e os músculos estariam impossibilitados de se relacionar entre si.

Uma das funções dos ossos é receber peso e transmitir força, enquanto os ligamentos direcionam essa força ao longo de vias específicas. Esta força e peso podem ser gerados pela força da gravidade ou de outras fontes, como aquela proveniente dos músculos que impulsionam a perna no ar para que suba um degrau. A função do sistema muscular é colocar os ossos em posições nas quais eles possam desempenhar suas funções da maneira mais eficiente possível.

TECIDO DO SISTEMA ESQUELÉTICO: OSSOS E LIGAMENTOS

Nossos ossos são estruturas incríveis. Eles são fortes o bastante para não ceder com a força que exercemos sobre eles, leves o bastante para que possamos movê-los pelo espaço e maleáveis o bastante para se adaptar às pressões vindas de todas as direções no espaço tridimensional.

Os ligamentos também realizam um trabalho impressionante. Eles são flexíveis o bastante para permitir movimentos tridimensionais nas articulações e fortes o bastante para alinhar e guiar uma quantidade imensa de força de um osso para outro ao longo do espaço articular.

O movimento no sistema esquelético ocorre em vários níveis. No nível celular, cada célula se quebra e forma, continuamente, a matriz do osso e as fibras dos ligamentos. No nível tecidual, cada osso e cada ligamento apresenta algum grau de habilidade para mudar sua forma em resposta a forças que passam através deles. No nível sistêmico, o movimento ocorre onde há uma relação entre dois ou mais ossos: as articulações.

ARTICULAÇÕES

No sistema esquelético, o termo *articulação* descreve o espaço onde as superfícies de dois ou mais ossos se relacionam e *se articulam* entre si. Uma articulação é mais uma ocorrência do que um local, no sentido de que ela depende de movimento e de troca para existir. Se acontece algum movimento, por menor que seja, então existe uma articulação.

Em geral, as articulações são classificadas estruturalmente pelo tecido que conecta os dois ossos. Esse tecido pode ser cartilagem, tecido fibroso, líquido sinovial ou alguma combinação dos três. As articulações também podem ser classificadas de acordo com a função, baseando-se no grau de movimento possível, ou biomecanicamente, de acordo com o número de ossos envolvidos e com a complexidade da articulação.

Na análise do asana, nós observamos movimento nas articulações sinoviais, aquelas que apresentam o maior grau de mobilidade do corpo (muitas dessas articulações sinoviais são também, ao menos parcialmente, cartilaginosas ou fibrosas).

Articulações sinoviais

Iniciando-se pelo centro e movendo-se para fora, uma articulação sinovial é constituída pelos ossos que se articulam entre si, pelo líquido sinovial entre eles, pela membrana que produz o líquido sinovial e pelo tecido conjuntivo que circunda e protege a estrutura como um todo (Fig. 3.2).

Especificamente, as superfícies articulares nas extremidades dos ossos são revestidas por uma camada de cartilagem hialina que fornece acolchoamento e proteção. Essas camadas de cartilagem hialina são escorregadias e permitem que as extremidades dos ossos deslizem umas sobre as outras com pouca fricção.

Entre essas camadas de cartilagem hialina, o líquido sinovial age como lubrificante e facilita o deslizamento das superfícies articulares. O líquido sinovial também distribui força em grau leve para dentro da articulação, e atua como um lacre fluido entre as duas superfícies, assim como faz o óleo entre duas placas de vidro, mantendo-as unidas. O líquido sinovial é secretado por uma membrana sinovial (ou *sinóvia*) que está conectada a ambos os ossos. A presença dessa membrana sinovial

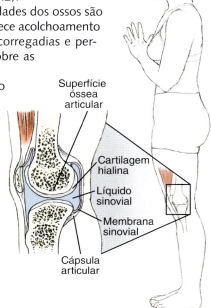

Figura 3.2 Todas as articulações sinoviais apresentam superfícies ósseas articulares, cartilagem hialina, líquido sinovial, uma membrana sinovial (sinóvia) e uma cápsula articular (o menisco não aparece na figura, mas faz parte da articulação do joelho).

define os limites do espaço sinovial: tudo o que está localizado fora da membrana sinovial está fora do espaço articular.

A membrana sinovial está envolvida por camadas de tecido conjuntivo que formam a cápsula articular, oferecendo contenção para os movimentos possíveis criados pela mobilidade da cartilagem hialina e do líquido sinovial. Na parte imediatamente externa da cápsula articular existem fibras que se espessam e se organizam em faixas: tratam-se dos ligamentos colaterais. Esses ligamentos direcionam a força que passa através da articulação e mantêm o movimento correto.

Acima de todos esses elementos localizam-se os músculos que atravessam a articulação.

Espaço articular em equilíbrio

Em uma articulação saudável e funcional, o espaço entre os dois ossos apresenta equilíbrio, que é mantido durante toda a amplitude de movimento naquela articulação. Equilíbrio não é sinônimo de simetria, e manter o equilíbrio no espaço articular[1] durante toda a amplitude do movimento não significa que o espaço articular esteja distribuído de maneira uniforme a todo momento.

O espaço articular em equilíbrio é o resultado de um conjunto complexo de fatores, que inclui (mas não se limita a): os contornos das superfícies articulares dos ossos, a viscosidade do líquido sinovial, a elasticidade da cápsula articular e dos ligamentos ao redor da articulação, e as diversas contrações dos músculos circundantes. Em um sentido mais amplo, a hidratação dos tecidos, a eficiência do sistema circulatório, a habilidade do sistema nervoso em captar movimento na articulação e a qualidade da atenção mental contribuem para esse equilíbrio.

A camada de cartilagem hialina na extremidade de cada osso é capaz de absorver uma enorme quantidade de força e de distribuí-la pelas trabéculas, os "andaimes" que sustentam o peso do osso. Em seguida, essa força é transmitida através dos ossos e das articulações até que encontre uma superfície capaz de absorvê-la, como o solo, ou seja descarregada durante um movimento no espaço, como no lançamento de uma bola. Essa força também poderia ser recebida e transmitida por outra estrutura, ou dissipada em vão pelos tecidos moles.

Quando o espaço articular não apresenta equilíbrio durante toda a extensão do movimento e a força não é distribuída ao longo das superfícies articulares, há um desgaste da cartilagem hialina. Assim como em outros tecidos do corpo, essa cartilagem é constantemente submetida à remodelagem e pode reparar pequenos danos sem maiores consequências (existem outros tecidos no corpo, como os músculos, que são capazes de se remodelar mais rapidamente do que a cartilagem hialina). Se a falta de equilíbrio no espaço articular for constante e contínua por um longo período de tempo, a cartilagem hialina não será capaz de se autorreparar, podendo tornar-se danificada e desgastada. Desgastada, ela pode levar à fricção das extremidades ósseas, o que, por sua vez, pode estimular o crescimento desigual dos ossos, causando mais fricção e pressão sobre eles. Este ciclo de fricção e crescimento pode tornar-se bastante doloroso e é uma das causas da osteoartrite.

A falta de equilíbrio no espaço articular pode surgir por diversas razões. Algumas pessoas simplesmente nascem com articulações sem alinhamento adequado. Mais frequentemente, o problema surge por causa de padrões ineficientes de movimento que podem levar ao desequilíbrio na cápsula articular e nos ligamentos, por pouca ou exagerada utilização dos músculos ao redor da articulação, ou por padrões habituais do sistema nervoso. Esses hábitos muitas vezes podem ser perpetuados por familiaridade e falta de atenção. Mesmo uma ideia, um exercício ou uma imagem perfeitamente aceitáveis podem ser perigosos se usados por muito tempo ou de forma a excluir outras ideias. Nossas ideias sobre movimento são tão falhas quanto sobre ossos e ligamentos, nossos companheiros desde o nascimento. Por exemplo, puxar os ombros para trás a fim de abrir o tórax é uma instrução comum. Essa é uma instrução útil para pessoas que apresentam ombros caídos para a

---

[1] Aprendi o conceito de espaço articular em equilíbrio por meio do Body-Mind Centering (BMC). Esse conceito é fundamental para a abordagem da BMC quanto à repadronização do movimento nos sistemas esquelético e ligamentar.

frente, sobre a caixa torácica. Se, entretanto, essa pessoa apresentar algum problema de coluna, puxar os ombros para trás pode aumentar o esforço do pescoço e da parte superior do dorso, sem levar em conta o problema subjacente na coluna. Pode ser também uma instrução eficaz por uma ou duas vezes, mas se a pessoa continuar a puxar os ombros para trás por um longo período de tempo, eles ficarão tão para trás que levarão essa pessoa a perder o equilíbrio na direção oposta.

Ações articulares

É um engano pensar que nossos corpos funcionam como estruturas que foram construídas por nós. As articulações humanas são frequentemente comparadas a aparatos utilizados em construção civil para criar estruturas articuladas, como dobradiças ou bola e soquete. Entretanto, a mecânica de uma articulação humana não é igual àquelas empregadas entre pedaços de madeira, metal, cerâmica ou plástico, em parte por causa da natureza dos materiais.[2]

Por mais útil que seja comparar superficialmente a articulação do cotovelo a uma dobradiça, traçar este paralelo limita nossas ideias de como o movimento ocorre na articulação. Não há nada em nosso corpo que seja perfeitamente plano ou reto, ou que não seja tridimensional, incluindo as superfícies articulares dos ossos. Como essas superfícies articulares têm sempre volume e contorno, os movimentos nas articulações são sempre tridimensionais.

Os termos convencionais utilizados para descrever os movimentos nas articulações, *ações articulares*, descrevem movimentos relativamente simples, os quais são planos, bidimensionais e ocorrem em um único plano. Nenhuma ação articular leva em consideração a quantidade de possibilidades de movimento em cada articulação.

A utilização de uma linguagem bidimensional para descrever os movimentos em nossas articulações leva a uma simplificação dos nossos conceitos a respeito de quais movimentos são possíveis de serem realizados e, assim, dos próprios movimentos que realizamos. O perigo está em nos privarmos da escolha de movimentos e utilizar em excesso as poucas opções as quais acreditamos estar disponíveis.

Uma vez que todas as superfícies articulares das nossas articulações são tridimensionais, cada articulação é capaz de realizar mais de uma ação articular, talvez até três ou quatro. Quantidades iguais de movimento não são possíveis em cada ação, porém, mesmo ao menor movimento, a articulação se move em todas as dimensões. Um movimento minúsculo pode ter repercussões imensas em duas ou três articulações ou em cinco a dez anos ao longo da vida.

Definições convencionais das ações articulares

Os termos básicos para descrever as ações articulares se aplicam à maioria das articulações do corpo. Vários termos têm significados específicos para articulações específicas, e alguns termos são utilizados em mais de uma articulação, porém, têm significados diferentes para articulações diferentes.

Frequentemente, as definições anatômicas das ações articulares utilizam-se de planos para descrever o movimento. Um plano é uma superfície bidimensional, e os três planos básicos entrecruzam-se em ângulos retos entre si. Quando os planos estão orientados de modo a se entrecruzarem no centro do corpo, eles podem ser utilizados para descrever relações dentro do próprio corpo ("anterior" e "posterior" descrevem uma relação sagital das partes do corpo) ou dos movimentos ("flexão" e "extensão" descrevem movimento sagital da coluna vertebral). O *plano vertical* (também chamado de plano coronal ou frontal) divide o corpo em parte da frente e parte de trás. O *plano horizontal* (também chamado de plano transverso) divide o corpo em parte de cima e parte de baixo. O *plano sagital* (também chamado de plano mediano) divide o corpo em lado direito e lado esquerdo.

---

[2] Se você tiver interesse em ler mais sobre essas diferenças, Steven Vogel escreveu um livro fascinante chamado *Cats' Paws and Catapults: Mechanical Worlds of Nature and People* (W. W. Norton & Company, 1998).

Ações das articulações da coluna vertebral

Os termos a seguir descrevem movimentos presentes quando as articulações da coluna vertebral se movem e as vértebras se articulam entre si. Nessas ações da coluna vertebral, o formato real da coluna se altera, o que constitui uma ação diferente daquela realizada quando movemos a coluna no espaço (por exemplo, pela articulação no quadril, a qual seria uma ação das pernas). Na linguagem corrente da yoga, a expressão *inclinação para a frente* é uma descrição não anatômica das ações que se refere tanto ao movimento da coluna vertebral no espaço quanto à ação de flexão da articulação da coluna (ver Cap. 2, p. 33).

Flexão – Movimento no plano sagital que leva as superfícies anteriores do corpo uma em direção à outra.

Extensão – Movimento no plano sagital que leva as superfícies anteriores do corpo uma para longe da outra.

Flexão lateral – Movimento no plano vertical ou coronal que inclina a coluna para um lado ou para o outro.

Rotação – Movimento no plano horizontal ou transverso ao redor do eixo vertical da coluna vertebral:

- No **rolamento**, todas as partes da coluna vertebral rodam na mesma direção.
- Na **torção**, uma parte da coluna vertebral roda em uma direção diferente da outra parte da coluna.

Extensão axial – Movimento ao longo do eixo vertical da coluna vertebral, alongando-a pela eliminação das curvaturas sagitais.

Circundução – Movimento realizado no espaço ao redor do eixo do corpo, que traça a forma de um cone. Não é a mesma coisa que rotação.

Ações das articulações dos membros

Esses termos descrevem as ações articulares que podem ocorrer nos membros superiores e inferiores, as quais incluem o cíngulo do membro superior, ou cintura escapular, e a pelve. Assim como na coluna vertebral, existe uma diferença entre mover uma articulação no espaço e realizar de fato o movimento na articulação, o que corresponde à ação articular (p. ex., quando você levanta todo o braço em direção ao teto, o cotovelo se move no espaço, mas não necessariamente realiza movimento de articulação).

Ações em todos os membros

Para as ações articulares a seguir, os mesmos termos podem ser utilizados para descrever movimentos em várias articulações. Dependendo das articulações utilizadas, define-se quais ossos estão envolvidos no movimento.

Flexão – Movimento no qual as superfícies anteriores do membro se movem uma em direção a outra; dependendo da posição da coluna vertebral, do quadril e dos ombros, isso pode ocorrer em qualquer plano. Em decorrência de uma espiral nos membros que ocorre quando somos embriões, as flexões das articulações do joelho, do tornozelo e do pé movem aquilo que são consideradas as superfícies posteriores da perna uma em direção à outra.

Extensão – Movimento no qual as superfícies anteriores se movem uma para longe da outra; novamente, dependendo da posição da coluna vertebral, do quadril e dos ombros, isso pode ocorrer em qualquer plano. Em virtude da espiral embrionária mencionada, as extensões das articulações do joelho, do tornozelo e do pé movem aquilo que são consideradas as superfícies posteriores da perna uma para longe da outra.

Rotação – Movimento ao redor do eixo do membro; no quadril, ombros e pernas pode ser ainda descrito como rotação medial (ou interna) e lateral (ou externa). A rotação recebe nomes especiais na mão, no pé e no antebraço (ver as próximas seções).

Abdução – Movimento do membro para longe do tronco ou da linha mediana do corpo; para a mão, o pé e a escápula, esse termo descreve uma ação mais específica (ver as próximas seções).

Adução – Movimento do membro em direção ao tronco ou à linha média do corpo; para a mão, o pé e a escápula, esse termo descreve uma ação mais específica (ver as próximas seções).

Circundução – Movimento realizado no espaço ao redor do eixo do membro, que traça a forma de um cone. Não é a mesma coisa que rotação.

Ações em membros específicos

Algumas partes dos membros podem realizar movimentos que não estão descritos nos termos gerais listados acima. Essas ações articulares possuem termos que são utilizados para regiões específicas do corpo (como *pronação* e *supinação*, que ocorrem apenas nos pés e antebraços, ou *desvio radial*, que ocorre apenas nos punhos). Em algumas partes do corpo, uma ação articular geral refere-se a um movimento diferente daquele relacionado ao restante do membro (nas mãos, abdução se refere ao movimento para longe do dedo médio, e não para longe da linha mediana do corpo).

Mão

Rotação – A rotação ao redor do eixo longo da mão é chamada de **eversão** quando levanta a borda externa da mão, e de **inversão**, quando levanta a borda interna.

Abdução – Movimento dos dedos para longe do terceiro dedo.

Adução – Movimento dos dedos em direção ao terceiro dedo.

Desvio radial – Movimento dos dedos em direção à porção radial da mão (polegar).

Desvio ulnar – Movimento dos dedos em direção à porção ulnar da mão (dedo mínimo).

Oposição – Movimento do polegar e do dedo mínimo um em direção ao outro.

Punho

Dorsiflexão – Movimento que leva à redução do ângulo entre a superfície posterior da mão (superfície dorsal) e o antebraço (a partir de uma perspectiva embriológica, representa a extensão do punho).

Flexão palmar – Movimento que leva à redução do ângulo entre a palma da mão (superfície palmar) e o antebraço (a partir de uma perspectiva embriológica, representa a flexão do punho).

Desvio radial ou abdução – Movimento da mão em direção à face radial do antebraço (região do polegar).

Desvio ulnar ou adução – Movimento da mão em direção à face ulnar do antebraço (região do dedo mínimo).

Antebraço

Rotação – A rotação do rádio e da ulna com cruzamento de um osso sobre o outro é chamada de **pronação**, e a rotação do rádio e da ulna de modo que fiquem descruzados é chamada de **supinação** (algumas vezes, a pronação é descrita como "palma para baixo" e supinação como "palma para cima", porém, a posição da palma não descreve essas ações de forma precisa por causa dos movimentos realizados na articulação do ombro e escápula).

Clavícula

Elevação – Movimento da extremidade distal da clavícula para cima no plano vertical.

Abaixamento – Movimento da extremidade distal da clavícula para baixo no plano vertical.

Rotação superior – Rotação da clavícula ao redor do seu eixo longitudinal de maneira a rolar sua superfície superior para trás.

Rotação inferior – Rotação da clavícula ao redor do seu eixo longitudinal de maneira a rolar sua superfície superior para a frente.

Protração – Movimento da extremidade distal da clavícula para a frente, geralmente acompanhado de protração da escápula.

Retração – Movimento da extremidade distal da clavícula para trás, geralmente acompanhado de retração da escápula.

Ombro (articulação glenoumeral)

Flexão – Movimento do braço para a frente no espaço em plano sagital.

Extensão – Movimento do braço para trás no espaço em plano sagital.

Abdução – Movimento do braço partindo da lateral do tronco e abrindo para o lado e para longe do corpo.

Adução – Movimento do braço partindo da posição de abdução em direção à lateral do corpo.

Abdução horizontal – Movimento do braço partindo de uma posição de flexão na frente do corpo para se abrir para a lateral e para longe do corpo.

Adução horizontal – Movimento do braço partindo da posição de abdução na lateral do copo para a posição de flexão na frente do corpo.

Protração – Movimento que desliza a cabeça do úmero para a frente no plano sagital.

Retração – Movimento que desliza a cabeça do úmero para trás no plano sagital.

Escápula

Elevação – Deslizamento da escápula para cima no plano vertical.

Abaixamento – Deslizamento da escápula para baixo no plano vertical.

Rotação superior ou lateral – Rotação da escápula no plano vertical, de maneira que a fossa glenoide se volta para cima e o ângulo inferior se move lateralmente para fora.

Rotação inferior ou medial – Rotação da escápula no plano vertical, de maneira que a fossa glenoide se volta para baixo e o ângulo inferior se move medialmente em direção à coluna vertebral.

Abdução ou protração – Movimento no plano horizontal para longe da coluna vertebral, o qual acaba trazendo a escápula em direção à região anterior do corpo.

Adução ou retração – Movimento no plano horizontal em direção à coluna vertebral, o qual acaba trazendo as escápulas uma em direção a outra no dorso.

Pé

Rotação – A rotação ao redor do eixo longo do pé é chamada de **eversão** quando levanta a borda externa do pé, e de **inversão** quando levanta a borda interna do pé.

Abdução – Movimento da porção anterior do pé em direção à margem lateral (lado do dedinho) do pé sem mover o calcanhar; movimento dos dedos dos pés para longe do segundo dedo.

Adução – Movimento da porção anterior do pé em direção à margem medial (lado do dedão) do pé sem mover o calcanhar; movimento dos dedos dos pés em direção ao segundo dedo.

Pronação e supinação – No pé, às vezes a **pronação** é considerada a mesma coisa que **eversão**, e outras vezes uma combinação de **eversão** e **abdução**. No pé, a **supinação** é algumas vezes usada como sinônimo de **inversão**, e em outras como uma combinação de **inversão** e **adução**.

Tornozelo

Flexão plantar – Movimento que reduz o ângulo entre a sola do pé (superfície plantar) e a face posterior da perna; aponta para o pé (a partir de uma perspectiva embriológica, representa a flexão do tornozelo).

Dorsiflexão – Movimento que reduz o ângulo entre a superfície dorsal do pé e a perna (a partir de uma perspectiva embriológica, representa a extensão do tornozelo.)

Pelve

Nutação – Movimento do sacro realizado separadamente dos ossos da pelve fazendo com que a porção superior do sacro se volte para a frente, e a porção inferior (próxima ao cóccix), para trás. Esse é um movimento na articulação sacroilíaca (SI) entre o sacro e o osso do quadril ou inominado, e não um movimento de toda a pelve (o que seria uma inclinação anterior ou posterior da pelve causada pela ação das articulações do quadril com a região lombar da coluna vertebral).

Contranutação – Movimento do sacro fazendo com que sua porção superior se volte para trás e sua porção inferior (próxima ao cóccix) para a frente. Esse é um movimento da articulação SI entre o sacro e o osso do quadril ou inominado, não é um movimento de toda a pelve (o que seria uma inclinação anterior ou posterior da pelve causada pela ação das articulações do quadril ou da região lombar da coluna vertebral).

Amplitude de movimento nas articulações

O corpo nunca move apenas uma articulação ou realiza apenas uma ação articular. Em qualquer movimento, 15 ou mesmo 500 ações articulares podem ser movidas para dobrar uma perna ou levantar um braço.

Mesmo que resolvamos nos concentrar totalmente em apenas uma articulação, logo que começarmos a realizar um movimento, ele será transmitido para as articulações nas extremidades dos ossos em movimento e para os próximos ossos e articulações e assim por diante, até chegar à coluna vertebral e, depois, à periferia. Se você está deitado sem se mexer e alguém o move, ainda assim, esse movimento será transmitido, de uma maneira ou de outra, através dos seus tecidos.

Uma vez que o movimento é transmitido através do seu corpo dessa maneira, não é prático que nos concentremos exclusivamente na amplitude do movimento de uma única articulação. Embora seja possível para uma pessoa experiente e habilidosa isolar uma articulação de forma eficaz e determinar a quantidade de movimento possível nos ossos e tecidos moles, assim que começarmos um movimento intencional devemos considerar as outras opções de movimento do corpo.

Ao observar a totalidade dos movimentos de uma pessoa, você será capaz de observar que, quando o movimento parece acabar em uma articulação, ele passa para a próxima. Às vezes, ele pode pular articulações que não se movem com facilidade ou se tornar tão pequeno que será difícil percebê-lo, mas o movimento sempre vai para algum lugar.

Em vez de se concentrar na amplitude de movimento em articulações específicas, observe o padrão completo de movimento no sistema esquelético: perceba onde existe bastante movimento e se ele parece fácil de ser realizado, e observe onde há menos movimento e se há dificuldade para executá-lo. Em seguida, pergunte-se como alcançar o equilíbrio: se alguém atingiu o limite de uma determinada articulação, o movimento seria possível na articulação seguinte? Algumas articulações realizariam todo o movimento ao ponto de se tornarem excessivamente móveis? Existiriam articulações incapazes de movimento, como se ali não existissem articulações? Devemos também ter em mente que o fato de uma pessoa ser muito flexível ou muito rígida significa que seu corpo apresenta regiões às quais ela está mais atenta e outras regiões às quais são mais esquecidas por essa pessoa.

CONCLUSÃO

O sucesso na realização de um asana (ou qualquer movimento) deveria ser mensurado pela qualidade do equilíbrio ou do equilíbrio intrínseco por todo o corpo, e não na amplitude de movimento de uma única articulação. Essa qualidade surge no sistema esquelético a partir da presença de um espaço articular equilibrado em cada articulação, da disponibilidade de vias livres para o movimento através dos ossos e articulações, e da consciência de nossos padrões individuais na totalidade dos sistemas do nosso corpo.

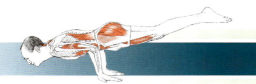

CAPÍTULO 4
SISTEMA MUSCULAR

Se a função do sistema esquelético é transferir peso e força pelos ligamentos através dos ossos em qualquer organização permitida pela articulação, então a função do sistema muscular é mover os ossos corretamente, possibilitando que eles realizem seu trabalho. Os músculos criam o movimento, as articulações o possibilitam e o tecido conjuntivo o transmite de um tecido para o outro. Os ossos absorvem e transmitem movimento e os nervos coordenam e organizam toda essa bela coreografia.

Os músculos trabalham juntos como uma matriz de escolhas de movimentos possíveis. Essa matriz afeta cada articulação do corpo. Os músculos não trabalham de forma isolada, e um músculo nunca trabalha sem o apoio e a modulação dos outros. Cada um apresenta um efeito sobre o outro, estando ele próximo ou afastado.

Historicamente, os músculos têm sido apresentados por meio de um paradigma simplista e linear que leva a concepções erradas, tais como:

- Os músculos trabalham como unidades isoladas.
- Os mesmos músculos sempre desempenham as mesmas ações articulares em todos os corpos.
- Quanto maior o tônus muscular, melhor será o seu funcionamento.
- Os músculos sempre se relacionam entre si da mesma maneira.
- Existe um conjunto específico de músculos para executar cada movimento.

Para entender as razões pelas quais essas suposições estão incorretas, é necessário examinarmos a anatomia básica dos músculos.

ANATOMIA BÁSICA DO MÚSCULO

O que em geral acreditamos ser um músculo em movimento é na verdade um órgão constituído por pelo menos quatro tecidos diferentes: tecido muscular, tecido conjuntivo, nervos e vasos sanguíneos (Fig. 4.1). O tecido muscular propriamente dito possui a capacidade de se contrair e gerar movimento. O tecido conjuntivo transmite a força dessa contração ao que quer que músculo esteja conectado, como ossos, órgãos ou pele. Os nervos indicam aos músculos quando disparar, por quanto tempo e em qual intensidade, e os vasos sanguíneos fornecem os suprimentos necessários para que o tecido muscular permaneça ativo.

> Faça esta experiência: deite-se de barriga para cima. Abra confortavelmente os braços ao lado do corpo, com as palmas das mãos viradas para cima. Suas pernas podem estar dobradas ou esticadas. Acomode-se nessa posição. Em seguida, iniciando com movimentos muito pequenos, comece a mexer os dedos das mãos.
> Você consegue perceber como os músculos dos seus antebraços se ativam à medida que você mexe os dedos? E os músculos dos braços? E os dos ombros e da região superior do dorso? Você consegue sentir os músculos ao redor da coluna vertebral responderem ao movimento dos seus dedos? E os músculos da mandíbula? Você consegue acompanhar o movimento até os seus pés? Se você tem a sensação de que o movimento não vai a lugar nenhum, tente perceber onde ele para. Você está contraindo os músculos sem necessidade? O que você pode fazer para liberá-los de forma que o movimento possa transitar com facilidade pelo corpo?

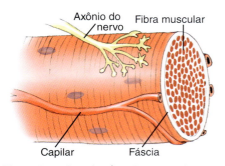

Figura 4.1 Os músculos são compostos por vários tecidos que trabalham em conjunto: fibras musculares, nervos, capilares (vasos sanguíneos) e fáscia (tecido conjuntivo).

Os músculos estão divididos em três tipos básicos: músculo esquelético, músculo cardíaco e músculo liso.

O músculo esquelético apresenta-se, em geral, preso aos ossos e gera movimento nas articulações. Tem bandas alternadas de fibras claras e escuras que dão ao tecido um aspecto estriado. O músculo esquelético é controlado pela porção somática do sistema nervoso, o que torna muitas de suas funções voluntárias, ou controladas de forma consciente. O músculo cardíaco localiza-se no coração e o músculo liso nos vasos sanguíneos, vias aéreas e órgãos viscerais. O músculo cardíaco também é estriado, porém é controlado pelo sistema nervoso autônomo e pelos hormônios do sistema endócrino. O músculo liso não é estriado e, assim como o músculo cardíaco, é controlado pelo sistema nervoso autônomo e pelo sistema endócrino.

O tecido muscular esquelético que vemos a olho nu é constituído por grupos de fascículos. Os fascículos são constituídos por grupos de fibras musculares que são as próprias células musculares. Dentro das células musculares existem feixes de miofibrilas (ou miofilamentos; ver Fig. 4.2). Cada um dos feixes de miofibrilas, de células musculares e dos grupos de fascículos é envolvido por uma camada de tecido conjuntivo, e todas essas camadas se juntam nas extremidades dos músculos para criar os tendões e outros tecidos que conectam os músculos aos ossos (Fig. 4.3).

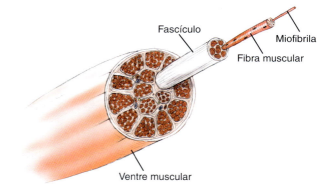

Figura 4.2 O ventre muscular é constituído de grupos de fascículos que são constituídos por feixes de fibras (células musculares) que contêm feixes de miofibrilas.

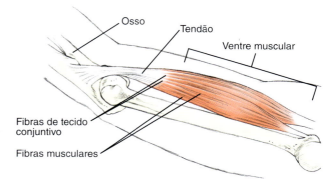

Figura 4.3 As fibras de tecido conjuntivo (brancas) passam através do músculo (vermelho). Em cada extremidade do músculo, o tecido conjuntivo se junta para criar os tendões, os quais se conectam aos ossos.

As miofibrilas são constituídas por filamentos espessos e delgados que se dispõem um ao lado do outro e se sobrepõem. Estes filamentos são tiras torcidas de moléculas que geram as contrações.

CONTRAÇÕES MUSCULARES

Quando uma célula muscular se contrai, as moléculas fazem e desfazem ligações entre os filamentos espessos e delgados que se encaixam e criam um movimento de deslizamento, o qual aumenta a sobreposição entre eles, aproximando as duas extremidades da miofibrila. Se houver encurtamento suficiente das miofibrilas, todas as fibras musculares encurtam. À medida que um número cada vez maior de fibras musculares se contrai, elas tentam encurtar o músculo todo pelo deslizamento dos pontos de adesão nas duas extremidades do músculo, um em direção ao outro.

Se o músculo todo encurta ou não depende de fatores externos, especialmente da quantidade de resistência presente. Se apenas alguns filamentos deslizam juntos dentro das células, eles podem não gerar força suficiente para superar o peso de qualquer que seja a estrutura à qual o músculo esteja preso, como o peso do braço ou da cabeça. O peso de uma parte do corpo é o produto da resistência gerada pela gravidade, que é a fonte fundamental de resistência de tudo no planeta. Ajustamos esta força toda vez que elevamos o braço, nos levantamos, rolamos ou respiramos. A resistência adicional também se origina de outras fontes, como do peso de algo que carregamos, da contração muscular em oposição ou mesmo de um estado emocional (p. ex., tensão, raiva e esforço para não chorar muitas vezes causam resistência, enquanto que relaxamento, felicidade ou alívio, com frequência, reduzem a resistência).

Os músculos não se contraem de forma "ou tudo ou nada". Não é necessário que todas as fibras se contraiam ao mesmo tempo, o que significa que o músculo pode gerar uma quantidade de força calculada, coordenada pelo diálogo entre o sistema nervoso e os músculos. Como eles trabalham dessa forma modulada, nem sempre acabam se encurtando, mesmo que as fibras estejam em contração ativa. Na verdade, um músculo pode estar ativo e alongando quando a força externa é maior do que a que o músculo está exercendo.

As palavras *concêntrica*, *excêntrica* e *isométrica* são utilizadas para descrever ações musculares (Fig. 4.4). Esses termos na verdade descrevem os efeitos da relação entre o músculo e a resistência encontrada por ele.

Contração concêntrica   As fibras musculares contraem-se e produzem *mais* força do que a resistência presente, de modo que as extremidades do músculo deslizem uma em direção à outra e o músculo se encurte.

Contração excêntrica   As fibras musculares contraem-se e produzem *menos* força do que a resistência presente, de modo que as extremidades do músculo se afastem e o músculo se alongue. O músculo apresenta atividade à medida que se alonga, então isso não é a mesma coisa que relaxar o músculo.

Contração isométrica   As fibras musculares contraem-se e produzem a mesma quantidade de força da resistência presente, de forma que as extremidades nem se afastam nem se aproximam, e o comprimento do músculo não se altera. As contrações isométricas podem ser ainda mais distinguidas: existe uma diferença entre a intenção de se manter firme contra uma resistência externa que tenta mover seu corpo e a própria intenção de se mover, mas sem conseguir superar a resistência ao movimento. Existe ainda uma diferença entre manter uma contração isométrica após uma contração concêntrica e manter uma contração isométrica após uma contração excêntrica.

> Os músculos, na realidade, não se flexionam nem se estendem; esses termos descrevem ações articulares. Mais precisamente, os músculos utilizam as contrações para realizar todas as ações articulares, inclusive as de flexão e extensão.

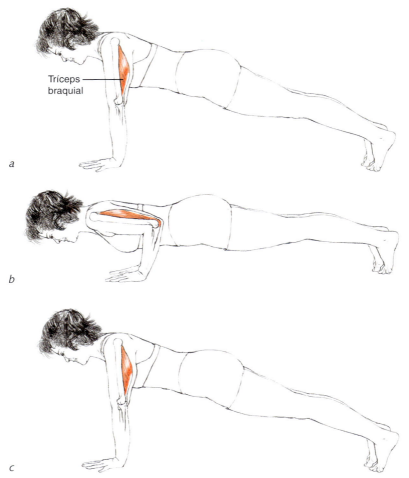

Figura 4.4 Exemplos de contrações isométrica, excêntrica e concêntrica do tríceps braquial ao (*a* para *b*) mover-se da postura da prancha para chatturanga (excêntrica), (*b* para *c*) retornar da postura chatturanga para a da prancha (concêntrica) e (*a* e *c*) manter a postura da prancha (isométrica).

Em geral, um músculo relaxado significa que não há contração voluntária ou intencional das fibras musculares. Entretanto, se um indivíduo apresenta-se consciente (mesmo dormindo), existe sempre um nível subjacente de atividade automática nas fibras musculares para manter o tônus de repouso do músculo. Esse tônus de repouso mantém os músculos prontos para responder e, nos músculos posturais, ajusta-se automaticamente para mudanças leves de peso e equilíbrio quando sentamos, levantamos e andamos.

Nas áreas da manutenção da boa forma e do treinamento de movimento, as palavras *alongar* e *estender* são usadas de muitas maneiras diferentes. É importante compreender que um músculo pode alongar e estar ativo (uma contração excêntrica), pode alongar e estar inativo (um músculo relaxado) ou pode se alongar e, gradualmente, passar de ativo para inativo ou vice-versa.

Em qualquer uma dessas situações, o músculo se alonga porque uma força externa (como a força da gravidade ou de outro músculo) atua com mais força do que o músculo que está sendo alongado. Alongar um músculo não significa, necessariamente, relaxá-lo.

A palavra *estender* é, algumas vezes, usada como sinônimo de *alongar*. Se o termo significa apenas mudar a distância entre os pontos de fixação do músculo, fazendo com que se afastem um do outro, então *estender* é realmente sinônimo de *alongar*.

Se, no entanto, *estender* implica em uma qualidade de sensação específica no músculo, então não é sinônimo de *alongar*. É possível alongar um músculo sem se ter a sensação de estender – na verdade, a maioria de nós faz isso o tempo todo. Ações como andar, falar ou pegar uma xícara, envolvem alongar e estender os músculos, frequentemente sem qualquer sensação muscular em particular.

FALÁCIA DA ORIGEM E INSERÇÃO

Os locais nos quais os músculos se fixam aos ossos são, com frequência, classificados como *origem* e *inserção*. A origem é o ponto de fixação mais próximo ao tronco ou ao centro do corpo, e a inserção é o ponto de fixação mais distante do centro, mais próximo aos dedos das mãos, dedos dos pés, crânio ou cóccix. A ideia subjacente é a de que a origem é o ponto fixo e a inserção é o ponto que se move; entretanto, isso só é verdadeiro para alguns dos nossos movimentos. Quando movemos o tronco no espaço, invertemos os chamados pontos de origem e de inserção.

Essa classificação de pontos de fixação também pressupõe que os músculos se desenvolvem de um ponto para o outro e que eles, de alguma forma, crescem a partir da origem em direção à inserção. No entanto, embriologicamente, isso não acontece. Em vez disso, grupos de futuras células musculares migram para a área do seu futuro lar e se organizam quando chegam lá. Não se trata de maneira nenhuma de um processo linear de ponto a ponto.

RELAÇÕES MUSCULARES

Nenhum músculo trabalha de forma isolada; todos os músculos da intrincada teia do sistema muscular relacionam-se constantemente para equilibrar, reforçar, modificar e modular um ao outro por meio da matriz do tecido conjuntivo.

As relações entre os músculos podem ser organizadas de várias formas. Podemos nos concentrar em como um músculo equilibra o outro ao redor de uma única articulação, em como as camadas de músculos têm efeitos diferentes à medida que mudam de profundos para superficiais ou como as cadeias cinéticas de músculo e tecido conjuntivo integram os membros e o tronco.

Pares agonistas-antagonistas

Um dos paradigmas comuns para organização dos músculos está nos pares musculares agonista-antagonista. Esta perspectiva é voltada para ações articulares específicas e para os músculos que produzem e modulam essas ações articulares.

O local inicial é uma articulação específica, a articulação-alvo e uma ação articular específica. Para cada ação articular, existem músculos que produzem o movimento e músculos que se opõem ao movimento. Os músculos que geram a ação articular são chamados de agonistas, ou mobilizadores primários, e os músculos que geram a ação articular oposta são chamados de antagonistas.[1] Esses pares de músculos agonistas-antagonistas podem ter relação direta com o sistema nervoso no nível da medula espinal. Quando um músculo do par atua, o outro recebe a mensagem para responder e se ajusta. A relação é chamada de inervação recíproca ou inibição recíproca. Nem todos

---

[1] A palavra *agonista* tem origem grega e significa "adversário" ou "concorrente". *Antagonista* vem da palavra grega para "oponente".

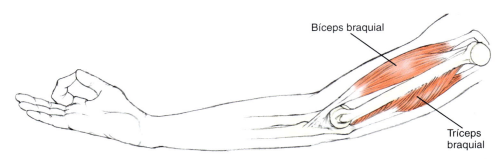

Figura 4.5 Quando a articulação-alvo é o cotovelo e a ação articular é flexão contra a gravidade, o bíceps braquial é o agonista e o tríceps braquial é o antagonista.

os pares de músculos agonistas-antagonistas têm relação no nível da medula espinal; alguns são pareados por meio de padrões de movimentos repetidos, que são gravados em níveis superiores no cérebro em vez da medula espinal.

Os papéis de agonista e antagonista são relativos, eles mudam conforme a mudança da articulação-alvo e da ação articular. Esses termos não descrevem uma qualidade absoluta inerente ao músculo propriamente dito, mas sim algo sobre sua relação com o outro músculo durante um momento específico em uma articulação em particular. Se o músculo é agonista ou antagonista depende da articulação e da ação articular que está em foco e onde se encontra a principal resistência ao movimento (Fig. 4.5).

Os músculos que suportam e modulam a ação dos agonistas e antagonistas são chamados de músculos sinergistas. Eles também atuam para minimizar o excesso de movimento em uma articulação ou estabilizar uma parte do corpo para suportar o movimento em outra. Quando os sinergistas atuam dessa forma para manter a estabilidade, também são chamados de fixadores. De modo alternativo, o termo *sinergista* é usado para descrever um grupo muscular inteiro que trabalha em conjunto para produzir uma ação. Os músculos sinergistas são essenciais para manter o espaço articular em equilíbrio e a articulação saudável.

A organização dos músculos em pares agonistas-antagonistas é muito útil quando analisamos uma ação específica em uma única articulação-alvo. Para compreendermos como articulações diferentes se relacionam entre si, é importante examinarmos outros tipos de relações entre os músculos.

> Às vezes, mesmo em um movimento simples, o antagonista da primeira parte do movimento transforma-se em agonista da segunda. Por exemplo, quando o braço está estendido para o lado, paralelo ao chão, e o cotovelo flexionado de forma que a mão se move em direção ao ombro, na primeira parte do movimento (colocar o antebraço na posição perpendicular ao chão) o tríceps braquial é um antagonista da ação do bíceps braquial. Na segunda parte (levar o antebraço da posição perpendicular até o ombro), o tríceps braquial torna-se o agonista, realizando contração excêntrica.

Músculos monoarticulares e multiarticulares[2]

Grupos musculares e músculos isolados possuem camadas. Nos membros, as camadas mais profundas encontram-se mais próximas aos ossos, e as camadas superficiais mais próximas da pele. No tronco, entretanto, algumas das camadas mais profundas de músculo encontram-se em locais mais profundos do que os ossos e estão mais perto das cavidades e órgãos torácicos, abdominais ou pélvicos.

---

[2] Embora os termos *monoarticular* e *multiarticular* não sejam usados exclusivamente pela Body-Mind Centering (BMC), a abordagem para repadronização muscular na BMC é o uso mais sofisticado desses conceitos que eu já encontrei.

Músculos distintos podem cruzar diversas articulações. Alguns atravessam uma articulação e outros, duas; alguns músculos das mãos e dos pés cruzam 8 ou 9 articulações, e alguns da coluna vertebral cruzam de 12 a 15. O diafragma afeta mais de 100 articulações. Ele atravessa algumas delas diretamente e afeta outras por meio de conexões esqueléticas ou com as fáscias.

Com poucas exceções, quanto mais profunda é a localização da camada de músculo ou tecido muscular, mais curta ela é[3]. As camadas mais curtas e profundas de músculo que cruzam uma articulação são chamadas de monoarticulares ou de músculos de uma articulação. Esses músculos de uma articulação possuem ações muito específicas e oferecem apoio a cada articulação. Eles são essenciais para a integridade e o alinhamento de articulações individuais.

À medida que as camadas musculares tornam-se cada vez mais superficiais, tornam-se mais longas e largas e cruzam um número maior de articulações. Se um músculo cruza mais de uma articulação, cada vez que ele atuar, ele afetará diretamente essas articulações, assim como afetará de forma indireta todas as outras do corpo. Se cruzam duas ou mais articulações, esses músculos mais longos são chamados de músculos multiarticulares. Os músculos multiarticulares conectam todas as partes dos membros e integram os membros ao tronco. Eles nos permitem ajustar grandes mudanças de peso e movimento de todo o corpo através do espaço, ou, no diafragma, coordenar mudanças de formato mais refinadas no tronco.

Todas as articulações têm músculos tanto monoarticulares como multiarticulares que as envolvem; e possuem capacidade de realizar movimento distinto e específico, e potencial para integrar-se ao fluxo de movimento que transita através de todo o corpo.

Quando nos esquecemos de que possuímos o potencial de mover de maneira articulada e com especificidade todas as articulações do corpo, corremos o risco de nunca conhecermos as possibilidades de movimento que estão disponíveis. Quando utilizamos apenas os músculos maiores e mais superficiais, nosso trabalho torna-se muito mais difícil. Por outro lado, quando nos concentramos apenas nos músculos monoarticulares profundos, podemos nos esquecer de perceber o movimento como um todo. Todas as camadas são essenciais para o movimento articular saudável e eficiente.

Cadeias cinéticas dos músculos

Além de examinarmos os músculos específicos ao redor de uma única articulação ou as camadas de músculos desde as profundas até as superficiais, podemos também analisar de que forma os músculos trabalham em conjunto nas cadeias cinéticas[4]. Neste caso, não avaliaremos os músculos individualmente, mas sim as formas como eles são unidos pelo tecido conjuntivo, formando longas cadeias de ação dinâmica.

Sempre que utilizamos um único músculo, afetamos o resto do corpo por intermédio do tecido conjuntivo. Iniciando-se em qualquer parte do corpo, o movimento segue uma cadeia cinética que passa de um músculo para o outro por meio das relações diretas com o tecido conjuntivo que une os músculos individuais e através das vias sensório-motoras do sistema nervoso, que dá sequência à estimulação dos músculos.

Nunca utilizamos apenas um músculo para realizar uma tarefa. Em um movimento eficiente e integrado, utilizamos um número suficiente de músculos para adquirirmos força o bastante para a realização da tarefa sem gastar muita energia ou sem recrutar tantos músculos que estiverem no caminho.

---

[3] São exceções: o extensor curto dos dedos em ambas as mãos e em ambos os pés – que se localiza sobre o extensor longo dos dedos – e o psoas menor no tronco, que segue ao longo da superfície do psoas maior. O psoas maior e o diafragma também são alguns dos músculos mais profundos do corpo, e ambos cruzam muitas articulações.

[4] A primeira vez que vi o termo *cadeias cinéticas* foi em meu estudo do sistema Laban de análise do movimento e dos fundamentos de Bartenieff, embora ele seja utilizado por várias modalidades terapêuticas.

PRINCÍPIOS FUNDAMENTAIS DOS MÚSCULOS ESQUELÉTICOS

A seguir, apresentamos as ideias básicas a respeito de como os músculos trabalham em associação com os ossos e nervos. A compreensão desses princípios pode ajudar a aumentar nossa consciência sobre a complexidade e sofisticação do sistema muscular. Essa compreensão pode também evitar a simplificação excessiva que limita as nossas escolhas de movimento.

> Existe também uma enorme diferença entre o peso que é transmitido livremente pelos ossos e o peso que se mantém suspenso passivamente sobre as articulações. Neste caso, quando o peso fica suspenso em uma articulação, os ligamentos à sua volta precisam administrá-lo, e o peso não é transmitido livremente de um osso para o outro.

Os ossos sustentam peso; os músculos movem os ossos. Existe uma enorme diferença entre a forma como os músculos trabalham quando estão movendo os ossos para posições nas quais eles possam sustentar o peso e a forma que trabalham quando eles próprios tentam sustentar o peso.

Quando os músculos assumem a função de sustentação de peso, trabalham excessivamente e tornam-se rígidos e imóveis. Se, em vez deles, os ossos sustentarem o peso, os músculos podem se manter em movimento constante e fazer pequenos ajustes continuamente para gerar movimento eficiente e repouso dinâmico em lugar de desconexão e travamento nas articulações.

Os músculos trabalham melhor quando conseguem calibrar o tônus. A definição básica da palavra *tônus* é prontidão para responder. Um tecido que possui tônus alto necessita de estimulação menor antes da resposta solicitada porque o tecido está mais bem preparado para responder. Por outro lado, um tecido com tônus baixo necessita de estimulação maior antes que a resposta aconteça.

Embora exista correlação, isso não é o mesmo que sensibilidade. Um tecido pode ser muito sensível e possuir tônus baixo. Ele pode registrar um estímulo em um nível muito bom, porém não reagir até que receba uma grande quantidade de estímulo. Por outro lado, um tecido pode ter tônus alto e baixa sensibilidade, quando ele está pronto para responder e não o faz porque não está captando nenhum estímulo.

Todos os tecidos precisam ser capazes de alterar o tônus em resposta às mudanças no ambiente, tanto interno como externo. O importante não é o estado absoluto do tônus, mas a capacidade de adaptação do tecido.

Se o tônus de um músculo ou grupo muscular é muito baixo, quando um músculo é solicitado a participar de uma tarefa, ele pode não estar prontamente disponível, e outros músculos devem compensar. Isso pode resultar em desequilíbrios no espaço articular, torção de ligamentos e distensões musculares.

Por outro lado, se um músculo ou grupo muscular apresentarem tônus muito alto, o tecido muscular queima mais energia do que o necessário; é mais provável que se sobrecarregue e cause desequilíbrio no espaço articular, o que pode resultar em lesão.

Como os músculos possuem rico suprimento de terminações nervosas, são capazes de calibrar seu tônus a um grau bastante refinado. Isso significa que eles podem ser incrivelmente eficientes ao utilizar apenas o esforço necessário para realizar seu trabalho.

Os músculos calibram o tônus e cultivam a sensibilidade por meio da negociação da resistência. Os receptores do sistema nervoso no tecido muscular são chamados fusos, um tipo especializado de proprioceptor ou autossensor. Uma das coisas que eles captam é o que acontece com os músculos quando encontram uma resistência. Esses fusos proprioceptivos, então, utilizam essa informação para definir o nível de tônus para os músculos, de forma que cada um deles possa se igualar à resistência encontrada.

Os músculos estabelecem o tônus pelo encontro com resistências cada vez maiores. A resistência é uma fonte essencial de *feedback* para os proprioceptores e baseia-se na percepção da relação entre o tecido muscular e a fonte de resistência (em geral, a gravidade). Quando um músculo tem a oportunidade de interagir com muitos graus diferentes de resistência, aprende a se adaptar e a calibrar o nível do seu tônus.

Quando não existe resistência, as terminações nervosas nos músculos não recebem o *feedback* e os músculos são incapazes de utilizar os nervos para perceber alterações no tônus ou fazer ajustes delicados do tônus muscular[5].

Tração muscular. Na contração concêntrica, o poder de tração do músculo é maior do que a resistência. Na contração excêntrica, o poder de tração do músculo é menor do que a resistência. Na contração isométrica, o poder de tração do músculo é exatamente igual à resistência.

Em todos esses casos, o músculo dispara e as moléculas nas miofibrilas se reagrupam para puxar. O músculo nunca empurra ativamente as fibras de forma que elas fiquem afastadas – isso acontece porque a resistência é maior do que a força de tração gerada.

Então, como é que conseguimos empurrar algo? Qualquer movimento articular inclui uma parte que se alonga e outra que se encurta. Alguns músculos estão se alongando e outros se encurtando independentemente da articulação estar em flexão, extensão ou rotação. Os músculos encurtados estão em contração concêntrica; os alongados estão em vários graus de relaxamento ou em contração excêntrica.

Flexibilidade e força estão associadas à relação entre o sistema nervoso e os músculos. Uma definição clássica de flexibilidade é a capacidade do músculo de se alongar, e uma definição clássica de força é a capacidade do músculo de gerar força e velocidade. Tanto flexibilidade como força nos músculos são funções do sistema nervoso, assim como também são funções da capacidade das fibras musculares e do tecido conjuntivo de se adaptar à extensão.

Na grande maioria das situações, a flexibilidade não é determinada pelo comprimento físico propriamente dito do músculo ou das fibras musculares que o compõem. A extensão do músculo em repouso, seu tônus e o quanto ele vai se estender são definidos pelas terminações nervosas proprioceptivas no músculo. Esta configuração é estabelecida no sistema nervoso por meio de experiências anteriores relacionadas àquilo que é adequado, seguro e funcional.

A quantidade de força que um músculo tem depende mais de suas propriedades físicas, incluindo o seu número real de fibras musculares. A força muscular é também produto da maneira como o sistema nervoso recruta fibras e organiza os músculos adjacentes e cadeias cinéticas. Quando o sistema nervoso é ineficiente no recrutamento e organização dos músculos, ele diminui a força funcional de um músculo pela criação de uma situação na qual o músculo tem que se esforçar para superar a resistência de outros músculos do corpo.

O aumento da flexibilidade e da força é um processo de reeducação do sistema nervoso por meio da atenção consciente e da prática, assim como se relaciona também ao alongamento e às repetições.

CONCLUSÃO

Os músculos envolvem articulações e recobrem os ossos em camadas espirais incrivelmente sofisticadas. Embriologicamente, os músculos seguem as vias fluidas a partir do centro do corpo até os membros. A tridimensionalidade das vias musculares permite que eles tenham efeitos incrivelmente sutis sobre os ossos que movem.

---

[5] O sistema nervoso não é a única via para obtenção de informações sobre o corpo. As células são capazes de se comunicar diretamente uma com as outras e através dos sistemas de fluidos do corpo; as sinalizações justácrina, parácrina e endócrina são exemplos disso.

Em um paradigma tridimensional, está claro que, para cada indivíduo, os músculos se combinam em padrões únicos de alongamento e encurtamento dinâmicos, que produzem os movimentos do dia a dia, como andar e falar, abrir uma garrafa ou escovar os dentes. Aquilo que gera movimento integrado para uma pessoa não vai produzir o mesmo padrão que gera movimento integrado para outra pessoa.

Quando ideias tradicionais a respeito dos músculos guiam nossas escolhas de movimentos, acabamos com generalizações e suposições errôneas sobre o papel dos músculos na produção de movimento e sustentação.

O que acontece quando supomos que em qualquer dada situação todas as pessoas utilizarão seus músculos da mesma forma? Que existe uma sequência "correta" de ações musculares para realizar um movimento? Que isso funciona para qualquer pessoa? E que forçar mais torna a pessoa mais forte?

Quando assumimos que podemos oferecer uma análise final e completa sobre as sequências únicas e complexas da ação muscular que é expressa nas escolhas de movimentos de cada indivíduo, nós criamos obstáculos e limitamos as formas de surgimento de novas escolhas. Se, em vez disto, observarmos as possibilidades com a mente aberta, analisar o padrão de cada pessoa se tornará uma oportunidade para testemunhar a incrível variedade de maneiras pelas quais podemos executar com sucesso as mais simples ações.

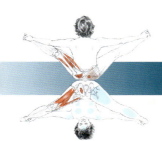

CAPÍTULO 5
CONHECENDO OS ASANAS

Um asana, ou postura de yoga, é uma fonte para uma nova experiência. Não se trata de um exercício para fortalecimento ou alongamento de um músculo ou grupo muscular em particular, embora possa ter esse efeito.

É uma maneira de estarmos presentes por um momento, uma forma de nos movermos para dentro e para fora, um lugar onde podemos escolher ficar parados dentro do fluxo contínuo da vida. Nas posturas de yoga, experimentamos uma progressão interminável de movimento e respiração, que se estende para a frente e para trás indefinidamente no tempo.

Cada asana é uma prática de corpo inteiro na qual podemos testemunhar o surgimento das coisas, como elas são mantidas e como elas se dissolvem ou são transformadas. Podemos ver como somos afetados pela experiência de realizar uma postura, de nos mantermos e sairmos dela, e de como isso pode afetar outras áreas de nossas vidas em que enfrentamos mudanças. Enquanto estivermos nessa teia de tempo e espaço, nunca estaremos verdadeiramente parados.[1]

Embora possamos escolher diferentes aspectos de uma postura para nos concentrarmos, o asana propriamente dito é uma combinação de todos os pontos possíveis de concentração, e toda experiência é maior que a soma das partes.

O QUE É A ANÁLISE DO ASANA?

Como seria possível, então, analisarmos a anatomia de um asana? Visto que acreditamos que o asana é mais um processo do que um produto final, durante a criação deste livro foi um desafio decidir quais momentos fotografar e quais as partes da anatomia que deveríamos enfocar.

Para os objetivos deste livro, tentamos encontrar os momentos que capturassem as partes mais reconhecidas de asanas comuns e analisá-los a partir do ponto de vista do sistema esquelético e do mecanismo da respiração. Poderíamos também ter escolhido enfocar os órgãos, o sistema endócrino ou o tecido conjuntivo, e teríamos encontrado aspectos igualmente fascinantes sobre cada asana para discutir.

Em cada asana, escolhemos uma posição inicial e determinamos as ações articulares e musculares que poderiam dar origem a ele.

POSIÇÕES INICIAIS E A BASE DE APOIO

Durante os primeiros anos de vida, um bebê adquire habilidades de movimento fundamentais: como utilizar diferentes bases de apoio, como ajustar sua relação com a gravidade e como se mover pelo espaço.

A base de apoio é constituída pelas partes do corpo que estão em contato com o solo e através das quais as forças de sustentação de peso são transmitidas para o solo, resultando na produção de energia para cima, em direção ao corpo. Quando alteramos nossa base de apoio, mudamos nossas experiências em relação à gravidade e ao espaço.

Os pés, que apoiam as pernas e a pelve, evoluíram especificamente para realizar essa função nos seres humanos. As lições que você aprende quando fica em pé podem ser aplicadas a qualquer outra base de apoio que você possa vir a utilizar. Talvez seja por isso que posturas simples em pé são consideradas o ponto inicial para a prática do asana por muitas vertentes tradicionais de yoga.

---

[1] "Cada movimento corporal está contido em uma cadeia de acontecimentos infinitos a partir dos quais podemos escolher apenas os passos imediatamente antecedentes e, ocasionalmente, aqueles que se sucedem imediatamente" (Laban, 1966, p. 54).

As posturas neste livro estão organizadas a partir de uma posição inicial, que é determinada pela base de apoio. Qualquer asana pode se originar a partir de uma variedade de posições iniciais. Tentamos utilizar os pontos de partida mais simples para cada postura:

Em pé – Apoio sobre as solas dos pés (p. 71)

Sentada – Apoio sobre a base da pelve (p. 125)

De joelhos – Apoio sobre os joelhos, canelas e dorsos dos pés (p. 163)

Em decúbito dorsal – Apoio sobre a superfície posterior do corpo (p. 181)

Em decúbito ventral – Apoio sobre a superfície anterior do corpo (p. 211)

Com apoio nos braços – Apoio sobre os membros superiores (p. 223)

ANÁLISE DA ARTICULAÇÃO ESQUELÉTICA

Após identificarmos a base de apoio para o asana, analisamos um movimento nas articulações esqueléticas, fazendo as seguintes perguntas:

No esqueleto axial

O que a coluna vertebral está fazendo?

Ela mantém uma forma e se move pelo espaço ou está realmente participando de um movimento articular?

Se a coluna vertebral participa de um movimento articular, qual é a ação articular?

Se a coluna vertebral não participa de um movimento articular e se move pelo espaço, o que está realmente sendo articulado?

No esqueleto apendicular

Qual articulação é a articulação-alvo (o foco de concentração)?

A articulação-alvo participa de um movimento articular, se move pelo espaço ou ambos?

Se a articulação-alvo participa de um movimento articular, qual é a ação articular?

Se a articulação-alvo se move pelo espaço, o que está realmente sendo articulado?

Observe como as imagens são momentos isolados de uma fase do movimento; é impossível sabermos a sequência na qual os movimentos foram realizados. A ordem em que as coisas estão listadas não indica qual é a sequência melhor, a mais apropriada ou a mais eficaz a ser seguida. Não há uma única forma correta para iniciar ou finalizar as posturas, e cada escolha que se fizer resultará em uma experiência diferente.

ANÁLISE DO SISTEMA MUSCULAR

Uma vez que estejam claras quais são as principais ações articulares, poderemos então considerar os músculos. Este é um processo mais complexo porque devemos levar em consideração a relação com a gravidade e com outros pontos importantes de resistência para determinarmos quais são os músculos possivelmente envolvidos.

Para saber quais músculos devemos enfocar, precisamos diminuir o leque de possibilidades com as seguintes perguntas:

Em articulações que estão realizando uma ação articular

Qual é a ação articular? O que causa a ação articular?

Ela está se movendo com a gravidade de modo que o peso do corpo ou dos membros esteja produzindo a ação articular? (Em caso afirmativo, estaríamos procurando por ações musculares excêntricas para contrabalançar a força da gravidade.)

A ação articular envolve levantar o peso do corpo ou dos membros do chão ou movê-los contra outro tipo de resistência? (Em caso afirmativo, estaríamos procurando ações musculares concêntricas para contrabalançar a força da gravidade.)

Em articulações que não estão realizando ação articular, mas sim mantendo uma posição ou um alinhamento neutro

Existem forças externas, como a força da gravidade ou a ação de outra parte do corpo, que poderiam puxar a articulação para longe desse alinhamento se nada estivesse ativo? (Em caso afirmativo, embora não haja uma mudança na articulação, mudar as ações musculares pode ser necessário para manter o alinhamento à medida que o corpo se move no espaço.)

Uma pergunta compreensível que poderia surgir neste momento é: uma vez que as posturas são todas estáticas, por que todos os músculos não realizam contrações isométricas?

Estamos descrevendo como realizar uma postura a partir de uma posição inicial e não como estar em uma postura. Se você mantiver uma postura por um período de tempo, as ações musculares que o levaram até lá, a partir do ponto inicial, provavelmente permanecerão.

A ideia de que não estamos sempre em movimento é uma ilusão, um dos véus de maya (uma expressão do sânscrito para as verdades temporárias que surgem no mundo da matéria). Em um nível mais elementar, as ações das estruturas da respiração nunca cessam. Poderemos falar a respeito de uma posição final, porém, na verdade, a imagem que temos é apenas um instante em uma progressão interminável de movimento, estendendo-se infinitamente para a frente e para trás no tempo. Enquanto estivermos vivos, nunca estaremos totalmente parados.

INFORMAÇÕES SOBRE CADA POSTURA

Com algumas variações, cada descrição de postura inclui as seguintes seções:

Nome – Cada asana é apresentado com seu nome em sânscrito e seu nome traduzido para o português. Além disso, um breve texto descritivo é adicionado para explicar o significado ou o contexto do nome da postura.

Classificação – As posturas são classificadas de acordo com sua simetria, base de apoio e ação geral (inclinação para a frente, torção, equilíbrio, etc.).

Ações articulares – As principais articulações envolvidas no processo da realização do asana são identificadas de acordo com suas ações (flexão, extensão, adução, abdução, rotação, etc.).

Ações musculares – Os músculos que promovem as ações articulares são identificados pelo tipo de contração (concêntrica, excêntrica ou isométrica), pelo nome e pelas ações gerais.

Observações – De certo modo, praticar a yoga é aprender a desvelar e destruir obstáculos que atrapalham o sistema humano. Praticar os asanas da yoga é uma forma sistemática de nos depararmos com esses obstáculos e aprendermos com eles. Os principais obstáculos que impedem a realização do asana ilustrado são apresentados, juntamente com algumas sugestões úteis para aprofundar sua exploração.

Respiração – Salientamos os desafios específicos da mudança de forma para o mecanismo respiratório.

AS ILUSTRAÇÕES

As imagens dos asanas encontradas neste livro são baseadas nas fotografias que foram tiradas de diversos modelos, em várias sessões (Fig. 5.1). A perspectiva de algumas imagens é um tanto quanto inusitada, visto que foram fotografadas por baixo, usando uma grande placa de acrílico, e por cima, com o auxílio de uma escada.

As fotos foram utilizadas como referência para a ilustradora anatômica, que arranjava o esqueleto em diversas posições e esboçava os ossos à mão. Após algumas correções, foram acrescentados os músculos e outras estruturas com o auxílio de um programa de computador, e algumas outras séries de correções e ajustes foram feitas para que se chegasse às imagens finais.

As legendas das estruturas em cada ilustração, bem como as várias setas e outros indicadores, foram acrescentadas por último. Algumas vezes, os músculos são indicados nas ilustrações para referência e podem não estar ativos naquele asana em particular. Se encontrar um músculo no texto sem indicação na ilustração correspondente, utilize o índice de músculos, na página 269, para encontrar uma ilustração daquele músculo.

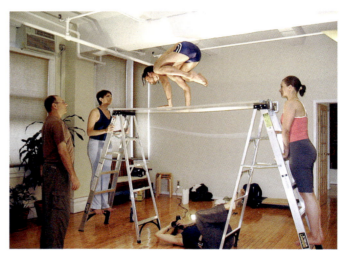

Figura 5.1 A sessão de fotos de *Anatomia da Yoga* foi feita no "The Breathing Project", em Nova York. Leslie Kaminoff (extrema esquerda) supervisiona, enquanto a fotógrafa do projeto, Lydia Mann, tira a foto do bakasana, feito por Derek, por baixo da placa de acrílico. Janet e Elizabeth estabilizam as escadas. A arte final dessa foto está na página 232.

CONCLUSÃO

Muitas vezes foi um desafio encontrar o que dizer sobre as ações nas articulações e músculos para cada asana. Cada corpo é único. Cada corpo tem maneiras diferentes de responder à gravidade, diferentes modos de recrutar músculos, e apresenta uma quantidade diferente de tônus nos ligamentos e cápsulas articulares. Duas pessoas podem utilizar músculos diferentes para produzir a mesma ação articular e, em seguida, apresentar sensações completamente diferentes relacionadas ao mesmo asana. Cada um tem sua própria maneira de diferenciar as sensações de alongamento e extensão, trabalho e repouso, ou dor e liberação.

Em alguns casos, listamos alguns músculos que estão em alongamento, mas não necessariamente ativos – o que é descrito como *alongamento passivo* –, para distingui-los dos músculos que apresentam alongamento ativo durante uma contração excêntrica. Para algumas pessoas, esses músculos vão gerar uma sensação de alongamento, porém, para outras, não ocorrerá essa sensação até que se tenha ultrapassado uma determinada amplitude de movimento. Para outras ainda, esses músculos podem ser realmente tão fáceis de se alongar que elas fariam melhor se envolvessem uma contração excêntrica e ajustassem a amplitude de movimento.

Nossas escolhas a respeito de como nos moveremos por um asana vão depender da nossa condição inicial. Por exemplo, se tenho ombros muito abertos, então posso tentar realizar uma rotação *medial* do úmero em relação à escápula, enquanto a minha colega, com menos mobilidade na articulação glenoumeral, está abrindo seus braços o máximo possível. Ambas as ações poderiam ser funcionais no adho mukha svanasana (a postura do cachorro olhando para baixo), porque o objetivo do asana (no nível do corpo) não é fazer certo, mas encontrar a relação entre todas as partes do corpo que possibilitem que a experiência do asana ecoe por ele todo – células, tecidos, fluidos e sistemas.

As maneiras pelas quais iniciamos um movimento, se a partir dos ossos e músculos, do sistema endócrino ou do sangue, têm um enorme impacto na qualidade do movimento. Com prática e observação cuidadosa, podemos perceber, desde o início, como um movimento será transmitido pelo corpo e o efeito que terá nos sistemas corporais. Compreender o que é ativado para realizar um asana nos ajuda a entender a sua natureza e o efeito que tem nos sistemas esquelético, muscular, nervoso e endócrino, bem como na mente e no espírito.

O asana não é apenas a organização final dos membros e da coluna vertebral, mas um processo completo de organização. Se olharmos para o processo em vez do produto final, seremos capazes de desenvolver variações que podem aumentar ou diminuir o desafio do asana, sem duvidarmos de que o estamos realizando mesmo que não tenhamos encostado a cabeça no joelho, ou as mãos no chão, ou realizado algum outro objetivo concreto. Somos capazes de adaptar o asana ao indivíduo, de forma que cada pessoa possa encontrar sua maneira única de incorporá-lo.

Pelo fato de a prática da yoga ser essencialmente experimental, o intuito das informações contidas neste livro é que você se inspire e comece a explorar o seu próprio corpo. Após ler este material, talvez consiga entender melhor alguma experiência que já teve antes. Por outro lado, alguns detalhes anatômicos podem lhe chamar a atenção e incitar a curiosidade de investigá-los por meio de uma postura que esteja ilustrada nesta obra. Qualquer que seja o caso, este livro terá atingido sua meta caso sirva de auxílio a suas explorações.

Utilize essas ideias como um ponto inicial para discussão e exploração, e não como a palavra final sobre como realizar uma postura. E então, depois de encontrar sua própria maneira de fazê-la, tente a oposta!

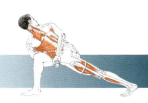

CAPÍTULO 6
POSTURAS EM PÉ

Quando ficamos em pé, nosso peso é sustentado sobre as únicas estruturas do corpo que se desenvolveram especificamente para nos manter em uma postura caracaterística do ser humano: os pés. Sua arquitetura, juntamente com sua musculatura, mostra a capacidade incomparável da natureza de harmonizar e neutralizar forças opostas.

Essas incríveis estruturas foram superprojetadas se considerarmos a forma como as pessoas as utilizam neste mundo civilizado. Sapatos apertados e superfícies pavimentadas ensinam nossos pés a serem passivos e inarticulados. Felizmente, os exercícios de yoga são praticados com os pés descalços, e especial atenção é dada à restauração da força e da flexibilidade dos pés e das pernas.

Na prática de yoga, as primeiras lições em geral se concentram no simples ato de permanecer em pé – algo que já fazemos desde que tínhamos cerca de um ano de idade. Se você consegue sentir seu peso passar pelos três pontos de contato entre o pé e o solo, talvez você consiga sentir o apoio que o solo lhe devolve por meio da ação dos arcos do pé e dos músculos que os controlam.

Relaxar e contrair, dar e receber, inspirar e expirar – todas são formas de traduzir o *sthira sukham asanam*, descrição fundamental de Patañjali do asana no Capítulo 2 do *Yoga sutra*. A tradução de T.K.V. Desikachar resume a obra muito bem ao definir *sthira* como "estado de alerta sem tensão" e *sukha* como "relaxamento sem sonolência" (*The heart of yoga*, II.46). As lições fundamentais que você aprende com as posturas em pé podem guiar a prática de outros asanas.

Dentre todas as posições iniciais, as posturas em pé são as que têm o maior centro de gravidade, e o esforço de estabilizar esse centro torna essas posturas, por definição, brhmana (ver Cap. 1, p. 20).

Tadasana
Postura da montanha

Tada = montanha

O nome dessa postura evoca muitas imagens que remetem a uma base de apoio estável e enraizada, e a uma "coroa" que tenta alcançar os céus.

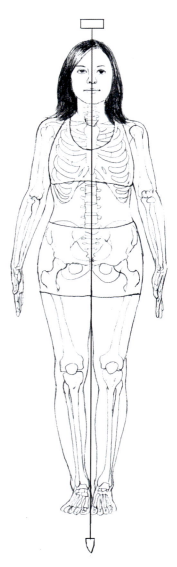
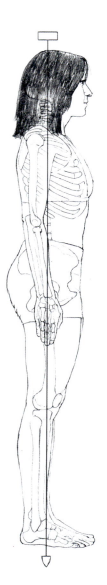

Classificação
Postura em pé simétrica.

Ações articulares		
Coluna vertebral	**Membros superiores**	**Membros inferiores**
Extensão neutra ou extensão axial leve	Extensão neutra, pronação do antebraço	Adução e extensão neutra do quadril, extensão neutra do joelho, dorsiflexão do tornozelo

Observações

Uma grande variedade de músculos do tronco participa de uma combinação de contrações concêntricas e excêntricas para manter as curvaturas da coluna vertebral em relação à força da gravidade. Em cada pessoa, uma combinação diferente de flexores e extensores estará ativa em diversos tipos e graus de contração para manter o apoio postural necessário.

Os arcos dos pés participam e se relacionam com a sustentação do assoalho pélvico, porção inferior do abdome, caixa torácica, parte cervical da coluna vertebral e topo da cabeça.

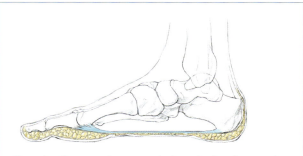

Suporte não muscular e amortecimento do pé: os coxins adiposos (amarelo) e a aponeurose plantar (azul). Os músculos do pé ocupam o espaço entre a aponeurose plantar e os ossos.

Não é possível construir algo duradouro sobre uma base instável. Talvez seja por isso que o tadasana é considerado por muitas tradições da yoga o ponto de partida da prática de asanas. É interessante notar como essa postura é quase idêntica à posição anatômica – o ponto inicial de referência para o estudo do movimento e da anatomia. A única grande diferença entre essas duas posições é que, no tadasana, os antebraços estão em pronação (as palmas das mãos ficam viradas para as laterais das coxas, e não para a frente).

Essa posição corporal é também característica do ser humano, uma vez que somos os únicos mamíferos bípedes do planeta. No entanto, também somos as criaturas menos estáveis, com a menor base de apoio, o maior centro de gravidade e, proporcionalmente, o cérebro mais pesado que se equilibra sobre o resto do corpo.

A base de apoio dessa postura – os pés – oferece uma imagem nítida de como as forças de relaxamento e sustentação trabalham no corpo humano. A estrutura essencial do pé pode ser representada por um triângulo. Os três pontos do triângulo são os lugares sobre os quais a estrutura do pé irá descansar na superfície de apoio: o calcanhar, a extremidade distal do primeiro metatarso e a do quinto metatarso. As linhas que ligam esses pontos representam os arcos – três linhas de levantamento por meio das quais é possível sustentar a postura: o arco longitudinal medial, o arco longitudinal lateral e o arco transverso (metatarso). Existe também um quarto arco, chamado de arco transverso medial ou arco do tarso, que cruza os ossos do tarso, do navicular até o cuboide.

(continua)

Tadasana (*continuação*)

Vistos de baixo, os dois triângulos dos pés podem ser unidos para mostrar o tamanho e o formato da base de apoio do tadasana. O "fio de prumo" que passa pelo centro de gravidade do corpo nessa posição também deve se encaixar exatamente no centro dessa base.

As muitas camadas de musculatura (ver figura no topo da p. 75) se combinam para erguer, equilibrar e mover os 28 ossos (26 principais e dois sesamoides) do pé. Desenvolveram-se para se tornar uma estrutura incrivelmente adaptável, capaz de nos locomover suavemente até mesmo sobre terrenos irregulares.

Os pés se desenvolveram ao longo de milhões de anos em um mundo onde não havia estradas nem calçadas. Quando a adaptalidade do pé não é mais necessária para se locomover, os músculos mais profundos, que apoiam os arcos, se enfraquecem, consequentemente deixando à aponeurose plantar superficial e não muscular a responsabilidade de impedir que a estrutura do pé se danifique. A tensão que isso gera na aponeurose plantar provoca fascite plantar e esporão de calcâneo.

A prática das posturas em pé em geral, e do tadasana mais especificamente, é uma das melhores formas de se restaurar a vitalidade, a força e a adaptabilidade dos pés. Com a base melhorada, é muito mais fácil colocar o resto em ordem.

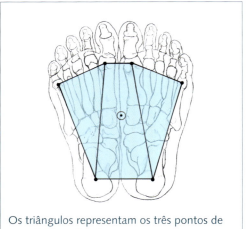

Os triângulos representam os três pontos de suporte de cada pé.

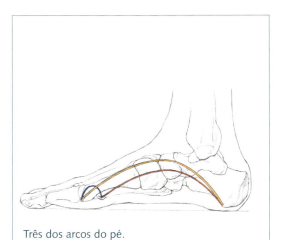

Três dos arcos do pé.

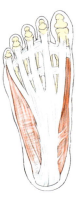

A aponeurose plantar, a camada de sustentação mais superficial dos pés. Quanto mais se enfraquecem os músculos de sustentação do arco, mais pressão é exercida sobre a aponeurose plantar, que pode causar fascite plantar e esporões do calcâneo.

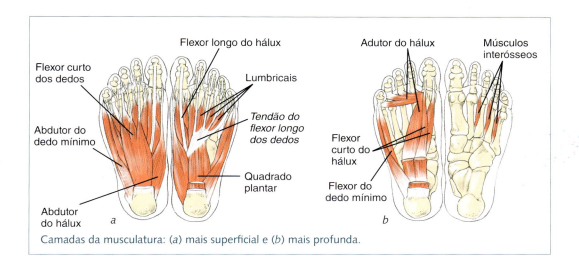

Camadas da musculatura: (*a*) mais superficial e (*b*) mais profunda.

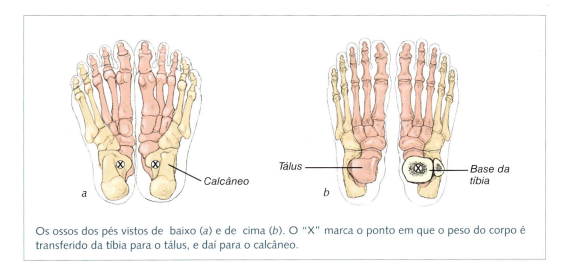

Os ossos dos pés vistos de baixo (*a*) e de cima (*b*). O "X" marca o ponto em que o peso do corpo é transferido da tíbia para o tálus, e daí para o calcâneo.

Respiração

Tadasana é uma excelente postura para se observar a interação entre os músculos utilizados para a sustentação postural e os músculos que produzem mudança de formato nas cavidades torácica e abdominal. Quando há sustentação evidente proveniente dos pés, das pernas e da coluna vertebral, existe maior mobilidade na caixa torácica e no cíngulo do membro superior (cintura escapular), permitindo o movimento da respiração.

(*continua*)

Tadasana (*continuação*)

Variação da Tadasana
Samasthiti
Postura equilibrada, postura da oração

sama = nivelado, igual; *sthit* = estabelecer, permanecer

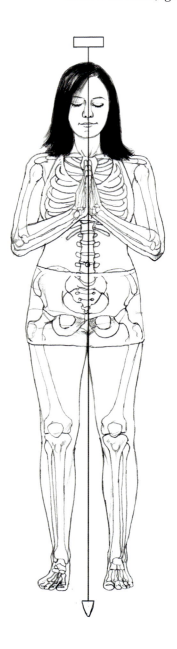
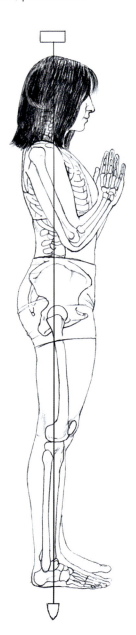

Observações

O samasthiti possui uma base mais ampla que o tadasana, pois os pés ficam posicionados com os calcanhares abaixo dos túberes isquiáticos (ou mais distantes), em vez de encostados o máximo possível um no outro. Consequentemente, todas as posturas em pé, cujo ponto de partida é essa base, apresentam uma base de apoio mais ampla e estável, diferentemente do tadasana.

Além disso, a cabeça se abaixa e as mãos ficam em posição de namaste (oração). É a posição inicial de saudação ao sol, um vinyasa de reverência utilizado por muitos estilos de hatha yoga para conectar os asanas em uma sequência contínua.

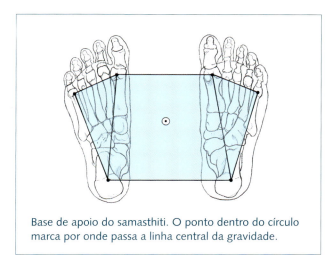

Base de apoio do samasthiti. O ponto dentro do círculo marca por onde passa a linha central da gravidade.

Observação terminológica

Na tradição do Ashtanga de Sri K. Pattabhi Jois, o termo *samasthiti* refere-se ao que aqui foi chamado de *tadasana*. Segundo a tradição de ensino de Sri T. Krishnamacharya e de seu filho, T.K.V. Desikachar, o termo *tadasana* refere-se à postura em pé, com os braços acima da cabeça e o equilíbrio sobre as bolas dos pés (como mostrado na figura abaixo).

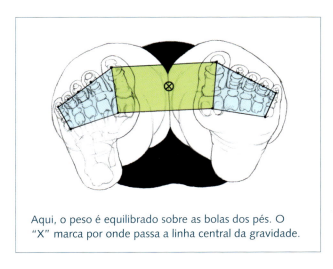

Aqui, o peso é equilibrado sobre as bolas dos pés. O "X" marca por onde passa a linha central da gravidade.

Utkatasana

Postura da cadeira, postura desafiadora

utkata = desafiadora

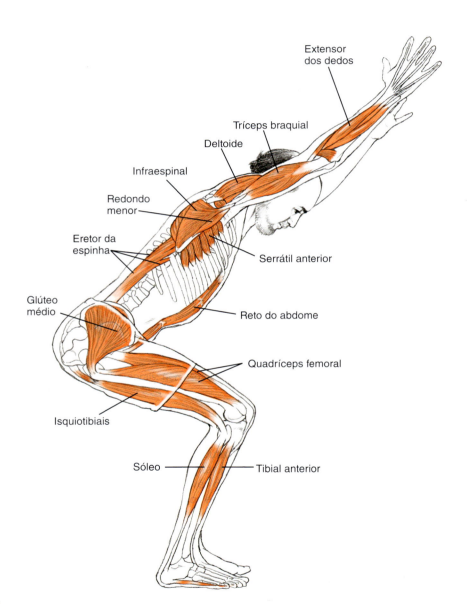

Classificação

Postura em pé simétrica.

Ações articulares

Coluna vertebral	Membros superiores	Membros inferiores
Extensão axial	Rotação superior, abdução e elevação da escápula; flexão do ombro; extensão do cotovelo	Flexão do quadril, flexão do joelho, dorsiflexão do tornozelo

Ações musculares

Coluna vertebral

Contração concêntrica

Para manter o alinhamento da coluna vertebral: intertransversais, interespinais, transversoespinais, eretor da espinha	**Para evitar a inclinação anterior da pelve e a hiperextensão da parte lombar da coluna vertebral:** psoas menor, músculos abdominais

Membros superiores

Contração concêntrica

Para realizar rotação superior, abdução e elevação da escápula: parte descendente do trapézio, serrátil anterior **Para estabilizar e flexionar a articulação do ombro:** manguito rotador, coracobraquial, peitorais maior e menor, parte clavicular do deltoide, bíceps braquial (cabeça curta)	**Para realizar extensão do cotovelo:** ancôneo, tríceps braquial

Membros inferiores

Contração concêntrica	*Contração excêntrica*
Para se contrapor à tendência a abrir o joelho (abdução no quadril): grácil, adutores longo e curto	**Para permitir a flexão do quadril e do joelho e a dorsiflexão do tornozelo sem ceder à força da gravidade:** glúteos máximo, médio e mínimo; isquiotibiais na articulação do quadril; vastos; sóleo; músculos intrínsecos do pé

Observações

O encurtamento do latíssimo do dorso irá interferir na elevação dos braços acima da cabeça.

O arqueamento excessivo da parte lombar da coluna vertebral ou a hiperflexão do quadril pode ocorrer por causa da força da gravidade. Utilizar os isquiotibiais para levar os túberes isquiáticos para a frente ou usar o psoas menor para levantar o osso púbico pode evitar a inclinação da pelve muito para a frente sem necessariamente afetar o alinhamento da coluna vertebral.

Os joelhos ficam muito instáveis nessa posição porque estão parcialmente flexionados.

A gravidade deve ser a principal fonte de resistência dessa postura, e não os músculos trabalhando um contra o outro. Essa é uma postura interessante para explorar o equilíbrio entre esforço e relaxamento.

Respiração

Manter a extensão axial (que minimiza a mudança de formato na respiração) enquanto trabalha os músculos maiores e que mais consomem oxigênio no corpo é um desafio que requer esforço e respiração eficientes.

Uttanasana
Inclinação para a frente em pé
ut = intenso; *tan* = alongamento

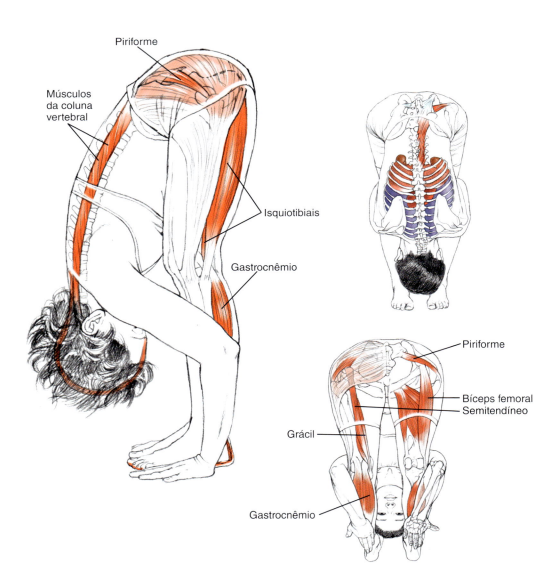

Classificação
Postura em pé simétrica com inclinação para a frente.

Ações articulares

Coluna vertebral	Membros inferiores
Flexão leve	Flexão do quadril, extensão do joelho

Ações musculares

Coluna vertebral

Alongamento passivo

Músculos da coluna vertebral

Membros inferiores

Contração concêntrica	*Contração excêntrica*	*Alongamento passivo*
Para manter a extensão do joelho: articular do joelho, vastos	**Para manter o equilíbrio:** músculos intrínsecos e extrínsecos do pé e da perna	Isquiotibiais, glúteos médio e mínimo (fibras posteriores), glúteo máximo, piriforme, adutor magno, sóleo, gastrocnêmio

Observações

Quanto menor a flexão do quadril nessa postura, maior será a flexão da coluna vertebral.

A contração nos isquiotibiais, músculos espinhais e glúteos indica os locais onde existe esforço excessivo. Nessa postura, a gravidade deve fazer o trabalho de mover o corpo mais para baixo. Pessoas que sentem resistência na parte posterior das pernas às vezes tendem a se puxar para baixo usando os músculos da flexão do quadril, que criam uma tensão e uma congestão na parte anterior das articulações do quadril. Uma opção mais eficiente seria relaxar os joelhos, encontrar conforto na articulação do quadril e permitir que a coluna se solte. Após a liberação da coluna, a extensão das pernas pode produzir um alongamento por igual ao longo de toda a linha posterior do corpo.

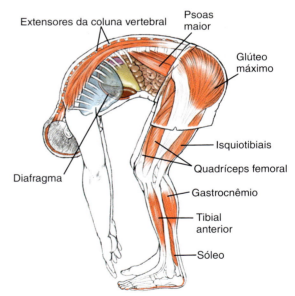

Caso os isquiotibiais estejam rígidos, flexionar levemente os joelhos ajuda a aliviar a coluna vertebral.

Respiração

A intensa flexão do quadril e da coluna comprime o abdome e restringe a capacidade do abdome de se mover com a respiração. Essa compressão, aliada à gravidade, também move cranialmente o centro do diafragma. Portanto, mais liberdade é necessária na parte posterior da caixa torácica para o movimento da respiração.

Utthita Hasta Padangusthasana

Postura de extensão da mão ao dedo do pé

utthita = estendido; hasta = mão; pada = pé; angusta = hálux

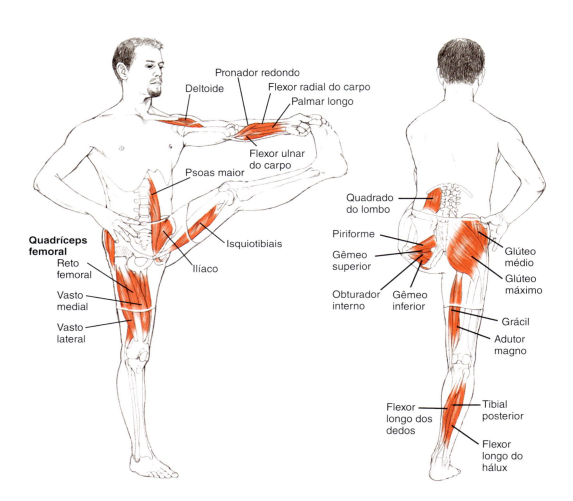

Classificação

Postura de equilíbrio em pé assimétrica.

Ações articulares

Coluna vertebral	Membros superiores	Membros inferiores	
	Braço levantado	Perna de apoio	Perna levantada
Coluna em posição neutra, nivelamento da pelve	Flexão e leve adução do ombro, extensão do cotovelo, flexão do dedo	Extensão neutra do quadril, extensão neutra do joelho	Flexão e adução leve do quadril para a linha média, extensão neutra do joelho, dorsiflexão neutra do tornozelo

Ações musculares

Coluna vertebral

Para calibrar as contrações concêntricas e excêntricas para manter o alinhamento neutro da coluna: extensores e flexores da coluna	*Contração concêntrica*
	Para evitar a rotação do tronco resultante da ação de puxar do braço: rotadores, transversoespinais, oblíquos interno e externo do abdome

Membros superiores

Braço levantado

Contração concêntrica

Para estabilizar, flexionar e levemente aduzir a articulação do ombro: manguito rotador, coracobraquial, peitoral menor, parte clavicular do deltoide, bíceps braquial (cabeça curta)	**Para segurar o dedão do pé:** flexores da mão e dos dedos

Membros inferiores

Perna de apoio		Perna levantada	
Contração concêntrica	*Contração excêntrica*	*Contração concêntrica*	*Alongamento passivo*
Para manter a extensão neutra do joelho e o equilíbrio sobre uma perna: articular do joelho, quadríceps femoral, isquiotibiais, músculos intrínsecos e extrínsecos do pé e da perna	**Para permitir o deslocamento lateral da pelve sobre o pé de apoio para manter o equilíbrio e o nível da pelve:** glúteos médio e mínimo, piriforme, gêmeos superior e inferior, tensor da fáscia lata	**Para flexionar o quadril e aduzir levemente a perna em direção à linha média:** psoas maior, ilíaco, reto femoral, pectíneo, adutores curto e longo	Glúteo máximo, isquiotibiais, gastrocnêmio, sóleo

(continua)

Utthita Hasta Padangusthasana (*continuação*)

Observações

A contração dos isquiotibiais ou do glúteo máximo da perna levantada pode causar flexão da coluna vertebral, pressionando a pelve e inclinando-a posteriormente. Isso pode levar à extensão do quadril e à flexão do joelho da perna de apoio. É melhor dobrar o joelho da perna levantada e encontrar curvaturas neutras na coluna, uma extensão neutra no quadril de apoio e uma extensão do joelho (mas não uma hiperextensão) da perna de apoio. Fraqueza nos músculos flexores do quadril (psoas maior, ilíaco e reto femoral) da perna levantada também pode levar o músculo quadrado do lombo a tentar ajudar a levantar a perna.

Os abdutores da perna de apoio trabalham excentricamente; se estiverem enfraquecidos ou tensos, o quadril do lado da perna levantada volta-se para cima ou os rotadores (glúteo máximo, piriforme e obturadores) tentam estabilizar a pelve, e a pelve roda sobre a perna de apoio em vez de permanecer nivelada e virada para a frente.

Quanto maior for a força e a adaptabilidade dos seus pés e tornozelos, mais opções você terá para encontrar equilíbrio sobre a perna de apoio.

Respiração

Ao manter-se na postura de equilíbrio, se não houver apoio suficiente nos flexores profundos do quadril (psoas maior e ilíaco), a ação de estabilização dos músculos abdominais se combina com a ação de suporte dos braços, que pode criar uma redução global da capacidade de respiração. Se houver tensão muscular excessiva, o reduzido volume de respiração não será suficiente para suprir o esforço, e o movimento causado pelo aumento de volume de respiração pode comprometer o equilíbrio.

Variação de Utthita Hasta Padangusthasana
Com a coluna vertebral flexionada

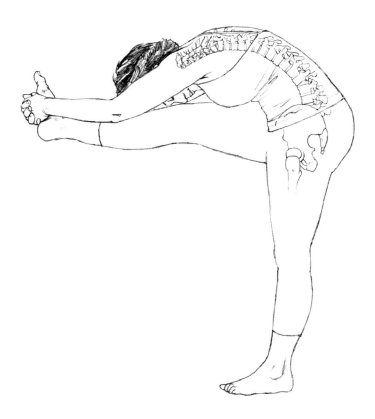

Observações

Nessa variação de utthita hasta padangusthasana, a perna levantada fica paralela ao solo e a cabeça se aproxima do joelho. Como o indivíduo abaixa a cabeça até o joelho, em vez de elevar a perna até a cabeça, é muito mais difícil manter o equilíbrio. Para os indivíduos acostumados a alcançar o extremo de sua amplitude de movimento, essa postura é uma exploração valiosa da precisão dos estágios de movimento.

É necessário um menor alongamento nos isquiotibiais, porém muito mais mobilidade dos músculos das costas. Para que a coluna possa ser flexionada de forma tão intensa, os músculos da coluna vertebral devem se alongar bastante enquanto o abdome relaxa. Essa é uma postura excelente para percebermos como os padrões convencionais de contração do abdome podem ser liberados e para encontrarmos o equilíbrio por meio da sustentação oferecida pelo assoalho pélvico, em vez de utilizar os músculos abdominais e os músculos da parte lombar da coluna vertebral e da região posterior da caixa torácica.

Vrksasana
Postura da árvore
vrksa = árvore

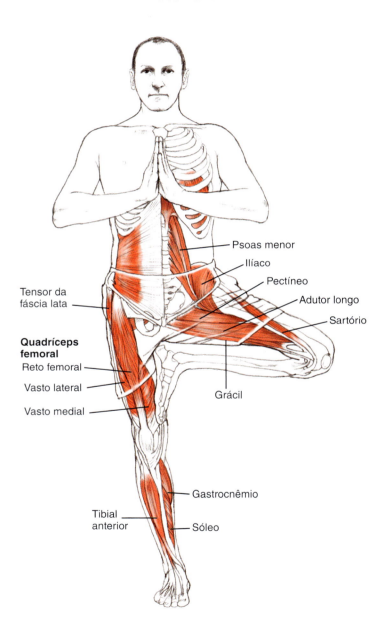

Classificação
Postura de equilíbrio em pé assimétrica.

Ações articulares

Coluna vertebral	Membros superiores	Membros inferiores	
		Perna de apoio	**Perna elevada**
Coluna em posição neutra, nivelamento da pelve	Flexão e adução leve do ombro; flexão do cotovelo, pronação do antebraço; extensão do punho, da mão e do dedo	Extensão neutra do quadril, extensão neutra do joelho	Flexão, rotação lateral e abdução do quadril; flexão do joelho; dorsiflexão do tornozelo

Ações musculares

Coluna vertebral

Para calibrar as contrações concêntricas e excêntricas para manter o alinhamento neutro da coluna: extensores e flexores da coluna

Membros inferiores

Perna de apoio		Perna elevada	
Contração concêntrica	*Contração excêntrica*	*Contração concêntrica*	*Alongamento passivo*
Para manter em extensão neutra o joelho e o equilíbrio sobre uma perna: articular do joelho, quadríceps femoral, isquiotibiais, músculos intrínsecos e extrínsecos do pé e da perna	**Para permitir o deslocamento lateral da pelve sobre o pé de apoio para manter o equilíbrio e o nível da pelve:** glúteos médio e mínimo, piriforme, obturador interno, gêmeos superior e inferior, tensor da fáscia lata	**Para realizar flexão do quadril:** psoas maior, ilíaco **Para realizar rotação lateral da perna e abri-la para o lado:** glúteo máximo, glúteos médio e mínimo (fibras posteriores), piriforme, obturadores interno e externo, gêmeos superior e inferior, quadrado femoral **Para pressionar o pé na perna de apoio:** adutores magno e mínimo	Pectíneo, adutores longo e curto, grácil

(continua)

Vrksasana (*continuação*)

Observações

Assim como na postura anterior, os abdutores da perna de apoio trabalham excentricamente. Se estiverem enfraquecidos ou tensos, o quadril do lado da perna elevada volta-se para cima ou os rotadores (glúteo máximo, piriforme e obturadores) tentam estabilizar a pelve, e a pelve roda sobre a perna de apoio em vez de permanecer nivelada e virada para a frente.

Quanto maior for a força e a adaptabilidade nos seus pés e tornozelos, mais opções você terá para encontrar o equilíbrio sobre a perna de apoio.

A ação da perna elevada, na qual o joelho é colocado para cima e para o lado de fora, é na verdade um movimento muscular bastante complexo: os flexores do quadril são ativados para elevar o joelho, porém com rotação lateral e abdução, ocorre também a extensão do quadril. Então, para pressionar o pé contra a perna de apoio enquanto mantém o joelho para o lado de fora (e sem deixar a pelve inclinar-se para a frente), a articulação do quadril precisa realizar adução sem flexão. É claro que, quanto mais alta a posição do pé, menor é a necessidade de pressioná-lo, porque o peso da perna mantém o pé no lugar. Entretanto, se for necessário utilizar os adutores para pressionar o pé contra a perna de apoio, é importante utilizar os adutores mais posteriores, como o adutor magno. Os adutores anteriores, como o pectíneo (que é curto e ativo em muitos de nós, em parte, por ficarmos muito tempo sentados), vão inclinar a pelve para a frente e realizar a rotação medial da perna elevada enquanto tentam realizar adução.

Respiração

Comparada à variação de Vrksasana (p. 89) com os braços elevados ou ao Utthita Hasta Padangusthasana (p. 82), a parte superior do corpo fica mais livre para participar dos movimentos respiratórios dessa postura.

Variação de Vrksasana
Postura da árvore com os braços elevados

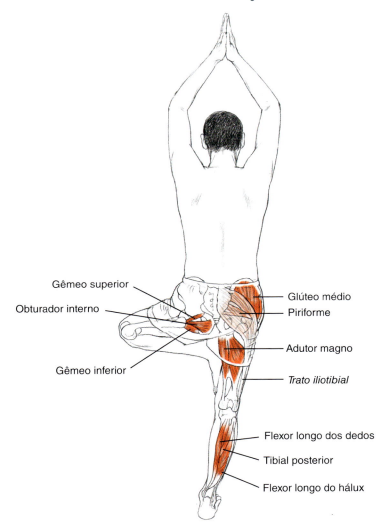

Observações

Essa variação cria um maior centro de gravidade ao posicionar os braços acima da cabeça. Por isso, representa um maior desafio em manter o equilíbrio para alguns. Por outro lado, para algumas pessoas, ter os braços estendidos torna o equilíbrio mais fácil.

Respiração

Em razão da ação de estabilização dos músculos que mantêm os braços acima da cabeça, os movimentos torácicos da respiração podem encontrar maior resistência nessa posição. Além disso, o centro de gravidade maior tende a produzir uma ação de estabilização mais intensa nos músculos abdominais. Somados, esses fatores reduzem a excursão geral diafragmática.

Garudasana
Postura da águia

garuda = ave de rapina feroz, o meio de transporte (vahana) do deus hindu Vishnu, geralmente descrita como águia, embora, às vezes, como falcão ou milhafre

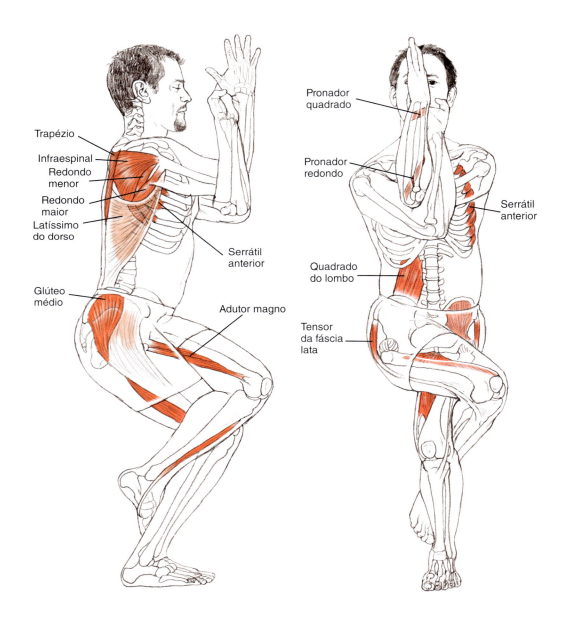

Classificação
Postura de equilíbrio em pé assimétrica.

Ações articulares

Coluna vertebral	Membros superiores	Membros inferiores
Coluna em posição neutra ou em flexão	Abdução e rotação superior da escápula, flexão e adução do ombro, flexão do cotovelo, pronação do antebraço	Flexão, rotação medial e adução do quadril, flexão e rotação medial do joelho (da tíbia), dorsiflexão do tornozelo, pronação do pé elevado

Ações musculares

Coluna vertebral

Para calibrar as contrações concêntricas e excêntricas para manter o alinhamento neutro da coluna: extensores e flexores da coluna

Membros superiores

Contração concêntrica	*Alongamento passivo*
Para realizar abdução e rotação superior da escápula: serrátil anterior **Para estabilizar, flexionar e aduzir a articulação do ombro:** manguito rotador, coracobraquial, peitorais maior e menor, parte clavicular do deltoide, bíceps braquial (cabeça curta) **Para realizar flexão do cotovelo:** bíceps braquial, braquial **Para realizar pronação do antebraço:** pronadores quadrado e redondo	Romboide, partes transversa e ascendente do trapézio, latíssimo do dorso

Membros inferiores

Perna de apoio | | **Perna elevada** |

Contração concêntrica	*Contração excêntrica*	*Contração concêntrica*	*Alongamento passivo*
Para realizar adução e rotação medial do quadril: pectíneo, adutores curto e longo	**Para permitir a flexão do quadril e do joelho e a dorsiflexão do tornozelo sem cair com a força da gravidade:** glúteos máximo, médio e mínimo; isquiotibiais na articulação do quadril; vastos; sóleo; músculos intrínsecos do pé **Para permitir o deslocamento lateral da pelve sobre o pé de apoio e manter o equilíbrio durante o alongamento ativo:** glúteos médio e mínimo, piriforme, obturador interno, gêmeos superior e inferior	**Para realizar flexão, adução e rotação medial do quadril:** psoas maior, ilíaco, pectíneo, adutores curto e longo, grácil **Para realizar flexão e rotação medial do joelho:** poplíteo, grácil, isquiotibiais mediais **Para realizar a pronação do pé:** fibulares, extensor longo dos dedos	Glúteo máximo, glúteos médio e mínimo (fibras posteriores), piriforme, obturador interno, gêmeos superior e inferior

(continua)

Garudasana (*continuação*)

Observações

Para conseguir o entrelace correto, a perna de apoio deve estar flexionada no quadril e no joelho, assim como a perna elevada.

Essa posição de flexão do quadril com rotação medial e adução não é fácil do ponto de vista estrutural (o formato do acetábulo geralmente facilita a rotação lateral quando o quadril está flexionado). A ação de adução com rotação medial alonga especialmente os músculos piriforme, obturador interno e gêmeos superior e inferior. A restrição ao longo da parte lateral da coxa pode ser resultado do encurtamento dos músculos que se fixam próximo ao topo do trato iliotibial (IT): o glúteo máximo e o tensor da fáscia lata se fixam diretamente no trato IT, e os glúteos médio e mínimo se fixam nas proximidades e o afetam acentuadamente.

Essa posição pode forçar os joelhos: se o quadril não realizar a ação de adução e de rotação medial, os joelhos são forçados a compensar e possivelmente realizarão rotação excessiva. Concentrar-se na rotação medial da tíbia pode ajudar a evitar a hipermobilização do joelho.

Essa ação nas pernas geralmente é de estabilização da articulação sacroilíaca (SI), porque faz com que as metades da pelve se movam juntas na frente, o que pode trazer congruência para as bordas da articulação SI nas superfícies anteriores do sacro e do ílio.

Respiração

As escápulas precisam ser capazes de realizar tanto abdução como rotação superior. Se as escápulas são puxadas muito para baixo, o movimento da caixa torácica é inibido de forma desnecessária.

Do ponto de vista da forma, do centro de gravidade e da respiração, essa é a mais compacta das posturas de equilíbrio sobre uma perna. O entrelace dos braços comprime a porção anterior da caixa torácica, e a liberdade de movimento na sua porção posterior é essencial.

Natarajasana
Postura do rei dos dançarinos

nata = dançarino; *raja* = rei

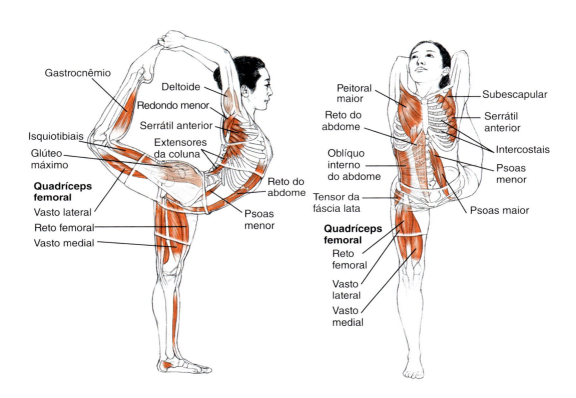

Classificação

Postura de equilíbrio em pé assimétrica com inclinação para trás.

Ações articulares			
Coluna vertebral	**Membros superiores**	**Membros inferiores**	
		Perna de apoio	**Perna elevada**
Extensão	Rotação superior, abdução e elevação da escápula; flexão, adução e rotação lateral do ombro; supinação do antebraço; flexão da mão e dos dedos	Flexão do quadril, extensão neutra do joelho	Extensão e adução leve do quadril em direção à linha média, flexão do joelho, flexão plantar do tornozelo

(continua)

Natarajasana (*continuação*)

Ações musculares

Coluna vertebral

Contração concêntrica	*Contração excêntrica*
Para estender a coluna: extensores da coluna	**Para evitar hiperextensão na parte lombar da coluna vertebral:** psoas menor, músculos abdominais

Membros superiores

Contração concêntrica	*Alongamento passivo*
Para realizar abdução, rotação superior e elevação da escápula: serrátil anterior, parte descendente do trapézio **Para estabilizar, flexionar e aduzir a articulação do ombro:** manguito rotador, coracobraquial, peitoral maior (fibras superiores), parte clavicular do deltoide, bíceps braquial (cabeça curta) **Para realizar rotação do antebraço e segurar o pé:** supinador e flexores da mão e dedos	Romboides, latíssimo do dorso, peitoral maior (fibras inferiores), peitoral menor

Membros inferiores

Perna de apoio		Perna elevada	
Contração concêntrica	*Contração excêntrica*	*Contração concêntrica*	*Alongamento passivo*
Para manter o joelho em extensão neutra e o equilíbrio sobre uma única perna: articular do joelho, quadríceps femoral, isquiotibiais, músculos intrínsecos e extrínsecos do pé e da perna	**Para permitir desvio lateral:** glúteos médio e mínimo, piriforme, obturador interno, gêmeos superior e inferior, tensor da fáscia lata **Para permitir inclinação anterior da pelve sem cair para a frente:** isquiotibiais, glúteo máximo	**Para realizar extensão do quadril e flexão do joelho para entrar na postura:** isquiotibiais **Para realizar extensão, rotação medial e adução do quadril:** adutor magno **Para realizar extensão do quadril:** glúteo máximo **Para realizar extensão do joelho e aumentar a extensão do quadril contra a resistência da mão que segura o pé:** vastos	Ilíaco, psoas maior, reto femoral

Observações

A mobilidade da escápula é importante nessa posição, uma vez que os braços têm participação completa, tanto para levá-los à posição correta sem movimentar excessivamente as articulações do ombro, como para dar mobilidade na extensão da parte torácica da coluna vertebral.

A utilização do latíssimo do dorso para realizar a extensão da coluna interfere na amplitude de movimento das escápulas e restringe o movimento da caixa torácica.

Também pode ser um desafio manter a perna elevada em adução e em rotação medial na articulação do quadril nessa posição. Embora se possa atingir maior extensão por meio da rotação lateral na articulação do quadril, há o risco de hipermobilizar a articulação sacroilíaca ou hiperestender a parte lombar da coluna vertebral.

Como no Dhanurasana (p. 216), a resistência adicional proveniente das mãos segurando o pé pode forçar pontos vulneráveis, como o joelho e a parte lombar da coluna vertebral.

Respiração

A excursão diafragmática é atenuada em razão da profunda extensão da coluna vertebral. Quanto maior é o apoio dado pelos músculos intrínsecos da coluna e menor é o esforço dos músculos superficiais das costas e do tronco, maior é a disponibilidade de movimento para a respiração.

Virabhadrasana I
Guerreiro I

Virabhadra = o nome de um valente guerreiro mitológico

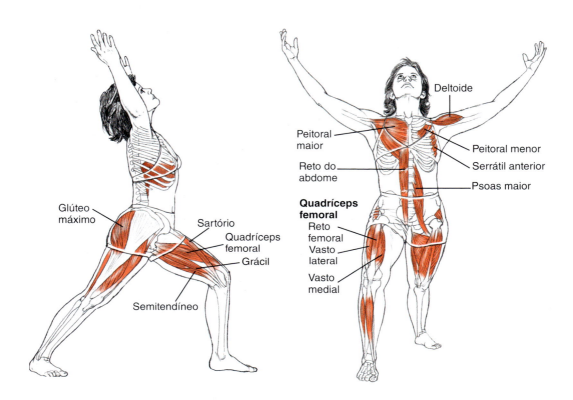

Classificação

Postura de equilíbrio em pé assimétrica com inclinação para trás.

Ações articulares			
Coluna vertebral	**Membros superiores**	**Membros inferiores**	
		Perna da frente	**Perna de trás**
Extensão e leve rotação do toráx para a frente no nível da pelve	Abdução e rotação superior da escápula, abdução e rotação lateral do ombro, flexão leve do cotovelo, supinação do antebraço	Nutação da articulação sacroilíaca(SI), flexão do quadril, flexão do joelho, dorsiflexão do tornozelo	Contranutação da articulação SI, extensão e adução do quadril, extensão do joelho, dorsiflexão do tornozelo e supinação do pé no calcanhar e pronação no antepé

Ações musculares

Coluna vertebral

Contração concêntrica	*Contração excêntrica*
Para estender a coluna: extensores da coluna **Para realizar rotação do tórax para a frente:** oblíquo interno do abdome (lado da perna da frente); oblíquo externo do abdome (lado da perna traseira)	**Para evitar hiperextensão da parte lombar da coluna:** psoas menor, músculos abdominais **Para sustentar o peso da cabeça à medida que o pescoço se estende:** reto da cabeça, longo da cabeça e do pescoço, verticais, escalenos

Membros superiores

Contração concêntrica	
Para realizar abdução e rotação superior da escápula: serrátil anterior **Para realizar supinação do antebraço:** supinador	**Para estabilizar e realizar abdução da articulação do ombro:** manguito rotador, bíceps braquial (cabeça longa), parte acromial do deltoide

Membros inferiores

Perna da frente		Perna de trás	
Contração concêntrica	*Contração excêntrica*	*Contração concêntrica*	*Contração excêntrica*
Para resistir à tendência a abrir o joelho (abdução no quadril): grácil, adutores longo e curto	**Para permitir flexão do quadril e joelho e dorsiflexão do tornozelo sem cair com a gravidade:** glúteo máximo, isquiotibiais na articulação do quadril, vastos, sóleo, músculos intrínsecos e extrínsecos do pé **Para nivelar e centralizar a pelve sobre os pés e manter o equilíbrio (quanto mais estreita a posição, mais ativos e longos esses músculos devem ser):** glúteos médio e mínimo, piriforme, gêmeos superior e inferior	**Para realizar extensão do quadril:** isquiotibiais na articulação do quadril, glúteo médio (fibras posteriores), adutor magno, glúteo máximo **Para realizar extensão do joelho:** articular do joelho, vastos **Para manter os arcos do pé sem inibir a dorsiflexão do tornozelo:** músculos intrínsecos do pé	**Para permitir alongamento da parte lateral do tornozelo sem desestabilizar a parte medial do joelho ou do pé:** fibulares

(continua)

Virabhadrasana I (*continuação*)

Observações

Nas posturas Guerreiro I, Guerreiro II (p. 100) e em outras nas quais uma perna fica à frente e a outra atrás, o peso do corpo (em relação à gravidade) produz flexão no joelho e no quadril da perna da frente – os músculos da perna da frente estão em contração excêntrica, o que significa que estão ativos à medida que se alongam para evitar flexão excessiva.

Os abdutores da perna da frente também precisam estar ativos excentricamente para nivelar e orientar a pelve em relação à perna da frente e manter o equilíbrio. Se eles se encurtarem, podem puxar muito o joelho para o lado ou torcer a pelve, desalinhando-a.

Em geral, os músculos tornam-se fatigados mais rapidamente quando se aproximam da sua capacidade máxima de alongamento, portanto, pode demorar um pouco para se adquirir resistência nessas posições.

Muitas coisas diferentes são ditas a respeito do grau de rotação medial ou lateral da perna de trás na postura Guerreiro I. O que é sempre verdade é que a perna de trás apresenta extensão e algum grau de adução (comparada à postura Guerreiro II, na qual a perna de trás apresenta extensão e abdução).

Sugerimos que a perna de trás se posicione a partir da espiral do pé para cima, e que os ossos da perna da frente, da coxa e da pelve estejam orientados para criar um caminho seguro do pé até a coluna. Se a perna de trás estiver disposta dessa maneira, o grau de rotação medial e lateral na articulação do quadril irá variar de uma pessoa para outra, porém, os espaços articulares poderão estar equilibrados, e a perna traseira representa uma base forte de sustentação para o peso do tronco. Isso também tira uma parte do esforço dessa postura da perna da frente.

No pé da perna de trás, a articulação subtalar e as articulações entre os ossos do tarso e do metatarso precisam se articular de forma que a parte de trás do pé entre em supinação para que o calcâneo possa se conectar ao solo, e que o antepé entre em pronação para que os dedos dos pés possam se conectar com o chão. Se o pé não se articular dessa forma, a parte lateral do tornozelo pode sofrer hipermobilização e se enfraquecer.

O grau de rotação necessário na coluna depende do quanto as articulações SI e do quadril estão articuladas – quanto menor a mobilização dos membros inferiores, maior é a rotação necessária na coluna para direcionar o tórax para a frente.

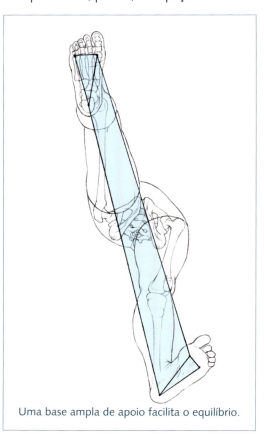

Uma base ampla de apoio facilita o equilíbrio.

Respiração

A porção inferior do corpo precisa estar articulada e forte para fornecer apoio suficiente (*sthira*) para que a respiração se mova livremente na porção superior do corpo (*sukha*). Os vários desafios dessa posição em que uma perna fica à frente e a outra atrás nas posturas de guerreiro criam parâmetros interessantes para exploração da mecânica da respiração.

Variação de Virabhadrasana I
Com base estendida

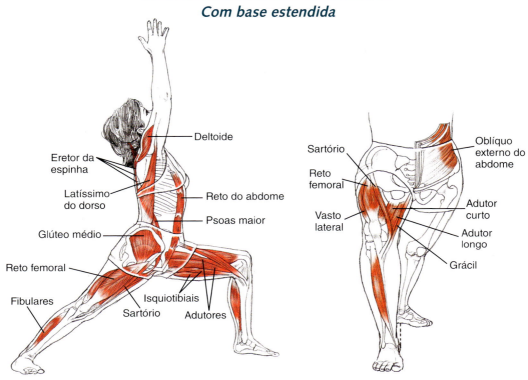

Observações

As diferentes disposições dos pés interferem no local em que se experimentará os desafios dessa postura. Uma base de apoio estreita (de frente para trás) requer menos mobilidade da pelve. Assim, o apoio das pernas parece mais acessível. A amplitude da base facilita o equilíbrio; porém, o centro de gravidade maior na postura mais curta pode tornar o equilíbrio mais difícil para algumas pessoas.

Em uma postura mais longa e estreita, o equilíbrio pode ser mais fácil porque o centro de gravidade é mais baixo. Por outro lado, equilibrar-se também pode ser mais difícil, uma vez que a postura é mais estreita, e os adutores então devem ser mais efetivos em uma posição mais alongada. A postura estendida também requer mobilidade maior nas articulações SI, do quadril, do joelho, do tornozelo e do pé, e requer ainda que os músculos que se opõem à flexão no quadril e nos joelhos trabalhem sobre uma extensão maior, o que pode causar sensação de instabilidade na postura.

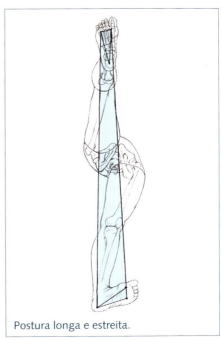

Postura longa e estreita.

Virabhadrasana II
Guerreiro II

Virabhadra = o nome de um valente guerreiro mitológico

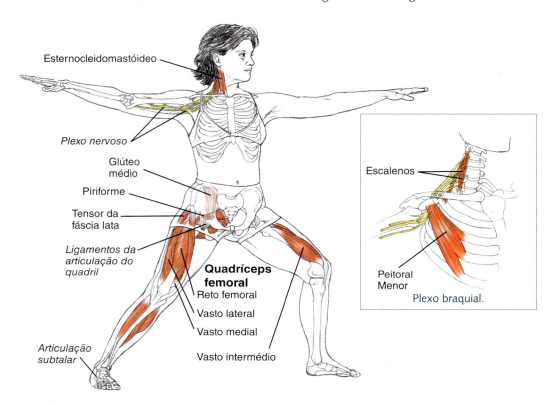

Classificação

Postura em pé assimétrica.

Ações articulares				
Coluna vertebral	**Membros superiores**	**Membros inferiores**	
		Perna da frente	**Perna de trás**
Coluna em posição neutra, leve rotação do toráx para o lado, rotação da cabeça na mesma direção da perna da frente, nível da pelve	Abdução da escápula, adução e rotação lateral do ombro, pronação do antebraço	Nutação da articulação SI, flexão e abdução do quadril, flexão do joelho, dorsiflexão do tornozelo	Contranutação da articulação SI, extensão e abdução do quadril, extensão do joelho, dorsiflexão do tornozelo, supinação do pé no calcanhar e pronação no antepé

Ações musculares

Coluna vertebral

Alternância entre contração excêntrica e concêntrica	Contração concêntrica
Para manter alinhamento neutro da coluna: extensores e flexores da coluna	Para realizar rotação do toráx para o lado: oblíquo externo do abdome (lado da perna da frente); oblíquo interno do abdome (lado da perna de trás) Para realizar rotação da cabeça na mesma direção da perna da frente: reto posterior da cabeça, oblíquo inferior da cabeça, longo da cabeça e do pescoço, esplênio da cabeça (lado da perna da frente); esternocleidomastóideo, parte descendente do trapézio (lado da perna de trás)

Membros superiores

Contração concêntrica	Alongamento passivo
Para realizar abdução da escápula: serrátil anterior Para estabilizar e realizar abdução da articulação do ombro: manguito rotador, bíceps braquial (cabeça longa), deltoide. Para realizar pronação do antebraço: pronadores quadrado e redondo	Peitorais maior e menor (particularmente no braço de trás)

Membros inferiores

Perna da frente		Perna de trás	
Contração concêntrica	*Contração excêntrica*	*Contração concêntrica*	*Contração excêntrica*
Para realizar abdução do quadril: glúteos médio e mínimo	Para realizar abdução do quadril e permitir flexão sem cair com a gravidade: glúteo máximo, piriforme, obturador externo, gêmeos superior e inferior Para permitir flexão do quadril e do joelho e dorsiflexão do tornozelo sem cair com a gravidade: isquiotibiais na articulação do quadril, vastos, sóleo, músculos intrínsecos e extrínsecos do pé	Para realizar extensão e abdução do quadril: glúteos médio e mínimo, isquiotibiais na articulação do quadril, piriforme, obturador externo, gêmeos superior e inferior Para realizar extensão do joelho: articular do joelho, vastos Para manter os arcos do pé sem inibir a dorsiflexão do tornozelo: músculos intrínsecos do pé	Para sustentar a parte medial do joelho: grácil Para permitir o alongamento da parte lateral do tornozelo sem desestabilizar a parte medial do joelho e do pé: fibulares

(continua)

Virabhadrasana II (*continuação*)

Observações

Assim como na postura Guerreiro I (p. 96), a ação de flexão na região anterior do quadril e do joelho é excêntrica em relação à força da gravidade. Entretanto, diferentemente da postura Guerreiro I, os abdutores da região anterior da perna trabalham concentricamente para realizar a abdução do quadril – como o pé está apoiado no chão, essa ação é proximal e tem o efeito de rotação da pelve, abrindo-a para o lado.

A extensão e abdução simultâneas do quadril são difíceis de serem realizadas na perna de trás. A articulação da pelve com o sacro na articulação SI pode tirar um pouco da pressão dessas ações dos ligamentos e da cápsula articular do quadril.

Como na postura guerreiro I, existem várias opiniões sobre o quanto de rotação lateral é necessária na região posterior da articulação do quadril. A quantidade de rotação depende de uma variedade de fatores e deve se iniciar a partir da ação do pé e de toda a perna, em vez de constituir uma ação isolada da articulação do quadril.

Quanto maior a mobilidade na articulação SI e na articulação do quadril da perna da frente, menor a necessidade de rotação da coluna para rodar o toráx para o lado.

Se o toráx não estiver virado para o lado, a abertura dos braços pode pressionar o plexo braquial (a trama de nervos que se estende pelo braço), o qual corre desde a lateral da parte cervical da coluna vertebral sob a clavícula e sob o peitoral menor. Manter os braços alinhados com as laterais do toráx ajuda a impedir essa compressão, a qual pode resultar em sensações de formigamento e dormência nos braços.

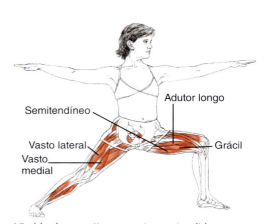

Virabhadrasana II com postura estendida.

Respiração

Em todas as posturas de guerreiro a porção inferior do corpo precisa estar articulada e forte para permitir que a respiração se mova livremente. Em guerreiro II, o movimento de respiração pode ser mais fácil, porque há menos torção da pelve e da coluna do que em guerreiro I. Para algumas pessoas, essa posição das pernas é menos trabalhosa, o que facilita a respiração.

Virabhadrasana III
Guerreiro III

Virabhadra = o nome de um valente guerreiro mitológico

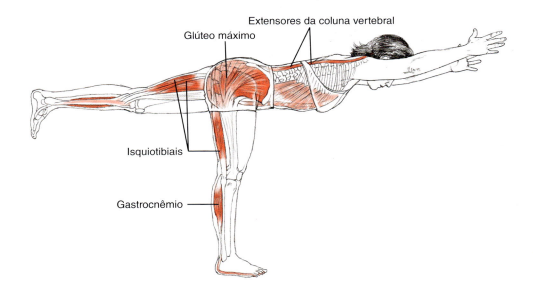

Classificação

Postura de equilíbrio em pé assimétrica.

Ações articulares			
Coluna vertebral	**Membros superiores**	**Membros inferiores**	
		Perna de apoio	**Perna elevada**
Coluna em posição neutra ou em extensão axial	Rotação superior, abdução e elevação da escápula; abdução do ombro; extensão do cotovelo	Nutação da articulação SI, flexão e adução do quadril, extensão do joelho, dorsiflexão do tornozelo	Contranutação da articulação SI, extensão e rotação neutra do quadril, extensão do joelho, dorsiflexão do tornozelo

(continua)

Virabhadrasana III (*continuação*)

Ações musculares	
Coluna vertebral	
Contração concêntrica	
Para manter o alinhamento da coluna: intertransversários, interespinais, transversoespinais, eretor da espinha	**Para evitar inclinação anterior da pelve e hiperextensão da parte lombar da coluna vertebral:** psoas menor, músculos abdominais
Membros superiores	
Contração concêntrica	
Para realizar rotação superior, abdução e elevação da escápula: parte descendente do trapézio, serrátil anterior **Para estabilizar e flexionar a articulação do ombro:** manguito rotador, coracobraquial, peitorais maior e menor, parte acromial do deltoide, bíceps braquial (cabeça curta)	**Para realizar extensão do cotovelo:** ancôneo, tríceps braquial

Membros inferiores		
Perna de apoio		**Perna elevada**
Contração concêntrica	*Contração excêntrica*	*Contração concêntrica*
Para manter o joelho em posição neutra e o equilíbrio sobre uma única perna: articular do joelho, quadríceps femoral, músculos intrínsecos e extrínsecos do pé e da perna	**Para controlar a flexão do quadril:** isquiotibiais **Para permitir desvio lateral da pelve sobre o pé de apoio para obter equilíbrio e manter o nível da pelve:** glúteos médio e mínimo, piriforme, gêmeos superior e inferior	**Para manter a rotação neutra e extensão do quadril:** isquiotibiais, adutor magno, glúteo máximo

Observações

Para mantermos o nível da pelve nesse movimento, é necessário que os adutores da perna de apoio se alonguem enquanto estiverem ativos. A gravidade atrai para o chão o lado da pelve que não tem apoio. Se, ao contrário, os adutores se encurtarem, eles inclinam a pelve de forma que o lado oposto do quadril se levante do chão.

Manter a perna elevada e paralela ao chão pode ser um desafio. A utilização dos músculos extensores e rotadores mediais, como os isquiotibiais mediais e o adutor magno, equilibra a ação do glúteo máximo, que é tanto um poderoso extensor do quadril como um rotador lateral.

Respiração

Assim como no Utkatasana (p. 78), as ações combinadas nessa postura (especialmente com os braços elevados acima da cabeça) podem envolver alguns dos maiores grupos musculares do tronco. Se as camadas mais superficiais de músculo das costas (como o latíssimo do dorso) são utilizadas para manter o alinhamento da coluna, elas podem inibir o movimento da caixa torácica e tornar a respiração ainda mais difícil. É melhor trabalhar de forma mais eficiente com os músculos mais profundos da coluna.

Utthita Parsvakonasana
Postura estendida em ângulo lateral

utthita = estendida; parsva = lateral, flanco; kona = ângulo

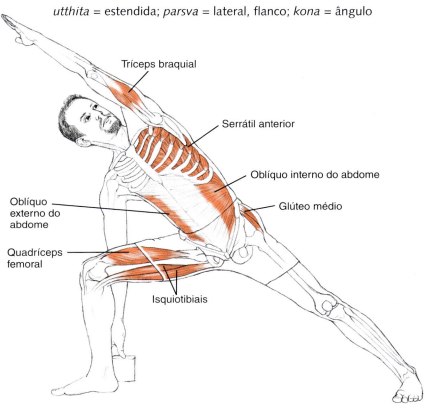

Classificação
Postura em pé assimétrica.

Ações articulares				
Coluna vertebral	**Membros superiores**		**Membros inferiores**	
	Braço de cima	Braço de baixo	Perna da frente	Perna de trás
Coluna em posição neutra ou em flexão lateral leve, rotação leve do toráx para o lado, rotação da cabeça em direção ao braço elevado	Rotação superior, abdução e elevação da escápula; abdução e rotação lateral do ombro; extensão do cotovelo; pronação do antebraço	Abdução do ombro, pronação do antebraço, dorsiflexão do punho	Nutação da articulação SI, flexão e abdução do quadril, flexão do joelho, dorsiflexão do tornozelo	Contranutação da articulação SI, extensão e abdução do quadril, extensão do joelho, dorsiflexão do tornozelo, supinação do pé no calcanhar e pronação no antepé

(continua)

Utthita Parsvakonasana (*continuação*)

Ações musculares

Coluna vertebral

Contração concêntrica	Contração excêntrica
Para realizar rotação do toráx para o lado: oblíquo interno do abdome (lado da perna de trás); oblíquo externo do abdome (lado da perna da frente) **Para realizar rotação da cabeça em direção ao teto:** reto posterior da cabeça, oblíquo inferior da cabeça, longo da cabeça e do pescoço, esplênio da cabeça (lado da perna de trás), esternocleidomastóideo, parte descendente do trapézio (lado da perna da frente)	**Para resistir à inclinação lateral com a gravidade:** quadrado do lombo, latíssimo do dorso, músculos da coluna vertebral (lado da perna de trás)

Membros superiores

Braço de cima

Contração concêntrica	Contração excêntrica
Para realizar rotação superior, abdução e elevação da escápula: serrátil anterior **Para realizar extensão do cotovelo:** tríceps braquial, ancôneo	**Para realizar a extensão do braço acima da cabeça sem cair com a gravidade:** manguito rotador, redondo maior, latíssimo do dorso

Membros inferiores

Perna da frente		Perna de trás	
Contração concêntrica	*Contração excêntrica*	*Contração concêntrica*	*Contração excêntrica*
Para realizar abdução do quadril: glúteo médio e mínimo, piriforme, obturador externo, gêmeos superior e inferior	**Para permitir a flexão do quadril e do joelho e dorsiflexão do tornozelo sem cair com a gravidade:** glúteo máximo, isquiotibiais na articulação do quadril, vastos, sóleo, músculos intrínsecos e extrínsecos do pé	**Para realizar extensão e abdução do quadril:** glúteos médio e mínimo, isquiotibiais na articulação do quadril, piriforme, obturador externo, gêmeos superior e inferior **Para realizar extensão do joelho:** articular do joelho, vastos **Para manter os arcos do pé sem inibir a dorsiflexão do tornozelo:** músculos intrínsecos do pé	**Para sustentar a parte interna do joelho:** grácil **Para permitir o alongamento da parte lateral do tornozelo sem desestabilizar a parte medial do joelho e do pé:** fibulares

Observações

As pernas nessa postura realizam ações iguais às do Guerreiro II (p. 100) com ativação de grupos musculares semelhantes. Nessa postura, entretanto, o peso do tronco cai de forma mais intensa sobre a perna da frente, e os músculos dessa perna necessitam de força, extensão e resistência adicionais.

Embora a posição do braço ao lado da cabeça seja semelhante à sua posição na postura Utkatasana (p. 78) e na Guerreiro III (p. 103), músculos diferentes são necessários para manter a posição do braço nessa postura em razão da diferente relação com a gravidade. Essa ação também é mais excêntrica do que concêntrica, de novo, por causa da relação do peso do braço com a gravidade.

Respiração

Embora a parte superior do mecanismo de respiração sofra uma forte ação de alongamento em sua forma, talvez o efeito mais interessante esteja sobre a parte inferior do corpo, em que a cúpula do diafragma é levada cranialmente pela força da gravidade que age sobre os órgãos abdominais. A ação de respiração nessa posição propicia um estímulo assimétrico muito útil ao diafragma e aos órgãos ligados a ele.

Parivrtta Baddha Parsvakonasana
Postura com torção em ângulo lateral

parivrtta = torcer, girar; *baddha* = ligação; *parsva* = lateral, flanco; *kona* = ângulo

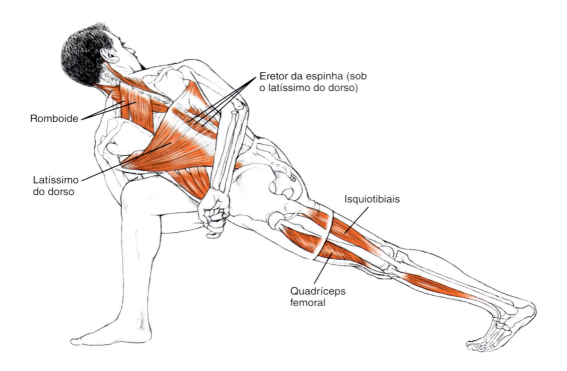

Classificação
Postura em pé assimétrica com torção.

	Ações articulares		
Coluna vertebral	**Membros superiores**	**Membros inferiores**	
		Perna da frente	**Perna de trás**
Rotação axial	Rotação inferior e abdução da escápula (movimento para adução); rotação medial, extensão e adução do ombro; extensão do cotovelo; pronação do antebraço; flexão da mão e do dedo	Nutação da articulação SI, flexão do quadril, flexão do joelho, dorsiflexão do tornozelo	Contranutação da articulação SI, extensão e adução do quadril, extensão do joelho, dorsiflexão do tornozelo, flexão do dedo do pé

Ações musculares

Coluna vertebral

Contração concêntrica	Contração excêntrica
Para realizar rotação da coluna em direção à perna da frente: eretor da espinha, oblíquo interno do abdome (lado da perna da frente); transversoespinais, rotadores, oblíquo externo do abdome (lado da perna de trás) **Para resistir à flexão causada pela ação dos braços:** extensores da coluna	**Para equilibrar a rotação ao redor do eixo:** transversoespinais, rotadores, oblíquo externo do abdome (lado da perna da frente); eretor da espinha, oblíquo interno do abdome (lado da perna de trás)

Membros superiores

Contração concêntrica	Contração excêntrica ou alongamento passivo
Para estabilizar a cabeça do úmero: manguito rotador **Para realizar rotação medial do ombro e evitar protração:** subescapular, parte clavicular do deltoide **Para realizar extensão do braço de trás:** redondo maior, parte espinal do deltoide, latíssimo do dorso **Para realizar extensão do ombro e do cotovelo:** tríceps braquial **Para segurar as mãos:** flexores dos dedos e da mão	Parte descendente do trapézio, peitorais maior e menor, serrátil anterior, coracobraquial

Membros inferiores

Perna da frente		Perna de trás	
Contração concêntrica	*Contração excêntrica*	*Contração concêntrica*	*Alongamento passivo*
Para resistir à tendência a abrir o joelho (abdução no quadril): grácil, adutores longo e curto	**Para permitir a flexão do quadril e do joelho e a dorsiflexão do tornozelo sem cair com a gravidade:** glúteo máximo, isquiotibiais na articulação do quadril, vastos, sóleo, músculos intrínsecos e extrínsecos do pé **Para nivelar e centralizar a pelve sobre os pés e manter o equilíbrio entre os lados (quanto mais estreita a postura, mais longos e ativos os músculos precisam ser):** glúteos médio e mínimo, piriforme, gêmeos superior e inferior	**Para realizar extensão do quadril:** isquiotibiais na articulação do quadril, glúteo médio (fibras posteriores), adutor magno, glúteo máximo **Para realizar extensão do joelho:** articular do joelho, vastos	Sóleo, gastrocnêmio

(continua)

Parivrtta Baddha Parsvakonasana (*continuação*)

Observações

Em uma rotação da coluna vertebral em torno do seu próprio eixo (sem inclinação lateral, flexão ou extensão), observe que os músculos que apresentam contração concêntrica em um lado do corpo estão em contração excêntrica no lado oposto. Isso significa que uma camada de músculos abdominais está em contração concêntrica enquanto a camada acima ou abaixo está em contração excêntrica. Essa disposição em camadas permite uma modulação em sincronia das ações da coluna e um equilíbrio de toda a circunferência do tronco.

A união dos braços em qualquer posição tem um efeito importante sobre o cíngulo do membro superior (cintura escapular) e a coluna vertebral. A parte anterior-inferior da cápsula articular glenoumeral é a mais vulnerável para deslocamento. A união dos braços em rotação medial e extensão pressiona essa parte da cápsula articular, especialmente se o restante do cíngulo do membro superior estiver com a mobilidade limitada. (Essa advertência vale para a união de membros em geral, pois permite que uma maior ação de alavanca ou força seja direcionada para essa articulação.)

No processo de união, tanto a escápula como os braços realizam abdução e, em seguida, adução. Geralmente, a adução da escápula é a etapa final. Se além de outras ações articulares houver abaixamento das escápulas (puxadas para baixo no dorso), sua mobilidade fica comprometida.

A flexão da coluna é outra compensação que ocorre quando o cíngulo do membro superior fica restrito. A flexão da coluna combinada à rotação deixa as articulações da coluna vulneráveis à mobilização excessiva. É possível utilizar a força dos braços na sua união contra a perna para forçar a coluna além da amplitude de movimento.

Respiração

Quanto maior a abertura das estruturas da pelve, mais fácil serão o equilíbrio e a respiração nesse asana. Aqui, a região superior do corpo está firmemente envolvida na rotação que se opõe à resistência imposta pela região inferior do corpo, de modo que há uma resistência significativa aos movimentos do diafragma, abdome e caixa torácica.

Utthita Trikonasana
Postura do triângulo estendido
utthita = estendido; *tri* = três; *kona* = ângulo

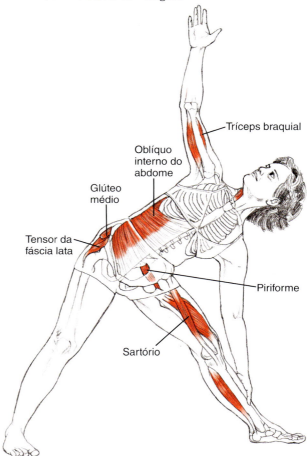

Classificação
Postura em pé assimétrica.

Ações articulares			
Coluna vertebral	**Membros superiores**	**Membros inferiores**	
		Perna da frente	Perna de trás
Coluna em posição neutra, leve rotação do toráx para o lado, rotação da cabeça no eixo para olhar para cima	Abdução da escápula, abdução e rotação lateral do ombro, antebraço em posição neutra	Nutação da articulação SI, flexão e abdução do quadril, extensão do joelho, flexão plantar leve do tornozelo	Contranutação da articulação SI, extensão e adução do quadril, extensão do joelho, dorsiflexão do tornozelo, supinação do pé no calcanhar e pronação no antepé

(continua)

Utthita Trikonasana (*continuação*)

Ações musculares

Coluna vertebral

Alternância entre contração concêntrica e excêntrica	*Contração concêntrica*	*Contração excêntrica*
Para manter o alinhamento neutro da coluna: extensores e flexores da coluna	**Para realizar rotação lateral do tórax:** oblíquo interno do abdome (lado da perna de trás); oblíquo externo do abdome (lado da perna da frente) **Para realizar rotação da cabeça em direção ao teto:** reto posterior da cabeça, oblíquo inferior da cabeça, longo da cabeça e do pescoço, esplênio da cabeça (lado da perna de trás); esternocleidomastóideo, parte descendente do trapézio (lado da perna da frente)	**Para resistir à inclinação lateral com a gravidade:** quadrado do lombo, latíssimo do dorso, músculos da coluna vertebral (lado da perna de trás)

Membros superiores

Contração concêntrica

Para realizar abdução da escápula: serrátil anterior	**Para estabilizar e realizar abdução da articulação do ombro:** manguito rotador, bíceps braquial (cabeça longa), deltoide

Membros inferiores

Perna da frente		Perna de trás	
Contração concêntrica	*Contração excêntrica*	*Contração concêntrica*	*Contração excêntrica*
Para realizar abdução do quadril: glúteos médio e mínimo **Para realizar extensão do joelho:** articular do joelho, vastos	**Para realizar abdução do quadril e permitir flexão do quadril sem ceder com a gravidade:** glúteo máximo, piriforme, obturador externo, gêmeos superior e inferior **Para permitir flexão do quadril sem ceder com a gravidade:** isquiotibiais na articulação do quadril **Para manter a integridade do pé sem cair:** músculos intrínsecos e extrínsecos do pé	**Para realizar extensão do quadril:** isquiotibiais na articulação do quadril **Para realizar extensão do joelho:** articular do joelho, vastos **Para sustentar a parte medial do joelho:** grácil **Para manter os arcos do pé sem inibir a dorsiflexão do tornozelo:** músculos intrínsecos do pé	**Para manter extensão do quadril durante a adução:** piriforme, obturador externo, gêmeos superior e inferior **Para permitir abdução do quadril:** glúteos médio e mínimo **Para permitir o alongamento da parte externa do tornozelo sem desestabilizar a parte interna do joelho e do pé:** fibulares

Observações

Em utthita trikonasana, como em Utthita Parsvakonasana (p. 105), o peso do tronco cai com mais intensidade sobre a perna da frente. Como o joelho da perna da frente permanece estendido, a ação dessa postura muda de uma contração concêntrica do quadríceps femoral para impedir que o joelho se dobre demais (como ocorre em utthita parsvakonasana) para as ações de equilíbrio ao redor da articulação, criando uma via de sustentação sem hiperestender o joelho.

Dor e pressão no joelho da perna da frente podem resultar da falta de mobilidade nas articulações do quadril e da pelve. Se a ausência de movimento estiver relacionada aos músculos adutores curtos ou a alguma outra causa, a parte medial do joelho será o local seguinte por onde o movimento irá passar. Qualquer sensibilidade proveniente do joelho (ou de qualquer outra articulação) é um sinal importante para parar o que você está fazendo e ajustar sua ação ou posição.

Na perna de trás, os músculos que cruzam a parte lateral da pelve, do quadril e do joelho precisam se alongar ativamente (contrair excentricamente) para permitir que a pelve se incline para os lados (adução) sobre a perna. Se esses músculos forem incapazes de se alongar, a pelve não se moverá muito e a coluna vertebral acabará se inclinando para o lado. Por outro lado, se esses músculos estiverem inativos, o peso do tronco pode ceder com a gravidade e pressionar a parte lateral da articulação do quadril ou do tornozelo.

A coluna vertebral realiza rotação em utthita trikonasana? A postura utthita trikonasana é ensinada de várias maneiras, e existem boas razões para cada um dos diferentes pontos de vista. Em geral, quanto melhor for o encaixe entre as articulações SI, hemipelves e articulações do quadril, menor será a necessidade de rotação da coluna vertebral para que o tórax se vire para o lado. Por exemplo, se o pectíneo da perna da frente, que é um adutor, apresenta-se tenso, a pelve poderá rodar em direção ao solo e a coluna precisará realizar uma contrarrotação mais acentuada para abrir o tórax. A rotação da coluna pode acomodar vários obstáculos nas pernas. Em todas essas posturas, a manutenção do equilíbrio do espaço articular é muito mais importante do que alcançar uma amplitude de movimento específica em uma ou mais articulações.

Variação de Utthita Trikonasana
Com base de apoio estendida

Observações

Em algumas abordagens da yoga, os pés são posicionados com maior distância do que em outras. A variação de posições dos pés mostra quais articulações necessitam de maior mobilidade e quais músculos precisam trabalhar em amplitudes maiores ou menores.

Quando os pés estão afastados, os músculos da perna da frente precisam trabalhar com um alongamento maior, porém, os músculos da parte lateral do quadril da perna de trás trabalham com um alongamento menor. Pode ser mais fácil evitar que a inclinação lateral da coluna vertebral ocorra quando os pés estão mais afastados. Por outro lado, a pelve pode rodar menos em direção ao solo se os pés estiverem mais próximos um do outro.

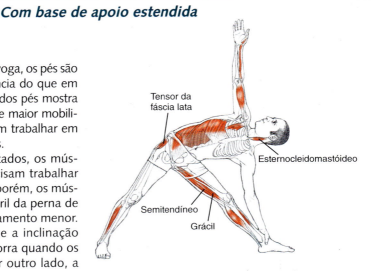

Não existe uma distância correta para os pés em utthita trikonasana; cada distância fornece uma informação diferente sobre a relação entre o tronco e as pernas.

Parivrtta Trikonasana
Postura do triângulo com torção

parivrtta = virar-se, girar; tri = três; kona = ângulo

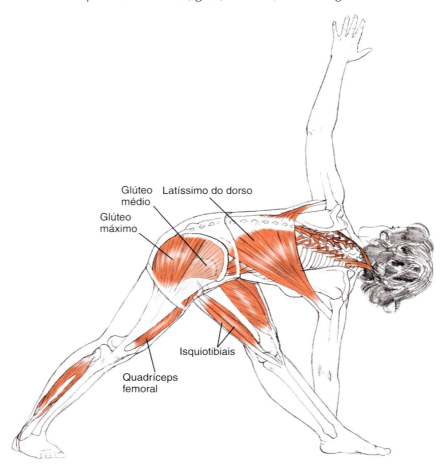

Classificação

Postura em pé assimétrica com torção.

Ações articulares

Coluna vertebral	Membros superiores	Membros inferiores	
		Perna da frente	**Perna de trás**
Rotação axial	Abdução da escápula, abdução e rotação lateral do ombro, antebraço em posição neutra	Flexão do quadril, extensão do joelho, leve flexão plantar do tornozelo	Flexão leve do quadril, extensão do joelho, dorsiflexão do tornozelo, supinação do pé no calcanhar e pronação no antepé

Ações musculares

Coluna vertebral

Alternância entre contração concêntrica e excêntrica	Contração concêntrica	Contração excêntrica
Para manter o alinhamento neutro da coluna: extensores e flexores da coluna	Para realizar rotação da coluna em direção à perna da frente: eretor da espinha, oblíquo interno do abdome (lado da perna da frente), transversoespinais, rotadores, oblíquo externo do abdome (lado da perna de trás)	Para equilibrar a rotação ao redor do eixo: transversoespinais, rotadores, oblíquo externo do abdome (lado da perna da frente), eretor da espinha, oblíquo interno do abdome (lado da perna de trás)

Membros superiores

Contração concêntrica

Para realizar abdução da escápula: serrátil anterior	Para estabilizar e realizar abdução da articulação do ombro: manguito rotador, bíceps braquial (cabeça longa), deltoide

Membros inferiores

Perna da frente		Perna de trás		
Contração concêntrica	*Contração excêntrica*	*Contração concêntrica*	*Contração excêntrica*	*Alongamento passivo*
Para realizar extensão do joelho: articular do joelho, vastos	Para permitir flexão do quadril: isquiotibiais na articulação do quadril, glúteo máximo **Para nivelar e centralizar a pelve sobre os pés e manter o equilíbrio:** glúteos médio e mínimo, piriforme, gêmeos inferior e superior, músculos intrínsecos e extrínsecos do pé	Para realizar extensão do joelho: articular do joelho, vastos **Para manter os arcos do pé sem inibir a dorsiflexão do tornozelo:** músculos intrínsecos do pé	Para permitir flexão do quadril sem deixar a perna de trás cair para a frente: isquiotibiais na articulação do quadril, glúteo médio (fibras posteriores), adutor magno, glúteo máximo **Para permitir o alongamento da parte lateral do tornozelo sem desestabilizar a parte interna do joelho e do pé:** fibulares	Sóleo, gastrocnêmio

(continua)

Parivrtta Trikonasana (*continuação*)

Observações

A rotação da coluna nessa postura exige que os músculos da parte externa das articulações do quadril sejam muito longos, e em razão do estreitamento da base, os mesmos músculos estão modulando muito ativamente suas ações para evitar o deslocamento lateral. Essa ação excêntrica de alongamento durante a estabilização do equilíbrio pode tornar essa postura muito perigosa.

Se as pernas e a pelve não possuírem mobilidade suficiente para flexionar e rodar, a coluna vertebral pode se flexionar para compensar. A rotação da coluna quando esta estiver em flexão deixa as articulações ao longo da parte posterior da coluna vertebral vulneráveis à hipermobilização. Nessa postura, é importante respeitar a amplitude de movimento disponível na coluna e evitar utilizar a pressão da mão contra o chão ou contra a perna para forçar o movimento.

Respiração

No parivrtta trikonasana, quanto mais afastadas estiverem as estruturas pélvicas, mais fácil será o equilíbrio e a respiração. Do contrário, a parte superior do corpo estará rigidamente em rotação contra a resistência da parte inferior. O diafragma, o abdome e a caixa torácica enfrentarão resistências consideráveis aos seus movimentos.

Parsvottanasana
Alongamento lateral intenso

parsva = lateral, flanco; *ut* = intenso; *tan* = alongar

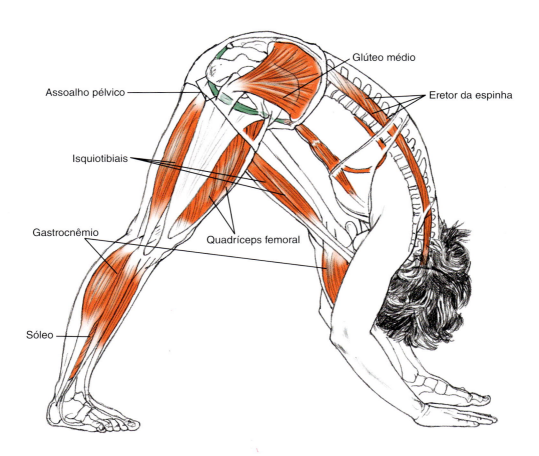

Classificação

Postura em pé assimétrica com inclinação para a frente.

Ações articulares		
Coluna vertebral	**Membros inferiores**	
	Perna da frente	**Perna de trás**
Flexão leve	Flexão do quadril, extensão do joelho, leve flexão plantar do tornozelo	Flexão leve do quadril, extensão do joelho, dorsiflexão do tornozelo, supinação do pé no calcanhar e pronação no antepé

(continua)

Parsvottanasana (*continuação*)

Ações musculares				
Coluna vertebral				
Contração concêntrica ou alongamento passivo				
Eretor da espinha				
Membros inferiores				
Perna da frente		Perna de trás		
Contração concêntrica	*Contração excêntrica*	*Contração concêntrica*	*Contração excêntrica*	*Alongamento passivo*
Para realizar extensão do joelho: articular do joelho, vastos	Para permitir flexão do quadril: isquiotibiais na articulação do quadril, glúteo máximo Para nivelar e centralizar a pelve sobre os pés e manter o equilíbrio: glúteos médio e mínimo, piriforme, gêmeos superior e inferior, músculos intrínsecos e extrínsecos do pé	Para realizar extensão do joelho: articular do joelho, vastos Para manter os arcos do pé sem inibir a dorsiflexão do tornozelo: músculos intrínsecos do pé	Para permitir flexão do quadril sem deixar a perna de trás cair para a frente: isquiotibiais na articulação do quadril, glúteo médio (fibras posteriores), adutor magno, glúteo máximo Para permitir o alongamento da parte lateral do tornozelo sem desestabilizar a parte medial do joelho e do pé: fibulares	Sóleo, gastrocnêmio

Observações

A ação das pernas em parsvottanasana é praticamente a mesma realizada em Utthita Trikonasana (p. 111), e esse asana pode ser um desafio para o equilíbrio pela mesma razão — a base mais estreita e a necessidade de os músculos da parte lateral do quadril serem tanto longos como ativos. Além disso, se você está acostumado a usar os olhos para ajudá-lo a se equilibrar, essa posição com a cabeça virada para baixo pode ser interessante.

O movimento de inclinação para a frente é mais intenso nos isquiotibiais da perna da frente do que no uttanasana em razão da assimetria dessa postura. A posição da perna de trás direciona a flexão mais especificamente para a articulação do quadril da perna da frente, e a mobilidade na coluna vertebral pode compensar menos a ausência de mobilidade na perna. (Isso é observado de forma ainda mais extrema em Hanumanasana [p. 156].)

Variação de Parsvottanasana
Com os braços em posição de namaskar reversa

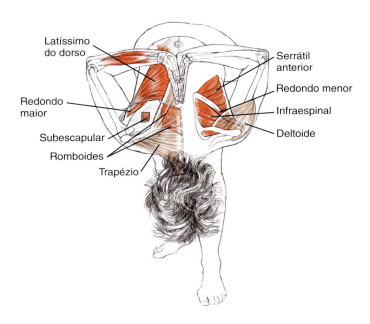

Observações

Essa posição dos braços pode ser incorporada em uma variedade de asanas. É necessária uma quantidade razoável de mobilidade no cíngulo do membro superior (cintura escapular). Se as escápulas forem incapazes de se mover facilmente na caixa torácica, levar as mãos para essa posição pode pressionar de forma excessiva as próprias articulações dos ombros.

Em geral, posicionar os braços dessa forma implica abduzir as escápulas e afastá-las da coluna antes da sua ação final de adução, movendo-as em direção à coluna. Esse movimento final de adução é muito mais difícil se a coluna estiver flexionada ou se as escápulas estiverem abaixadas e puxarem as costas para baixo.

(continua)

Parsvottanasana (*continuação*)

Variação de Parsvottanasana
Com a coluna vertebral flexionada

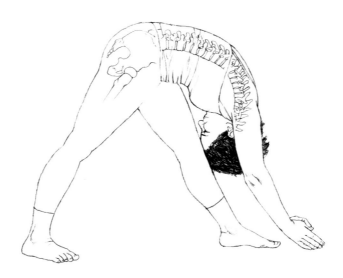

Observações

Nessa variação de parsvottanasana, o objetivo é levar a fronte até o joelho em vez da canela. Para realizar esse movimento, a coluna deve ser flexionada acentuadamente, e a flexão do quadril é menor do que na versão anterior. Essa ação pode ser surpreendentemente difícil para pessoas acostumadas à inclinação para a frente a partir da flexão do quadril em vez da flexão da coluna vertebral.

Os ombros também estão em maior flexão, levando-os para mais alto acima da cabeça, como também estão em adução para unir as palmas das mãos. Em vez de repousar as palmas das mãos sobre o chão, as pontas dos dedos devem estar estendidas, os dedos mínimos devem ser deslizados para longe do pé. Como as mãos não estão no chão ao lado do pé, o equilíbrio nessa postura é mais difícil, embora as mãos pressionadas uma contra a outra proporcionam uma sensação de centralização.

Prasarita Padottanasana
Postura expandida com inclinação para a frente
prasarita = espalhado, expandido; *pada* = pé; *ut* = intenso; *tan* = alongar-se

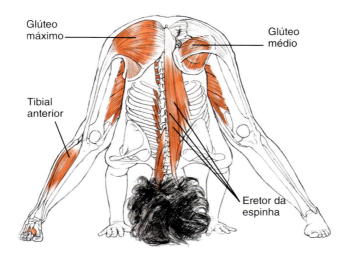

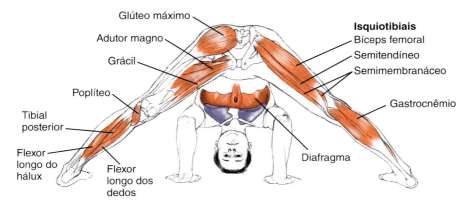

Classificação
Postura em pé assimétrica com inclinação para a frente.

Ações articulares	
Coluna vertebral	**Membros inferiores**
Flexão leve	Flexão e abdução do quadril, extensão do joelho, dorsiflexão do tornozelo, supinação do pé no calcanhar e pronação no antepé

(continua)

Prasarita Padottanasana (*continuação*)

Ações musculares	
Coluna vertebral	
Alongamento passivo	
Músculos da coluna vertebral	
Membros inferiores	
Contração concêntrica	*Contração excêntrica ou alongamento passivo*
Para realizar extensão do joelho: articular do joelho, vastos **Para manter os arcos do pé sem inibir a dorsiflexão do tornozelo:** músculos intrínsecos do pé	Isquiotibiais, especialmente os mediais (semitendíneo e semimembranáceo), adutores magno e mínimo, grácil

Observações

Essa postura é com frequência considerada um alongamento para os adutores ou músculos da parte medial das pernas. De fato, quando as pernas estão bem afastadas e o corpo, inclinado para a frente (adução e flexão do quadril), alguns músculos do grupo adutor, como o pectíneo e as fibras anteriores dos adutores longo e curto, não estão alongados. Isso ocorre porque alguns adutores são também flexores e não se encontram em extensão máxima até que as articulações do quadril estejam aduzidas e estendidas, como ocorre quando estamos em pé eretos, com as pernas bem afastadas (desde que a pelve não esteja inclinada para a frente, o que desfaz a extensão do quadril, um padrão comum).

Quando as pernas estão bastante afastadas, os pés precisam tanto de força como de mobilidade para firmarem-se sobre as laterais dos pés sem hipermobilizar as laterais dos tornozelos ou desestabilizar a parte medial dos tornozelos.

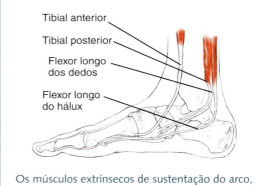

Os músculos extrínsecos de sustentação do arco, porção medial do tornozelo.

Respiração

A variação com as pernas mais afastadas e com inclinação para a frente é provavelmente a inversão mais segura e acessível dentre todas as da prática da yoga. Quanto mais firmemente as pernas puderem realizar o apoio e, ao mesmo tempo, permitirem que a pelve rode anterior e livremente dentro das articulações do quadril, mais relaxado estará o tronco e mais tranquila a respiração. A inversão causa leve tração e alívio à coluna, ao mesmo tempo em que reverte a ação habitual da respiração.

Ao ficar de cabeça para baixo, o diafragma é puxado pela gravidade em direção ao crânio, favorecendo a expiração e o retorno venoso dos membros inferiores. Ao inspirar, o diafragma empurra o peso dos órgãos abdominais caudalmente (em direção ao cóccix) contra a gravidade, enquanto mobiliza ao mesmo tempo as articulações costovertebrais na parte torácica da coluna vertebral, sobre a qual há uma tração de abertura. Todas essas ações musculares alteradas podem ajudar a normalizar a circulação tanto nos músculos como nos órgãos, que estão constantemente sujeitos a tensões comuns da sustentação de peso quando estamos em pé.

Upavesasana
Postura de agachamento, assento

upavesa = sentar, assento

Essa postura raramente é citada pelo seu nome em sânscrito, mas há certos precedentes para o nome dado aqui.

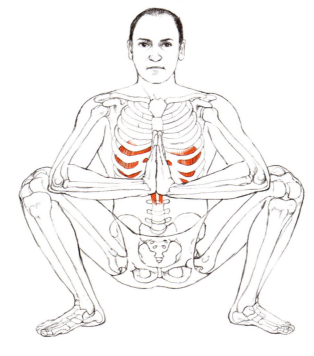

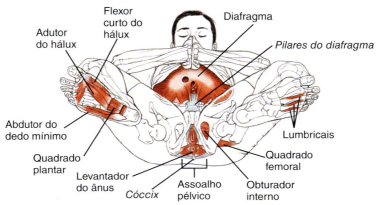

Classificação

Postura em pé simétrica.

(continua)

Upavesasana (*continuação*)

Ações articulares		
Coluna vertebral	**Membros superiores**	**Membros inferiores**
Extensão axial	Flexão leve do ombro; flexão do cotovelo; pronação do antebraço; extensão do punho, da mão e do dedo	Nutação da articulação SI; flexão, rotação lateral e abdução do quadril; flexão do joelho; dorsiflexão do tornozelo

Ações musculares	
Coluna vertebral	
Contração concêntrica	*Contração excêntrica*
Para manter os arcos do pé sem inibir a dorsiflexão do tornozelo: músculos intrínsecos do pé	**Para permitir a flexão do quadril e sustentar a rotação lateral:** glúteo máximo, piriforme, gêmeos superior e inferior, obturador interno **Para permitir flexão do quadril e do joelho e dorsiflexão do tornozelo:** isquiotibiais na articulação do quadril, vastos, sóleo

Observações

Para algumas pessoas, o assoalho pélvico pode ser facilmente ativado nesta posição, na qual se trabalha sinergisticamente para responder ao movimento de inspiração e iniciar a expiração.

A força da gravidade faz o trabalho de abaixar o corpo em direção ao chão e os músculos das pernas atuam para impedir sua desestabilização nas articulações. Isso é especialmente importante em relação às articulações do quadril, porque, se o peso da parte superior do corpo for passivamente para as articulações do quadril, isso pode tornar o assoalho pélvico menos acessível.

A incapacidade de realizar a dorsiflexão do tornozelo com profundidade suficiente para manter os calcanhares no chão pode ser em decorrência de um encurtamento do tendão do calcâneo, (mais especificamente, na posição do sóleo). No entanto, a limitação também pode vir da parte frontal do tornozelo. Uma maneira rápida de solucionar esse problema é colocar um calço sob os calcanhares, mas é importante não utilizá-los demais, pois isso pode evitar a ativação dos músculos intrínsecos do pé, os quais estabilizam os arcos, permitem maior flexão nos tornozelos e alinham os ossos do pé e da articulação do joelho. Observe se o tendão do tibial anterior está protuberante; isso é um sinal claro de que há falta de apoio profundo. Deixe a gravidade realizar a flexão e utilize os músculos intrínsecos para manter a integridade.

Respiração

Essa postura oferece uma boa oportunidade para um alongamento profundo das três curvaturas da coluna vertebral (extensão axial). Por definição, essa posição envolve os três bandhas, e nela o apoio profundo nos arcos dos pés impulsiona a ação de elevação do assoalho pélvico e dos músculos abdominais inferiores (mula bandha). Colocar os cotovelos contra os joelhos permite um alongamento mais profundo da parte torácica da coluna vertebral e uma elevação da base da caixa torácica e do diafragma respiratório (uddiyana bandha). O movimento do jalandhara bandha, que flexiona a parte cervical da coluna vertebral para completar a ação da extensão axial, basicamente imobiliza as alterações das formas normais de respiração. É nesse ponto que o ritmo incomum de respiração, associado ao mahamudra, pode entrar profundamente no núcleo do sistema (susumna).

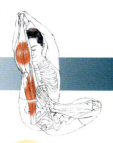

CAPÍTULO 7
POSTURAS SENTADAS

Para muitas pessoas do mundo moderno, a posição sentada (e, provavelmente, de maneira desleixada) é aquela que elas vão manter durante a maior parte do seu dia produtivo. Os sapatos estão para os pés da mesma forma que as cadeiras, os assentos de carro e os sofás estão para as articulações da pelve e para a porção inferior da coluna vertebral.

Na prática da yoga, assim como os pés descalços criam uma nova relação com o solo por meio da prática dos asanas em pé, o quadril, a articulação da pelve e a porção inferior da coluna vertebral desenvolvem uma nova relação com o solo ao sustentar o peso colocado diretamente sobre eles nas posturas sentadas.

Os asanas ilustrados neste capítulo são posturas sentadas propriamente ditas ou aquelas cujo ponto de partida é a posição sentada. Se forem praticados com a devida atenção à anatomia das articulações, dos músculos e dos tecidos conjuntivos relevantes, podem ajudar a restaurar parte da flexibilidade natural que as pessoas têm quando crianças, quando podem sentar e brincar no chão por horas a fio sem fazer esforço algum.

Além de ajudar a restaurar a função natural da pelve e da porção inferior da coluna, as posturas sentadas da yoga são também um elo para práticas mais avançadas. A palavra *asana*, na verdade, pode ser literalmente traduzida por "assento" e, de certo modo, todas as práticas de asana podem ser consideradas uma forma metódica de soltar a coluna, os membros e a respiração e, assim, permitir que os praticantes passem longos períodos na posição sentada. Nesta, que é a mais estável de todas as posições eretas do corpo, a preocupação de ter que lidar com a gravidade e o equilíbrio praticamente desaparece, liberando as energias do corpo para que se concentrem no trabalho contemplativo das práticas meditativas.

Nota: As áreas em azul indicam as regiões de contato com o chão.

Sukhasana
Postura fácil
sukha = confortável, suave, agradável

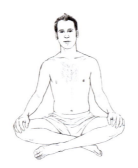 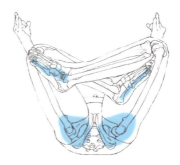

Siddhasana
Postura do sábio
siddha = completo, realizado, aperfeiçoado; sábio, conhecedor

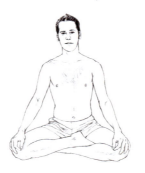 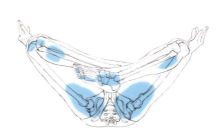

Svastikasana
Postura da prosperidade
svastik = sortudo, auspicioso

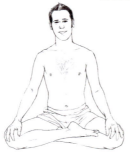 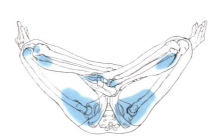

Padmasana
Postura de lótus

padma = lótus

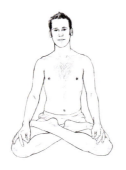 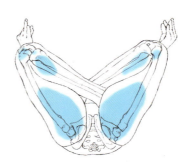

Mulabandhasana
Bloqueio da raiz

mula = raiz, base, fundo; bandha = unir, fazer um elo

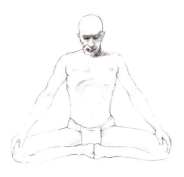 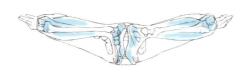

Ações articulares comuns (para as cinco posturas anteriores)	
Coluna vertebral	**Membros inferiores**
Extensão neutra ou axial	Flexão do quadril, flexão do joelho

Observações

O objetivo dessas posturas sentadas é sthira e sukha – equilíbrio e conforto. Se a pelve e as pernas estão dispostas de forma a claramente sustentar a coluna vertebral, esta pode, então, sustentar o crânio; e, juntos, a coluna e o crânio podem proteger o cérebro e a medula espinal. O sistema nervoso pode registrar essa percepção de sustentação e conforto e voltar sua atenção para práticas como pranayama ou meditação.

Quando a pelve e as pernas sustentam a coluna de forma eficiente, as costelas, em vez de participar do mecanismo de sustentação da posição sentada, também ficam livres para se mover com a respiração.

Uma coisa que devemos observar em relação à disposição das pernas é se os joelhos estão mais altos ou mais baixos que os quadris. Existem vantagens e desafios em qualquer uma dessas escolhas.

Sentar-se de pernas cruzadas de forma que os joelhos fiquem mais altos do que as articulações do quadril pode ser vantajoso para aqueles que não possuem muita rotação lateral ou abdução nas suas articulações do quadril (ou seja, se seus joelhos não caem para os lados facilmente). Para essas pessoas, o ato de cruzar as pernas deixando os joelhos mais altos que os quadris pode fazer com que o peso dos ossos das coxas se acomode profundamente dentro dos acetábulos e para baixo nos túberes isquiáticos.

Se ocorrer, no entanto, um encurtamento na região posterior da pelve ou nas articulações do quadril, ter os joelhos acima dos quadris pode inclinar a pelve para trás e forçar a coluna em flexão. Para manter a posição ereta, seria necessário utilizar os músculos da coluna vertebral ou contrair os

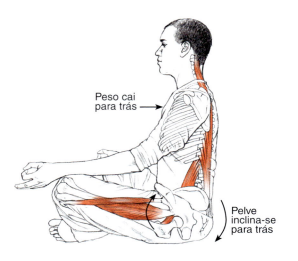
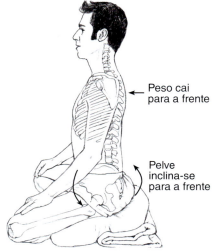

Sentar-se com os joelhos acima dos quadris pode levar à rotação posterior da pelve e exacerbar as curvaturas primárias.

Sentar-se com o quadril acima dos joelhos pode levar à rotação anterior da pelve e exacerbar as curvaturas secundárias.

flexores do quadril para puxar a pelve e a coluna para a frente. Isso se torna rapidamente cansativo para os músculos posteriores e anteriores das articulações do quadril.

Por outro lado, manter os joelhos abaixo dos quadris (elevando o assento) impede que a pelve se incline para trás e facilita a manutenção da curvatura lombar da coluna vertebral. O desafio associado a essa disposição das pernas é a possibilidade de a pessoa ser empurrada muito para a frente em relação aos túberes isquiáticos. As curvaturas da coluna, especialmente a lombar, podem ficar muito exacerbadas por essa inclinação anterior, fazendo com que os músculos das costas permaneçam ativos para impedir uma queda para a frente.

Em qualquer um dos casos, virar-se muito para a frente ou muito para trás torna necessária a utilização contínua dos músculos para impedir a queda com a gravidade.

O objetivo deve ser o de encontrar a posição das pernas que permita que o peso recaia mais claramente da coluna para a pelve até os túberes isquiáticos e o apoio do solo, independentemente da altura dos joelhos em relação à pelve. Dessa maneira, uma quantidade mínima de esforço muscular é necessária para alinhar os ossos a fim de obter sustentação. Para algumas pessoas, isso significa elevar muito o assento ou mesmo sentar-se em uma cadeira para obter conforto na região da coluna até que consiga desenvolver mais mobilidade na pelve e nas pernas. Em um asana sentado com boa sustentação, o equilíbrio intrínseco da pelve, da coluna vertebral e do mecanismo respiratório sustenta o corpo, e a energia liberada do esforço postural pode se voltar para os processos mais profundos, como a respiração ou a meditação.

Dandasana
Postura do bastão
danda = vara, bastão

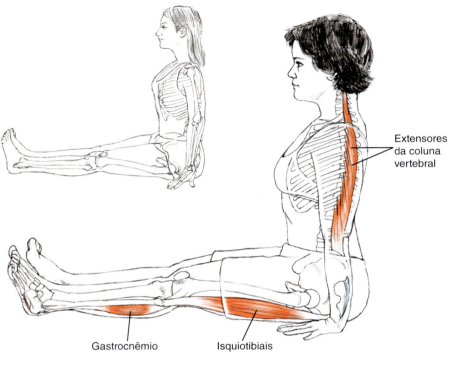

Extensores da coluna vertebral
Gastrocnêmio
Isquiotibiais

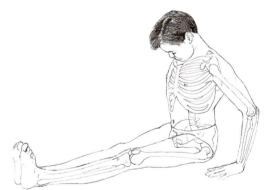

Proporções entre braço e tronco: curto, neutro e longo.

Classificação
Postura sentada simétrica.

Ações articulares		
Coluna vertebral	**Membros superiores**	**Membros inferiores**
Extensão neutra ou axial	Escápula em posição neutra, adução do ombro, extensão do cotovelo, dorsiflexão do punho	Flexão e adução do quadril, extensão do joelho, dorsiflexão do tornozelo

Ações musculares	
Coluna vertebral	
Para calibrar as contrações excêntrica e concêntrica a fim de manter o alinhamento neutro da coluna: extensores e flexores da coluna	
Membros superiores	
Contração concêntrica	
Para resistir à adução da escápula resultante da pressão do braço: serrátil anterior	**Para estender o cotovelo:** tríceps braquial
Membros inferiores	
Contração concêntrica	
Para flexionar o quadril: ilíaco	**Para estender o joelho:** articular do joelho, vastos
Para realizar adução e rotação medial da perna: pectíneo, adutor magno	

Observações

Para manter as pernas em rotação neutra nesta posição, contra a força da gravidade, a maioria das pessoas precisa usar ativamente os músculos de rotação medial para impedir que as pernas se abram para os lados. Essa postura mostra com clareza como a contração das pernas pode produzir flexão da coluna. Os obstáculos mais evidentes dessa postura, em geral, são a causa de dificuldades em outras mais complexas, em que as restrições são menos óbvias. Por exemplo, a contração das pernas pode afetar a postura do "cachorro olhando para baixo", mas de uma forma que pareça que a limitação venha dos ombros ou da coluna.

Nem todos conseguem usar os braços para ajudar a criar uma extensão neutra da coluna vertebral no dandasana em função das diferenças proporcionais entre o comprimento dos braços e do corpo. Por outro lado, o que parece ser proporções diferentes entre braço e corpo pode às vezes ser resultado de um posicionamento crônico de elevação ou abaixamento das escápulas na caixa torácica. Além disso, se a coluna vertebral não for capaz de se estender em posição vertical por causa da contração do quadril e das pernas, os braços podem parecer muito longos.

Respiração

Esta posição com as pernas estendidas é uma oportunidade de respirar enquanto se posiciona a coluna em extensão axial (mahamudra).

Os três bandhas podem ser trabalhados aqui, mas é um grande desafio conseguir respirar até 10 vezes e manter os bandhas com a coluna vertebral em extensão axial.

Paschimottanasana
Alongamento do oeste (das costas)

pascha = atrás, posterior(mente), mais tarde, em direção ao oeste; *uttana* = alongamento intenso

A parte posterior do corpo é chamada de *oeste* por causa da prática tradicional de estar de frente para o nascer do sol ao realizar a saudação da manhã. Compare com o purvottanasana, um alongamento da parte frontal do corpo (*purva* = na frente, anterior[mente], para o leste).

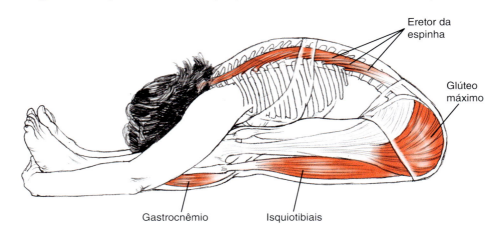

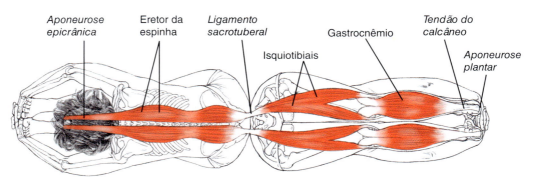

A linha posterior do corpo é uma rede contínua de músculos e aponeuroses que se estende desde as solas dos pés (aponeurose plantar) até a aponeurose epicrânica e a fronte.

Classificação

Postura sentada simétrica com inclinação para a frente.

Ações articulares		
Coluna vertebral	Membros superiores	Membros inferiores
Flexão leve	Abdução e rotação superior da escápula, flexão e adução do ombro, extensão do cotovelo	Nutação da articulação SI, flexão e adução do quadril, extensão do joelho, dorsiflexão do tornozelo

Ações musculares

Coluna vertebral

Contração excêntrica

Para distribuir a flexão ao longo da coluna vertebral: extensores da coluna

Membros superiores

Alongamento passivo

Romboides, parte ascendente do trapézio, latíssimo do dorso

Membros inferiores

Contração concêntrica	*Alongamento passivo*
Para manter a extensão do joelho: articular do joelho, vastos	Isquiotibiais, glúteos médio e mínimo (fibras posteriores), glúteo máximo, piriforme, adutor magno, sóleo, gastrocnêmio
Para realizar adução e rotação medial: pectíneo, adutores longo e curto	

Observações

Nessa postura, a gravidade atua para que você se incline mais intensamente para a frente; entretanto, enquanto os extensores da coluna vertebral se alongam, eles também distribuem ativamente a ação de flexão ao longo de toda a extensão da coluna, de forma que não ocorra flexão excessiva de nenhuma outra parte. Se houver muita contração na região posterior das pernas e da pelve, a flexão do quadril ficará restrita e os flexores do quadril e os músculos abdominais precisarão se contrair para puxar o corpo para a frente, o que pode criar uma sensação de congestão nas articulações do quadril. Em vez disso, eleve o assento com cobertores dobrados ou qualquer outro apoio embaixo dos túberes isquiáticos, de forma que a gravidade possa puxar a parte superior do corpo para a frente. Dobrar os joelhos também pode permitir que a coluna se desloque para a frente com mais facilidade. Os isquiotibiais ainda estarão alongados, mas de forma menos tensionada.

É importante notar que qualquer sensação de alongamento próximo às articulações ou nos pontos de inserção de um músculo é uma indicação de que os tendões e o tecido conjuntivo estão sendo tensionados. Em vez disso, o objetivo deve ser direcionar a sensação de alongamento por toda a extensão do músculo, e não aos seus pontos de fixação.

Nesta posição, as pernas não sofrem rotação medial nem lateral. Entretanto, muitas pessoas apresentam um padrão de contração na região posterior dos glúteos ou das pernas, que puxa a perna em rotação lateral. Portanto, é importante utilizar os músculos da rotação medial para manter um alinhamento neutro.

Respiração

Assim como ocorre em Uttanasana (p. 80), a versão em pé desta postura, a flexão profunda do quadril e a flexão da coluna comprimem a região anterior do corpo e restringem a capacidade do abdome de mover-se com a respiração. Quanto maior for a liberdade da caixa torácica, mais fácil será para respirar nessa posição.

A respiração pode ser útil ao entrar nessa posição. A ação de expiração pode aumentar a flexão da pelve e do quadril quando iniciada com os músculos abdominais inferiores, e a ação de inspiração pode ajudar a mobilizar a caixa torácica.

Janu Sirsasana
Postura da cabeça no joelho

janu = joelho; *shiras* = tocar com a cabeça

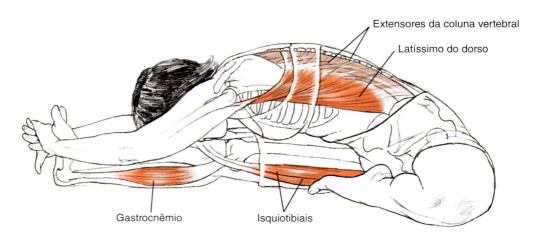

Toda a linha de trás do lado da perna estendida pode ser alongada, desde a sola do pé até a aponeurose epicrânica.

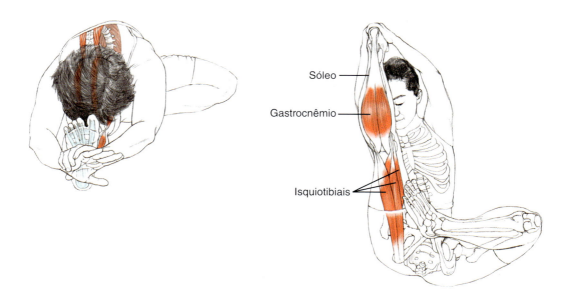

Classificação
Postura sentada assimétrica com inclinação para a frente.

Ações articulares

Coluna vertebral	Membros superiores	Membros inferiores	
		Perna estendida	**Perna flexionada**
Flexão leve, rotação do tórax em direção à perna estendida	Abdução e rotação superior da escápula, flexão e adução do ombro, extensão do cotovelo	Nutação da articulação SI, flexão do quadril, extensão do joelho, dorsiflexão do tornozelo	Nutação da articulação SI; flexão, rotação lateral e abdução do quadril; flexão do joelho; flexão plantar do tornozelo; supinação do pé

Ações musculares

Coluna vertebral

Contração concêntrica	*Contração excêntrica*
Para realizar a rotação do tórax em direção à perna: oblíquo interno do abdome (lado da perna estendida); oblíquo externo do abdome, rotadores, multífido (lado da perna flexionada)	**Para facilitar a rotação e distribuir a flexão ao longo de toda a extensão da coluna por meio do seu alongamento excêntrico:** oblíquo externo do abdome, rotadores, multífido (lado da perna estendida); oblíquo interno do abdome (lado da perna flexionada)

Membros superiores

Contração concêntrica	*Alongamento passivo*
Para realizar rotação superior da escápula: serrátil anterior **Para realizar flexão e adução do braço:** parte clavicular do deltoide, peitoral maior **Para estender o cotovelo:** tríceps braquial	Romboides, parte ascendente do trapézio, latíssimo do dorso

Membros inferiores

Perna estendida		Perna flexionada	
Contração concêntrica	*Alongamento passivo*	*Contração concêntrica*	*Alongamento passivo*
Para manter a extensão do joelho: articular do joelho, vastos **Para realizar adução e rotação medial:** pectíneo, adutores longo e curto	Isquiotibiais, glúteos médio e mínimo (fibras posteriores), glúteo máximo, piriforme, adutor magno, sóleo, gastrocnêmio	**Para realizar rotação lateral e abdução do quadril:** obturadores interno e externo, quadrado femoral, piriforme, gêmeos superior e inferior **Para realizar rotação lateral e flexionar o quadril e o joelho:** sartório **Para flexionar o joelho:** isquiotibiais	Adutores magno, longo e curto

(continua)

Janu Sirsasana (*continuação*)

Observações

A assimetria dessa postura revela como nossas preferências por usar mais comumente um lado do corpo em detrimento do outro são exibidas nos músculos das costas. Janu sirsasana também pode revelar uma lateralidade na estabilidade ou na mobilidade relativa das articulações SI. Todo mundo tem um lado "fácil" e outro "difícil" nessa postura por causa das assimetrias inerentes ao corpo humano.

Quanto mais móvel estiver a articulação SI no lado da perna flexionada, mais fácil será se virar de frente para a perna estendida. Isso se confirma cada vez mais à medida que a coluna vertebral se alonga em direção à perna estendida. Com o aumento da flexão do quadril, torna-se desnecessário que a coluna vertebral se flexione tanto. Pelo fato de isso limitar ainda mais a rotação na parte lombar da coluna, mais movimento precisa ocorrer na articulação SI.

É muito comum hipermobilizar a articulação SI no janu sirsasana. Isso acontece quando a postura é empurrada ou flexionada de maneira muito forçada e o movimento é direcionado para uma articulação, em vez de ser distribuído por várias articulações. Nessa postura, como em muitas outras, pouco movimento em vários locais fornece maior amplitude de movimento sem exigir muito de uma única articulação. Para encontrar essa distribuição de movimento pelas articulações, é importante identificar as articulações que se movem com mais facilidade (e estimulá-las a se mover menos) e as que se movem com menos facilidade (e estimulá-las a se mover mais).

Por outro lado, a falta de mobilidade da articulação da pelve pode causar um torque muito intenso sobre a articulação do joelho dobrado. Muitos iogues sofreram ruptura de menisco ao realizar essa postura. Isso acontece se o joelho estiver apenas parcialmente flexionado e a pelve se flexionar para a frente, envolvendo o fêmur, o que comprime o côndilo femoral medial no menisco medial. Assegurar que a perna dobrada está de fato totalmente flexionada movimentará o menisco de forma segura para a parte posterior da articulação.

Tudo isso indica que uma possível tensão sobre a coluna, as articulações sacroilíacas, o quadril e o joelho precisa ser mais bem distribuída para que essas estruturas não sejam sobrecarregadas nessa postura.

Respiração

A respiração pode ser útil durante a realização dessa postura. Concentrar-se na ação de expiração aumenta a flexão da pelve, ao passo que se concentrar na ação de inspiração ajuda a estender a porção superior da coluna vertebral. Isso ocorre somente se a expiração for iniciada nos músculos abdominais inferiores e a inspiração for direcionada para a caixa torácica.

É interessante tentar respirar seguindo o padrão de respiração oposto, só para criar um contraste: tente expirar comprimindo o tórax e inspirar encolhendo a região do abdome. Perceba que efeito isso causa sobre o asana, em comparação com as primeiras sugestões.

Parivrtta Janu Sirsasana
Postura da cabeça no joelho inversa

parivrtta = girar, virar, rolar; *janu* = joelho; *shiras* = tocar com a cabeça

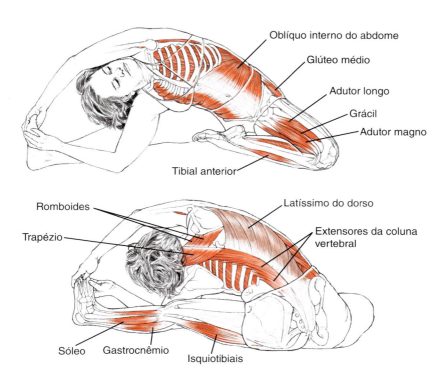

Classificação
Postura sentada assimétrica com inclinação lateral.

Ações articulares			
Coluna vertebral	**Membros superiores**	**Membros inferiores**	
		Perna estendida	**Perna flexionada**
Flexão lateral, rotação para longe da perna estendida	Abdução, rotação superior e elevação da escápula; abdução do ombro; extensão do cotovelo; supinação do antebraço	Flexão do quadril, extensão do joelho, dorsiflexão do tornozelo	Flexão, rotação lateral e abdução do quadril; flexão do joelho; flexão plantar do tornozelo; supinação do pé

(continua)

Parivrtta Janu Sirsasana *(continuação)*

Ações musculares

Coluna vertebral

Contração concêntrica	Contração excêntrica
Para realizar rotação do tórax: oblíquo interno do abdome (lado da perna flexionada); oblíquo externo do abdome (lado da perna estendida) **Para realizar rotação da cabeça em direção ao teto:** reto posterior da cabeça, oblíquo inferior da cabeça, longos da cabeça e do pescoço, esplênio da cabeça (lado da perna flexionada); esternocleidomastóideo, parte descendente do trapézio (lado da perna estendida)	**Para ajustar a inclinação lateral à força da gravidade:** quadrado do lombo, latíssimo do dorso, músculos espinais (lado da perna flexionada)

Membros superiores

Contração concêntrica	Contração excêntrica
Para realizar rotação superior, abdução e elevação da escápula: serrátil anterior **Para estender o cotovelo:** tríceps braquial, ancôneo	**Para estender o braço acima da cabeça sem cair com a gravidade:** manguito rotador, redondo maior, latíssimo do dorso

Membros inferiores

Perna estendida		Perna flexionada	
Contração concêntrica	*Alongamento passivo*	*Contração concêntrica*	*Alongamento passivo*
Para manter a extensão do joelho: articular do joelho, vastos **Para realizar adução e rotação medial:** pectíneo, adutores longo e curto	Isquiotibiais, glúteos médio e mínimo (fibras posteriores), glúteo máximo, piriforme, adutor magno, sóleo, gastrocnêmio	**Para realizar rotação lateral do quadril:** obturadores interno e externo, quadrado femoral, piriforme, gêmeos superior e inferior **Para realizar rotação lateral e flexão do quadril e do joelho:** sartório **Para flexionar o joelho:** isquiotibiais	Adutores magno, longo e curto

Observações

Embora a posição das pernas nesta postura seja a mesma do Janu Sirsasana (p. 134), a ação da coluna é muito diferente: em vez de rodar para o lado da perna estendida, a rotação acontece de forma a se afastar dela, e a flexão da coluna aqui é lateral, e não para a frente. Essa diferença de ação da coluna muda a ação sobre o cíngulo do membro superior e os braços – é fácil perceber que há um alongamento maior do latíssimo do dorso.

As posturas de inclinação lateral são ótimas para minimizar qualquer limitação nas articulações dos ombros. Quando a flexão da articulação glenoumeral é limitada, é possível conseguir maior mobilidade se a escápula estiver livre para se movimentar em flexão lateral.

Nesta postura, quando os túberes isquiáticos permanecem no chão, a ação de inclinação lateral concentra-se na coluna. Se permitirmos que o túber isquiático da perna flexionada se levante do chão, a ação de inclinação lateral se desloca para a articulação do quadril da perna estendida e para a região posterior dessa perna.

Respiração

Nesta posição, o lado de cima do corpo está mais alongado e a caixa torácica fica mais aberta; no entanto, a cúpula inferior do diafragma fica mais móvel e há uma maior complacência do tecido pulmonar inferior. Concentrar-se nesse fato pode criar de maneira muito natural uma maior consciência do lado do corpo que fica embaixo, o que ajuda a prevenir um colapso por compressão.

Mahamudra
O grande gesto

maha = grande, poderoso, forte; *mudra* = selar, lacrar, fechar

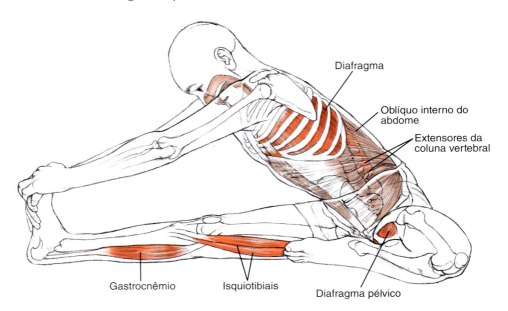

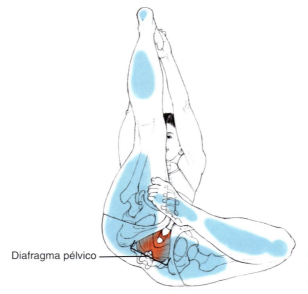

As áreas em azul mostram a base de apoio.

Classificação

Postura sentada assimétrica com extensão axial.

Ações articulares

Coluna vertebral	Membros superiores	Membros inferiores	
		Perna estendida	**Perna flexionada**
Extensão axial, rotação do tórax em direção à perna estendida	Abdução e rotação superior da escápula, flexão e adução do ombro, extensão do cotovelo	Nutação da articulação SI, flexão do quadril, extensão do joelho, dorsiflexão do tornozelo	Nutação da articulação SI; flexão, rotação lateral e abdução do quadril; flexão do joelho; flexão plantar do tornozelo; supinação do pé

Ações musculares

Coluna vertebral

Contração concêntrica	*Contração excêntrica*
Para realizar rotação do tórax em direção à perna e distribuir a extensão axial: oblíquo interno do abdome (lado da perna estendida); oblíquo externo do abdome, rotadores, multífidos (lado da perna flexionada)	**Para equilibrar o peso da cabeça:** suboccipital posterior **Para facilitar a rotação e distribuir a extensão axial ao longo da coluna vertebral por meio do alongamento excêntrico:** oblíquo externo do abdome, rotadores, multífidos (lado da perna estendida), oblíquo interno do abdome (lado da perna flexionada)

Observações

A base do mahamudra é muito semelhante à do Janu Sirsasana (p. 134), e as ações dos braços e das pernas são os mesmos. Entretanto, a principal ação da coluna nessa postura é uma forte extensão axial, em vez de flexão.

Uma forma simplificada de pensar sobre esta postura é que ela combina uma inclinação para a frente (flexão das partes lombar e cervical da coluna vertebral), uma inclinação para trás (extensão da parte torácica da coluna) e uma torção (rotação axial da parte torácica da coluna e giro da pelve em direção à perna estendida).

Respiração

Executar essa postura corretamente enquanto se controla os três bandhas é considerado o teste máximo da respiração, pois o mahamudra leva todos os movimentos respiratórios normais para fora das cavidades corporais: há uma forte ação de estabilização no assoalho pélvico e nos músculos abdominais, a caixa torácica é mantida em posição elevada, as articulações costovertebrais ficam imobilizadas pela torção torácica e o esterno é elevado à altura do queixo pelos escalenos. De um modo geral, o corpo é forçado a encontrar outra forma não usual de respirar.

Quando todos os movimentos habituais, visíveis e externos da respiração tiverem se estabilizado, algo bem no centro do sistema deve mobilizá-los por uma nova via. Essa via é comumente chamada, na literatura iogue, de *susumna* – o canal central.

Upavistha Konasana
Postura sentada em ângulo aberto
upavistha = sentado; *kona* = ângulo

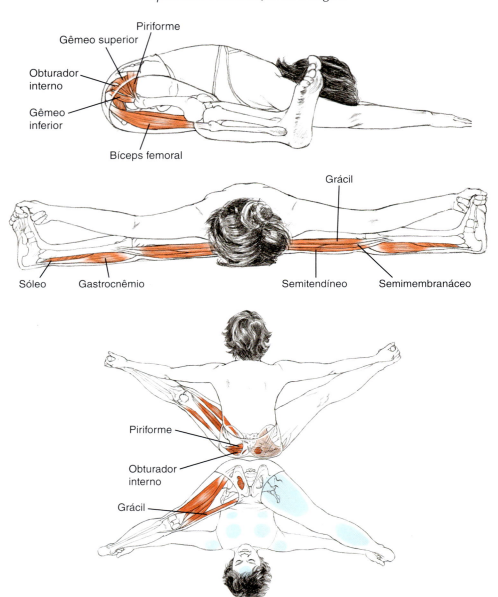

Classificação
Postura sentada simétrica com inclinação para a frente.

Ações articulares

Coluna vertebral	Membros inferiores
Flexão leve para realizar extensão axial	Nutação da articulação SI, abdução e flexão do quadril, extensão do joelho, dorsiflexão do tornozelo

Ações musculares

Coluna vertebral

Contração excêntrica

Para distribuir a flexão ao longo da coluna vertebral: extensores da coluna

Membros inferiores

Contração excêntrica	*Alongamento passivo*
Para realizar abdução da perna enquanto "dobra" o corpo para a frente na articulação do quadril: glúteos médio e mínimo, piriforme, gêmeos superior e inferior, obturador interno	Grácil
Para ajustar a inclinação para a frente: semitendíneo, semimembranáceo (isquiotibiais mediais)	

Observações

Os extensores da coluna vertebral estão se alongando, mas permanecem ativos. À medida que a postura se intensifica, a coluna se nivela ao chão e se move para uma extensão axial.

Nas articulações SI há uma ação acentuada de nutação à medida que a região superior do sacro se inclina para a frente, deixando os ilíacos para trás. Se os túberes isquiáticos saírem do chão, a ação ficará mais concentrada nas articulações do quadril e na região posterior das pernas. Se os túberes isquiáticos permanecerem no chão, a ação será distribuída de forma mais equilibrada entre as pernas e a coluna vertebral.

A posição inicial das pernas é algumas vezes descrita como rotação lateral. Se os pés estiverem apontados para o teto, não há rotação lateral nas articulações do quadril, mas sim flexão e adução dessas articulações.

Caso as pernas se voltem para dentro, as regiões internas dos joelhos e os adutores podem sofrer alongamento excessivo. Para os alunos que apresentam maior rigidez, é preferível dobrar um pouco os joelhos (com apoio), de forma que a sensação de alongamento seja notada mais intensamente no ventre dos músculos mais relevantes. A sensação de alongamento, quando ocorre próxima às articulações e pontos de fixação muscular, indica que nada de proveitoso pode ser esperado do movimento.

Respiração

A respiração pode ser de grande auxílio no alongamento gradual da coluna vertebral nessa postura. A expiração, caso seja iniciada na região inferior do abdome, pode ajudar a ancorar os túberes isquiáticos e estabilizar a parte posterior das coxas no chão, ao passo que a inspiração, quando iniciada na região superior do tórax, pode ajudar a alongar a coluna vertebral. Em suma, a expiração oferece uma base para a metade inferior da postura, ao passo que a inspiração pode alongar a metade superior.

Baddha Konasana
Postura limitadora em ângulo fechado
baddha = limitar; kona = ângulo

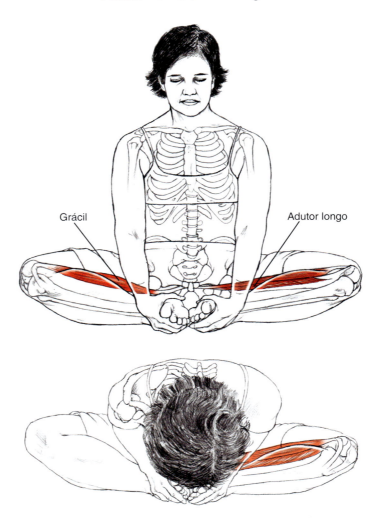

Classificação
Postura sentada simétrica com inclinação para a frente.

Ações articulares	
Coluna vertebral	**Membros inferiores**
Flexão leve para realizar a extensão axial	Nutação da articulação SI; flexão, rotação lateral e adução do quadril; flexão do joelho; dorsiflexão do tornozelo; supinação do pé

Ações musculares	
Coluna vertebral	
Contração excêntrica	
Para distribuir a flexão ao longo da coluna vertebral: extensores da coluna	
Membros inferiores	
Contração excêntrica	*Alongamento passivo*
Para realizar rotação lateral do quadril: obturadores interno e externo, quadrado femoral, piriforme, gêmeos superior e inferior	Adutores magno, longo e curto; grácil

Observações

Assim como no Paschimottanasana (p. 132), se a preocupação principal for conseguir abaixar a cabeça, o resultado afetará mais a coluna (flexão) que a pelve (articulações SI e do quadril). Por essa razão, o objetivo deve ser conseguir fazer o umbigo, e não a cabeça, tocar o pé.

O trabalho do obturador interno nessa postura ativa os músculos do assoalho pélvico, o que ancora a base da postura.

Dependendo da proximidade entre pés e virilha, rotadores laterais diferentes se ativarão para ajudar as pernas a rodar lateralmente, e outros adutores serão alongados. Quanto mais estendidos estiverem os joelhos, mais alongado estará o grácil. Como o adutor longo e o curto trabalham para flexionar e rodar a perna para fora, a abdução nessa postura alonga esses dois músculos do grupo dos adutores. Portanto, é muito importante trabalhar com os pés a diferentes distâncias da pelve. Nem sempre tê-los mais perto é melhor.

O baddha konasana pode exigir demais do joelho. A supinação dos pés (solas em direção ao teto) leva a uma rotação da tíbia que, aliada a uma flexão, desestabiliza a sustentação que os ligamentos dão aos joelhos. Se o quadril estiver pouco móvel e as pernas forem forçadas para poder executar essa postura, o torque da parte inferior da perna pode se transferir para as articulações dos joelhos. Uma maneira de protegê-las é realizar eversão dos pés (pressionar as bordas externas dos pés contra o chão). Essa ação ativa os fibulares, os quais, através de conexões fasciais, podem estabilizar os ligamentos laterais do joelho e ajudar a impedir que girem muito. O resultado disso é que o maior esforço dessa postura recairá sobre as articulações do quadril.

Respiração

O conselho de levar o umbigo, e não a cabeça, em direção aos pés é outra forma de minimizar obstruções para respirar. Levar a cabeça em direção ao chão pressiona a caixa torácica e comprime o abdome, e, assim, gera-se maior dificuldade para fazer essas cavidades mudarem de forma. Uma coluna mais alongada permite uma respiração mais livre.

(continua)

Baddha Konasana *(continuação)*

Variação da Baddha Konasana
Supta Baddha Konasana
Postura reclinada em ângulo fechado

supta = descanso, em posição de dormir; *baddha* = limitar; *kona* = ângulo

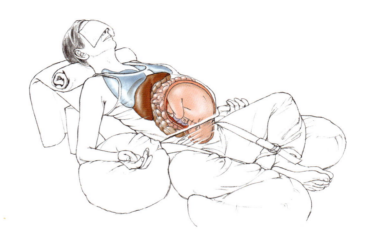

Observações

A variação repousante do baddha konasana coloca a coluna vertebral em alinhamento neutro ou gera uma leve extensão para poder abrir suavemente os canais de respiração. É uma posição restauradora bastante utilizada, e o uso de acessórios como rolos, almofadas, cobertores ou tiras para amarração abre um leque de possibilidades de modificação.

Kurmasana
Postura da tartaruga

kurma = tartaruga

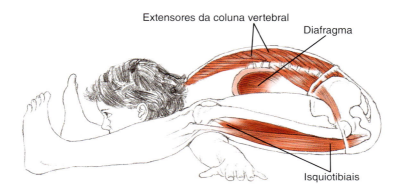

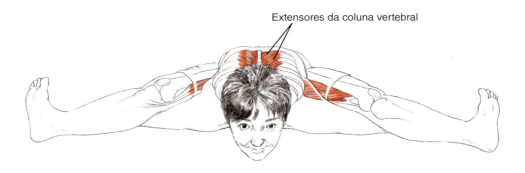

Classificação

Postura sentada simétrica com inclinação para a frente.

	Ações articulares	
Coluna vertebral	**Membros superiores**	**Membros inferiores**
Extensão da parte cervical da coluna, flexão das partes torácica e lombar da coluna para realizar a extensão	Rotação inferior e abdução da escápula; abdução e rotação medial do ombro, extensão do cotovelo, pronação do antebraço	Nutação da articulação SI, flexão e abdução do quadril, extensão do joelho, dorsiflexão do tornozelo

(continua)

Kurmasana *(continuação)*

Ações musculares	
Coluna vertebral	
Contração concêntrica	*Contração excêntrica*
Para estender a coluna vertebral contra a resistência imposta pela posição do braço e da perna: extensores da coluna	Para resistir à hiperextensão da parte cervical da coluna vertebral: flexores do pescoço
Membros superiores	
Contração concêntrica	*Contração excêntrica*
Para realizar rotação medial e proteger a articulação do ombro: manguito rotador (especialmente o subescapular) Para realizar adução da escápula quando o braço estiver embaixo da perna: romboide, trapézio Para pressionar o braço contra a perna: parte espinal do deltoide	Para resistir à hiperextensão no cotovelo: bíceps braquial
Membros inferiores	
Contração concêntrica	*Contração excêntrica*
Para estender o joelho sobre o braço: articular do joelho, vastos Para realizar adução e rotação medial da perna: pectíneo, adutores longo e curto	Para pressionar a perna contra o braço quando estiver ajustando a inclinação para a frente: glúteos médio e mínimo, piriforme, gêmeos superior e inferior, obturador interno, isquiotibiais

Observações

Para se preparar para essa postura, a coluna se flexiona, as escápulas e os quadris entram em abdução e os quadris e os joelhos se flexionam. Uma vez que os braços estejam posicionados sob as pernas, as ações que aprofundam a postura são o oposto das preparatórias: extensão da coluna vertebral, adução da escápula, extensão e adução dos quadris e extensão dos joelhos.

Essa oposição de ações da coluna e das escápulas significa que os músculos, como os extensores da coluna vertebral e os romboides, estão sendo convocados a se contrair de uma posição muito alongada (é uma das posições que mais dificulta a contração concêntrica do músculo).

Pelo fato de os braços estarem "presos" sob as pernas, é possível que a ação seja forçada em pontos vulneráveis: a coluna pode se hiperflexionar nas regiões lombar e torácica, ou os isquiotibiais podem se hipermobilizar em suas fixações nos túberes isquiáticos.

Respiração

O diafragma fica consideravelmente comprimido durante a realização dessa postura, e o movimento gradual para desfazer a flexão torácica pode ser visto como uma tentativa de restabelecer o espaço da respiração na cavidade torácica.

Variação do Kurmasana

Supta Kurmasana

Postura da tartaruga reclinada

supta = reclinar; *kurma* = tartaruga

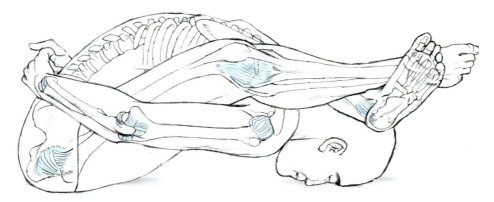

As cápsulas articulares estão pintadas de azul.

Observações

Essa postura pode ser muito intensa ou bem tranquila. Com braços e pernas presos, pouco esforço é necessário para manter a posição, se existe amplitude suficiente de movimento em todas as articulações do corpo necessárias para a realização dessa postura. Caso a ação não seja distribuída por todas as articulações, essa postura poderá sobrecarregar a coluna vertebral, articulações SI, e, com os braços presos nessa posição, também a região anterior das articulações dos ombros. O manguito rotador (especialmente o subescapular) trabalha tanto para realizar a rotação medial do úmero como para proteger a articulação contra a protração.

Quanto mais livre a escápula estiver para deslizar sobre a caixa torácica, menos força é direcionada para as articulações glenoumerais e suas cápsulas. A utilização do latíssimo do dorso para auxiliar na rotação medial e extensão dos braços interfere na flexão da coluna vertebral porque os latíssimos do dorso são também extensores da coluna vertebral.

As pernas presas atrás do crânio e da parte cervical da coluna vertebral podem causar certa tensão nessa área também: tanto hiperalongamento da parte posterior do pescoço como sobrecarga dos músculos contra a pressão das pernas.

Caso não haja mobilidade suficiente no restante da coluna vertebral, a parte cervical pode ser hiperflexionada para levar as pernas para a posição, o que deve ser evitado.

Respiração

Uma vez presos nessa postura, os músculos abdominais não têm muito que fazer, de modo que podem se soltar para a realização de respirações abdominais. Isso é até aconselhável, pois uma ação torácica excessiva durante a flexão do tronco pode tensionar um pescoço já vulnerável.

Ardha Matsyendrasana
Meia postura do senhor dos peixes

ardha = metade; *matsya* = peixe; *indra* = governante, senhor

Sage Matsyenda foi um professor de yoga renomado que, segundo a lenda, criou esta postura.

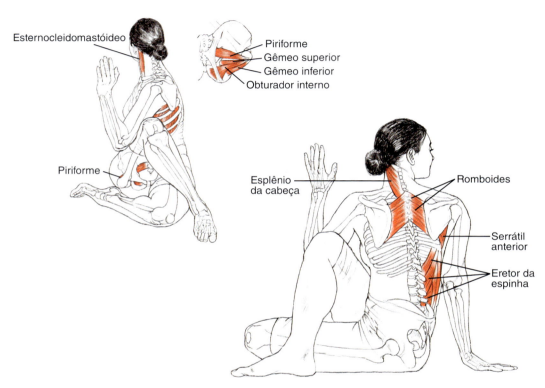

Classificação

Postura sentada assimétrica com torção.

Ações articulares				
Coluna vertebral	**Membros superiores**		**Membros inferiores**	
	Braço da frente (contralateral à perna de cima)	Braço de trás	Perna de cima	Perna de baixo
Rotação em direção à perna de cima	Escápula em posição neutra, abdução do ombro, flexão do cotovelo	Extensão do ombro, extensão do cotovelo, dorsiflexão do punho	Flexão e adução do quadril, flexão do joelho, pé apoiado no chão	Flexão, rotação lateral e adução do quadril; flexão do joelho; flexão plantar do tornozelo

Ações musculares

Coluna vertebral

Contração concêntrica	Alongamento passivo
Para manter a extensão contra a pressão do braço: extensores da coluna **Para realizar a rotação da coluna em direção à perna:** oblíquo interno do abdome, eretor da espinha, esplênio da cabeça (do lado da perna de cima), oblíquo externo do abdome, rotadores, multífidos (lado da perna de baixo) **Para virar a cabeça:** esternocleidomastóideo (lado da perna de baixo)	Oblíquo externo do abdome, rotadores, multífidos, esternocleidomastóideo (lado da perna de cima); oblíquo interno do abdome, eretor da espinha, esplênio da cabeça, latíssimo do dorso (lado da perna de baixo)

Membros superiores

Braço da frente (contralateral à perna de cima)	Braço de trás
Contração concêntrica	*Contração concêntrica*
Para estabilizar a cabeça do úmero: manguito rotador **Para manter a escápula na caixa torácica:** romboides **Para estender o braço contra a perna:** parte espinal do deltoide **Para flexionar o cotovelo:** bíceps braquial	**Para estabilizar a cabeça do úmero:** manguito rotador **Para manter a escápula na caixa torácica e resistir à adução dessa escápula:** serrátil anterior **Para estender o ombro e o cotovelo:** tríceps braquial

Membros inferiores

Perna de cima		Perna de baixo	
Contração concêntrica	*Alongamento passivo*	*Contração concêntrica*	*Alongamento passivo*
Para realizar flexão e adução da perna: adutores longo e curto, pectíneo	Piriforme; gêmeos superior e inferior; obturadores externo e interno; quadrado femoral; glúteos máximo, médio e mínimo	**Para realizar rotação lateral do quadril:** obturadores interno e externo, quadrado femoral, piriforme, gêmeos superior e inferior **Para realizar rotação lateral e flexão do quadril e do joelho:** sartório **Para flexionar o joelho:** isquiotibiais **Para realizar flexão e adução da perna:** adutores longo e curto	Glúteos médio e mínimo

(continua)

Ardha Matsyendrasana (*continuação*)

Observações

Todas as partes do tronco podem contribuir para essa torção – tanto nos lados direito e esquerdo da frente como nos lados direito e esquerdo das costas, em diferentes camadas de músculo. A coluna vertebral terá a rotação mais equilibrada quando estiver em extensão neutra. Flexionar a parte lombar da coluna colocará em risco a estabilidade das vértebras lombares e discos, e o excesso de extensão tende a travar a parte torácica da coluna, inibindo a rotação axial naquele ponto.

A ação de torção dessa postura pode ser apenas simulada se as escápulas permanecerem soltas, permitindo-se que entrem excessivamente em adução (a de trás) e abdução (a da frente). Quando isso acontecer, a impressão será a de que se trata de uma rotação, mas não haverá movimento verdadeiro da coluna. Pelo fato de o cíngulo do membro superior (cintura escapular) ter uma amplitude de movimento maior nessa direção que as estruturas torácicas, a torção da coluna é em geral mais intensa quando os braços são colocados em uma posição simples, sem que estejam unidos. Quando se deseja discernir a ação da coluna vertebral, deve-se realizar essa postura sem utilizar os braços, para que a ação da coluna seja a mais segura possível. A alavancagem dos braços vem por último, como uma ação de aprofundamento. O uso excessivo dos braços pode impor muita força sobre partes vulneráveis da coluna, especialmente sobre T11 e T12.

Outro fator que contribui para a intensidade da ação de torção da coluna para essa postura é o posicionamento das pernas, que limita bastante o movimento rotacional da pelve – na verdade, elas rodam a pelve em direção oposta à da rotação da coluna.

Respiração

O ardha matsyendrasana é uma ótima oportunidade para explorar a dinâmica básica da respiração, pois ela está relacionada aos princípios do brhmana e langhana, prana e apana, e sthira e sukha.

A parte inferior do corpo é a base estável da postura, e um padrão langhana (respiração abdominal) pode aliviar a tensão sobre a região inferior do abdome, as articulações do quadril e o assoalho pélvico. Essa técnica de respiração estimula a experiência do apana, que flui para baixo no sistema, em direção ao solo.

A parte superior do corpo é o aspecto móvel e sustentado da postura, e o brhmana (respiração torácica) pode ser realizado com a mera estabilização da parede abdominal assim que a inspiração é iniciada. Isso transferirá a ação do diafragma para a caixa torácica e para as articulações costovertebrais, e intensificará ainda mais a liberação rotacional profunda na parte torácica da coluna. Esse padrão de respiração está claramente relacionado ao movimento ascendente do apana, com o auxílio dos músculos da região inferior do abdome para que a expiração seja empurrada para cima e para fora do corpo.

Nessa postura, mantenha os braços soltos e separados, e tente fazer a respiração abdominal relaxada diversas vezes, para iniciar. Em seguida, ao expirar, aprofunde gradualmente as contrações na região inferior do abdome, para que, por fim, consiga manter cada contração por um instante até iniciar a próxima inspiração. Perceba o efeito dos padrões de respiração durante sua experiência com essa postura.

Gomukhasana

Postura da cabeça de vaca

go = vaca; *mukha* = face, rosto

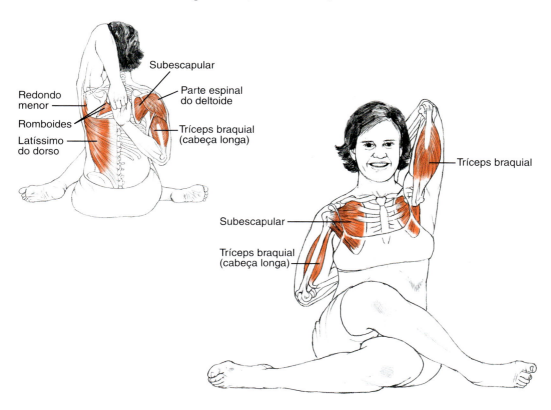

Classificação

Postura sentada assimétrica.

Ações articulares				
Coluna vertebral	**Membros superiores**		**Membros inferiores**
	Braço de cima	Braço de baixo	
Coluna em posição neutra com leve extensão da parte torácica da coluna	Rotação superior, elevação e adução da escápula; rotação lateral e flexão do ombro; flexão do cotovelo; pronação do antebraço	Rotação inferior, adução e abaixamento da escápula; rotação medial e extensão do ombro; flexão do cotovelo; supinação do antebraço	Flexão, rotação lateral e adução do quadril; flexão do joelho

(continua)

Gomukhasana (*continuação*)

Ações musculares

Coluna vertebral

Para calibrar as contrações concêntrica e excêntrica e manter o alinhamento neutro da coluna:
extensores e flexores da coluna

Membros superiores

Braço de cima		Braço de baixo	
Contração concêntrica	*Alongamento passivo*	*Contração concêntrica*	*Alongamento passivo*
Para realizar rotação superior da escápula: serrátil anterior **Para realizar adução da escápula:** romboides **Para realizar a rotação lateral do ombro:** infraespinal, redondo menor **Para flexionar o braço acima da cabeça:** parte clavicular do deltoide **Para realizar pronação do antebraço:** pronador redondo	Tríceps braquial, latíssimo do dorso, redondo maior, peitoral menor	**Para realizar rotação inferior e adução da escápula:** parte ascendente do trapézio, romboides **Para realizar a rotação medial do ombro:** subescapular **Para realizar rotação medial e extensão do ombro:** redondo maior, latíssimo do dorso **Para estender o braço:** tríceps braquial (cabeça longa), parte espinal do deltoide **Para flexionar o cotovelo:** bíceps braquial **Para realizar supinação do antebraço:** supinadores	Bíceps braquial (cabeça longa), peitoral maior, serrátil anterior, parte descendente do trapézio

Membros inferiores

Contração concêntrica	*Alongamento passivo*
Para realizar rotação lateral do quadril: obturadores interno e externo, quadrado femoral, piriforme, gêmeos superior e inferior **Para realizar rotação lateral e flexão do quadril e do joelho:** sartório **Para flexionar o joelho:** isquiotibiais **Para realizar flexão e adução da perna:** adutores longo e curto	Glúteos médio e mínimo

Observações

A rotação superior e inferior da escápula precisa anteceder a adução para evitar a hipermobilização da articulação do ombro. Se as escápulas não estiverem móveis, pode haver muita movimentação da articulação glenoumeral, o que causa uma hipermobilização na cápsula articular ou choques nos tendões dos bíceps braquiais e supraespinais.

Se as articulações do quadril não estiverem suficientemente móveis, um torque excessivo pode afetar as articulações dos joelhos. Deve-se tomar muito cuidado a fim de evitar tensão nos joelhos, pois os meniscos tornam-se muito vulneráveis quando as articulações dos joelhos estão semiflexionadas.

Respiração

Relaxar a parede abdominal e direcionar a respiração para a região inferior do abdome ajuda o assoalho pélvico e as articulações do quadril a se soltarem. Restringir a região inferior do abdome durante a inspiração direciona a respiração para a região torácica, o que intensifica o movimento das estruturas dos ombros.

Hanumanasana
Postura do macaco

hanumat = que tem mandíbulas grandes; um macaco-chefe

Hanuman era um chefe semidivino de um exército de macacos que serviam o deus Rama. Conforme conta a epopeia hindu *Ramayana*, por meio da tradição oral, Hanuman atravessou com um único salto a distância entre o Sul da Índia e o Sri Lanka. Essa postura com as pernas abertas representa o seu famoso salto.

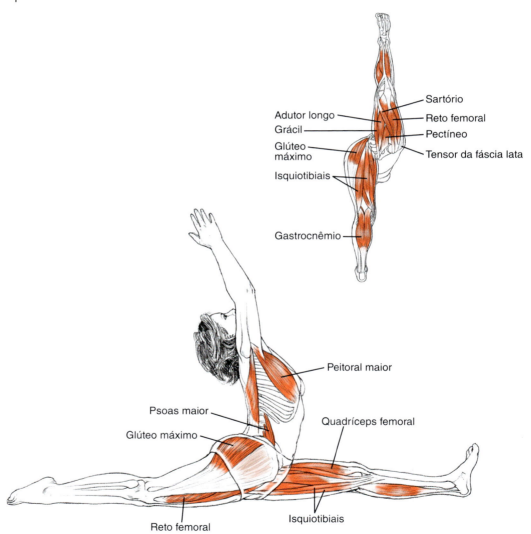

Classificação

Postura sentada assimétrica com inclinação para a frente e para trás.

Ações articulares

Coluna vertebral	Membros superiores	Membros inferiores	
		Perna da frente	**Perna de trás**
Extensão	Rotação superior, abdução e elevação da escápula; flexão e adução do ombro; extensão do cotovelo	Nutação da articulação SI; flexão, rotação medial e adução do quadril; extensão do joelho; dorsiflexão do tornozelo	Contranutação da articulação SI; extensão, rotação medial e adução do quadril; extensão do joelho; flexão plantar do tornozelo

Ações musculares

Coluna vertebral

Contração concêntrica	*Contração excêntrica*
Para estender a coluna: extensores da coluna	**Para permitir a extensão da coluna (inclinação para trás) sem cair com a força da gravidade:** psoas menor, músculos abdominais, longo do pescoço, verticais, músculos supra-hióideos e infra-hióideos

Membros superiores

Contração concêntrica	*Alongamento passivo*
Para realizar abdução, rotação superior e elevação da escápula: serrátil anterior, parte descendente do trapézio	Romboides, latíssimo do dorso, peitoral maior (fibras inferiores), peitoral menor
Para estabilizar, flexionar e aduzir a articulação do ombro: manguito rotador, coracobraquial, peitoral maior (fibras superiores), parte clavicular do deltoide, bíceps braquial (cabeça curta)	

Membros inferiores

Perna da frente		Perna de trás
Contração concêntrica	*Contração excêntrica*	*Contração excêntrica*
Para manter a extensão do joelho: articular do joelho, vastos **Para realizar adução e rotação medial:** pectíneo, adutores longo e curto	**Para resistir à hipermobilização na região anterior da articulação do quadril e manter a rotação medial e a adução:** isquiotibiais, glúteos médio e mínimo (fibras posteriores), glúteo máximo, piriforme, adutor magno, sóleo, gastrocnêmio	**Para resistir à hiperextensão do quadril enquanto mantém a adução e a rotação medial:** psoas maior, ilíaco, reto femoral, sartório, pectíneo, adutores longo e curto, grácil, tensor da fáscia lata

(continua)

Hanumanasana (*continuação*)

Observações

Nesta postura tão difícil, a ação de inclinação para a frente sobre a perna da frente e a hemipelve é contraposta pela ação de inclinar para trás sobre a perna de trás e a hemipelve. A coluna vertebral pode então buscar o equilíbrio entre essas duas ações opostas.

Em uma inclinação simétrica para a frente, como a Paschimottanasana (p. 132), parte da ação de inclinar para a frente vem tanto da coluna como dos membros inferiores. Da mesma forma, em uma inclinação para trás, como a Urdhva Dhanurasana (p. 249), a ação de inclinar para trás vem dos membros inferiores e da coluna vertebral conjuntamente. No hanumanasana, entretanto, o fato de as pernas realizarem ações opostas significa que as ações de inclinação para a frente e para trás estão direcionadas quase que totalmente para as pernas, tornando ambos os movimentos mais intensos.

Como, em geral, a amplitude de movimento na articulação do quadril é maior na flexão do que na extensão, a perna da frente realiza a flexão mais rapidamente e o movimento da perna de trás leva à extensão da coluna. Também é por isso que se sente que o esforço maior vem mais dos extensores da perna da frente do que dos flexores da perna de trás. A ação de cada perna é restrita pela perna oposta, tornando a postura um tanto limitadora. Essa limitação significa que a força não fica dispersa no espaço tanto quanto fica em áreas potencialmente vulneráveis (as fixações dos isquiotibiais estão especialmente em risco de hipermobilização nessa postura). Essa preocupação é ainda maior se a postura for realizada de maneira passiva.

A presença da gravidade significa que não é necessário contrair de forma concêntrica nenhum dos músculos para posicionar o corpo nessa postura. Em vez disso, o próprio peso do corpo intensifica a ação. Entretanto, para realizar essa postura com segurança, o corpo não deve relaxar passivamente com a gravidade.

Se o hanumanasana for executado de maneira mais ativa, dando a devida atenção às ações excêntricas dos músculos em alongamento, a mobilização dessa postura pode ser distribuída em diversas articulações. Um pequeno movimento em várias localizações pode distribuir a força de forma segura. Para isso, é necessário que você conheça suas próprias tendências com respeito aos pontos em que você contrai e relaxa, para que possa estabilizar as áreas móveis e mobilizar as áreas fixas.

Uma última observação sobre manter as pernas em rotação neutra: embora a posição das pernas seja neutra em termos de rotação medial e lateral, é necessário, na verdade, que haja rotação medial ativa para manter essa posição neutra. Uma posição neutra na articulação não é sempre aquela que exige menos esforço muscular, dependendo das ações da gravidade e dos outros membros. A manutenção de uma posição neutra pode com frequência constituir uma ação muscular bastante intensa.

Nessa postura, muitos podem permitir que a perna de trás entre em rotação lateral para que se abaixe totalmente. Deixar a perna de trás virar para fora coloca uma pressão de torção sobre a parte lombar da coluna e sobre a articulação SI dessa perna, além do joelho dessa mesma perna. Também pressiona mais os adutores da perna de trás (adutores longo e curto, pectíneo e grácil) sem o apoio excêntrico do ilíaco e do psoas maior ou do reto femoral. Como resultado, a virilha fica hipermobilizada e o reto femoral que, em geral, fica excessivamente contraído, não fica tão alongado quanto poderia. É necessário um tipo de disciplina diferente para resistir ao impulso de ir o mais para baixo possível e para usar apoios (blocos e cobertores) conforme necessário para manter a integridade da postura.

Respiração

Se estiver respirando sem dificuldades, saberá que está executando essa postura da forma correta. Até que todas as forças de flexão, extensão e rotação tenham sido neutralizadas e a coluna possa se estender facilmente, a respiração tende a ser forçada e difícil. O uso de apoios é altamente recomendado para que o trabalho possa ser feito gradualmente, de modo a não alterar excessivamente o ritmo de respiração.

Navasana
Postura do barco

nava = barco

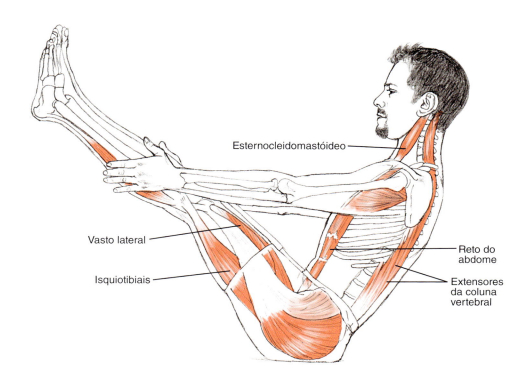

Classificação

Postura de equilíbrio simétrica com inclinação para a frente.

Ações articulares		
Coluna vertebral	**Membros superiores**	**Membros inferiores**
Coluna em posição neutra	Flexão do ombro	Flexão e adução do quadril, extensão do joelho

(continua)

Navasana *(continuação)*

Ações musculares

Coluna vertebral

Contração concêntrica	*Contração excêntrica*
Para manter as curvaturas neutras da coluna: extensores da coluna	**Para manter a coluna em posição neutra contra a força da gravidade e resistir à hiperextensão da parte lombar da coluna:** psoas maior (fibras superiores), músculos abdominais

Membros superiores

Contração concêntrica

Para manter a escápula na caixa torácica: serrátil anterior, romboides	**Para estender o cotovelo:** tríceps braquial, ancôneo
Para flexionar o ombro: coracobraquial, parte clavicular do deltoide	

Membros inferiores

Contração concêntrica

Para flexionar o quadril: psoas maior, ilíaco, reto femoral	**Para realizar adução e rotação medial:** pectíneo, grácil, adutores longo e curto
Para manter a extensão do joelho: articular do joelho, vastos	

Observações

Nessa postura, o desafio não é a postura em si, mas sim sua relação com a gravidade. Se a rotação fosse de 45 graus, seria somente o trabalho de se manter sentado verticalmente no Dandasana (que certamente pode apresentar seus próprios desafios; ver p. 130).

Idealmente, o peso dessa postura fica distribuído entre os túberes isquiáticos e o cóccix. Todo o peso não deve ser sustentado sobre o sacro. Se o dandasana é um desafio por causa do encurtamento nas regiões posteriores das pernas, esse mesmo encurtamento impossibilita a realização correta do navasana com as pernas esticadas. Nesse caso, uma boa opção seria flexionar os joelhos para que a coluna vertebral possa se manter neutra.

Esse asana em geral é descrito como o que trabalha os músculos abdominais. Isto é verdade; no entanto, os músculos abdominais não colocam o corpo nessa postura. Em vez disso, evitam que a parte superior do corpo caia para trás com a gravidade. A ação que mantém o corpo nessa posição é a flexão do quadril, gerada pelo psoas maior e pelo ilíaco. Se for difícil o acesso ao psoas maior e ao ilíaco, é possível que haja um trabalho excessivo do reto femoral ou do tensor da fáscia lata para manter essa postura.

Assim como a flexão dos joelhos facilita a postura por encurtar o comprimento do braço de alavanca inferior, estender os braços acima da cabeça dificulta mais por causa do alongamento do braço de alavanca superior.

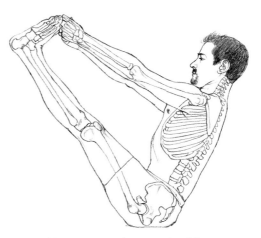

Navasana com braços estendidos.

Respiração

Para manter a estabilidade e o equilíbrio dessa postura, a respiração deve ser contida e compenetrada. Para demonstrar como esse fato é crucial, tente executar o navasana respirando profundamente pelo abdome.

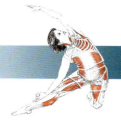

CAPÍTULO 8
POSTURAS DE JOELHOS

Na posição ajoelhada, o peso do corpo recai sobre os joelhos, as pernas e a parte superior dos pés. Essa posição traz o centro de gravidade para mais perto do chão do que quando se está em pé, porém para mais distante do chão do que a posição sentada. Sentar-se sobre os pés e ajoelhar-se são ações que constituem uma transição importante para os bebês que estão aprendendo a passar da posição sentada para a de pé.

Essa posição está associada à diminuição de si mesmo, no sentido de humildade ou culto. Isso provavelmente se deve ao fato de que, quando ajoelhada, uma pessoa é mais vulnerável do que quando está em pé, especialmente se sua cabeça estiver curvada. Mesmo a postura orgulhosa e ereta dos reis e faraós é suavizada por sua representação nessa posição humilde quando estão em adoração.

Ajoelhar-se também é uma postura de alerta relaxado, associada com força e disposição, como se vê em Vajrasana e Virasana (p. 164). Nas artes marciais, o ajoelhar-se é usado como posição preparatória mais fácil para levantar-se mais rapidamente do que na posição sentada de pernas cruzadas, de modo que, na prática do aikido, treina-se até mesmo para fazer arremessos a partir da posição ajoelhada.

Em asana, posturas ajoelhadas costumam ser utilizadas para ajudar a mobilizar as articulações do quadril. Quando a mobilidade dos pés e das pernas é tirada de sua base de apoio, a atenção pode ser centrada nas ações das articulações do quadril, dos ossos pélvicos e do assoalho pélvico.

Ajoelhar-se também proporciona uma base estável e simétrica a partir da qual o centro de gravidade pode ser erguido com a extensão completa da coluna vertebral, o que é mais belamente expresso em posturas como Ustrasana (p. 170) e Eka Pada Rajakapotasana (p. 172).

Vajrasana
Postura do raio
vajra = raio, diamante

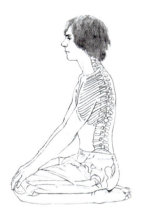
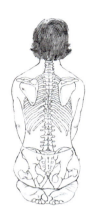
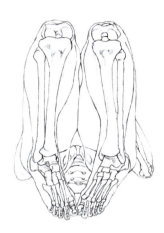

Virasana
Postura do herói
vira = homem, herói, chefe

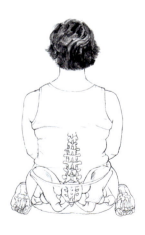
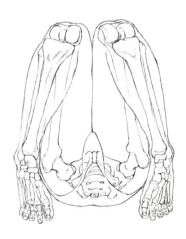

Ações articulares comuns (para as duas posturas anteriores)	
Coluna vertebral	**Membros inferiores**
Extensão axial ou neutra	Flexão, rotação medial e adução do quadril; flexão do joelho; flexão plantar do tornozelo

Observações

Assim como em posturas sentadas como Sukhasana (p. 126), Siddhasana (p. 126) e Padmasana (p. 127), o objetivo é a estabilidade e o conforto, ou sthira e sukha, as qualidades fundamentais de todos os asanas como descritos por Patañjali no *Yoga Sutra*. Virasasana e vajrasana são posturas excelentes para sustentar a coluna e o crânio de modo a permitir que os sentidos se introjetem em pranayama e na meditação (como nas posturas sentadas a partir da p. 126).

Para algumas pessoas, essas posições ajoelhadas são mais fáceis do que se sentar de pernas cruzadas, porque as articulações do quadril não precisam realizar rotação lateral ou adução, como fazem em siddhasana ou sukhasana.

Posturas de joelhos são também mais simétricas, porque ambas as pernas podem fazer a mesma ação e nenhuma delas é cruzada na frente da outra. O cruzamento das pernas cria uma ação assimétrica na pelve e no quadril que pode ter efeitos em longo prazo.

Balasana
Postura da criança
bala = jovem, infantil, não totalmente crescido ou desenvolvido

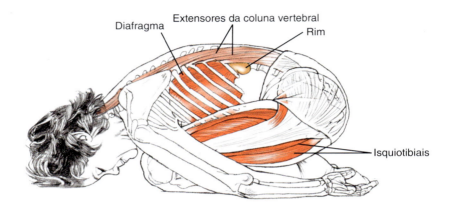

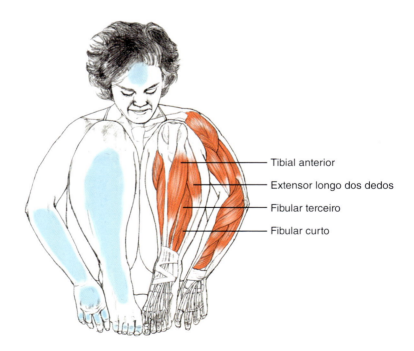

Classificação
Postura de joelhos simétrica com inclinação para a frente.

Ações articulares	
Coluna vertebral	**Membros inferiores**
Flexão	Nutação da articulação sacroilíaca (SI), flexão e adução do quadril, flexão do joelho, flexão plantar do tornozelo

Observações

Nessa posição, o corpo não resiste à gravidade, que o atrai ainda mais para baixo.

Um dos objetivos dessa postura é trazer os túberes isquiáticos até os calcanhares e a testa até o chão. Para isso, vários músculos têm de se alongar: extensores da coluna vertebral, glúteo máximo, piriforme e outros rotadores, isquiotibiais, glúteos médio e mínimo (por causa da adução do quadril), tibial anterior, fibular terceiro, extensores longo e curto dos dedos e extensores longo e curto do hálux, nos pés.

As variações incluem: o afastamento dos joelhos (abdução do quadril), que pode proporcionar uma extensão mais neutra da coluna vertebral e abrir espaço para a barriga; a extensão dos braços acima da cabeça; segurar os calcanhares com as mãos; cruzar os braços sob a testa; e virar a cabeça para um lado.

Às vezes, há uma sobrecarga na parte da frente das articulações do quadril. Isso pode ser causado pela utilização dos flexores do quadril para puxar o corpo para baixo em direção às coxas, em vez de se permitir que a gravidade crie essa ação. O uso de apoios pode ajudar em seu alívio.

Se os extensores dos dedos dos pés estiverem contraídos ou se houver falta de mobilidade nos ossos dos pés, também é possível sentir uma limitação na parte de cima dos pés. Além disso, a fraqueza nos músculos intrínsecos dos pés muitas vezes resulta em cãibras nessa postura e em outras semelhantes (como Virasana e Vajrasana, p. 164).

Respiração

Com os quadris totalmente flexionados e aduzidos e a parte da frente do tronco repousando sobre a superfície anterior das coxas, o movimento de respiração no abdome e na parte anterior da caixa torácica é muito restrito. Isso exige mais movimento na parte de trás da cintura e na caixa torácica. Esse é o motivo por que, se houver tensão nessas áreas, essa postura pode parecer sufocante.

Supta Virasana
Postura do herói reclinada

supta = reclinado, deitado para dormir; *vira* = homem corajoso ou eminente, herói, chefe

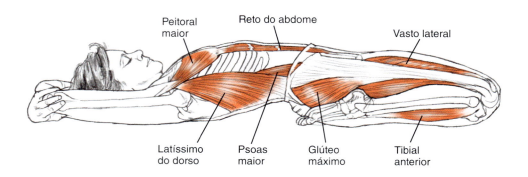

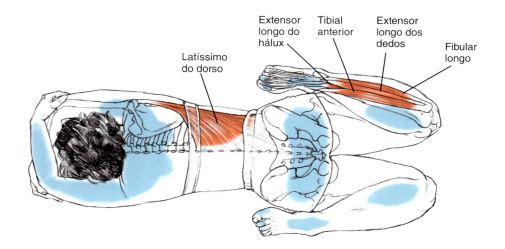

Classificação

Postura de joelhos simétrica com inclinação para trás.

Ações articulares	
Coluna vertebral	**Membros inferiores**
Extensão axial	Contranutação da articulação sacroilíaca; extensão, rotação medial e adução do quadril; flexão e rotação medial do joelho; flexão plantar do tornozelo

Ações musculares	
Coluna vertebral	
Contração concêntrica	*Alongamento passivo*
Para evitar hipermobilização da parte lombar da coluna vertebral: psoas menor, músculos abdominais	Psoas maior
Membros inferiores	
Contração concêntrica	*Alongamento passivo*
Para manter os joelhos juntos: grácil, adutor magno	Psoas maior, reto femoral, vastos, sartório, tibial anterior, extensor longo dos dedos, extensor longo do hálux

Observações

Existem muitas variações para a posição dos braços nessa postura: nas laterais, acima da cabeça e apoiados nos cotovelos. Se o latíssimo do dorso estiver curto, pôr os braços acima da cabeça poderá causar a hiperextensão da coluna vertebral, em virtude da fixação do latíssimo do dorso na parte inferior das costas.

Como a extensão do quadril em rotação medial é geralmente mais difícil do que na rotação lateral, a supta virasana revela o quanto é possível abrir a região da virilha. Essa postura muitas vezes começa como uma extensão da coluna, especialmente se há tensão nos flexores do quadril, porque a rotação medial das pernas se dá pelo peso do corpo.

Se os extensores do quadril estão contraídos e a postura é forçada, a força pode ser transmitida tanto para a parte inferior das costas como para os joelhos. Essa postura deve, em vez disso, ser mantida de modo a permitir a máxima extensão do quadril; descer até o chão é menos importante.

Como os joelhos estão em risco, manter os pés ativos e evitar supinação é importante para manter a integridade das articulações do joelho.

Esta pode ser uma excelente postura para dores ciáticas e lombares se feita com atenção à rotação medial e à extensão dos quadris. Se mal executada, contudo, pode exacerbar a dor lombar.

Respiração

A tensão no psoas maior e na parede abdominal cria pressão tanto posterior como anterior na cavidade abdominal. Esse efeito é ampliado quando se ativam os músculos abdominais para endireitar a curvatura lombar. Os padrões respiratórios resultantes favorecem movimentos acima e abaixo da pressão abdominal.

Enfatizar os movimentos da respiração torácica na base da caixa torácica ajuda a mobilizar a parte superior da coluna e o cíngulo do membro superior (ou cintura escapular). Concentrar-se nos movimentos do assoalho pélvico auxilia na liberação de tensão nos quadris, nas virilhas e na região glútea.

Ustrasana
Postura do camelo

ustra = camelo

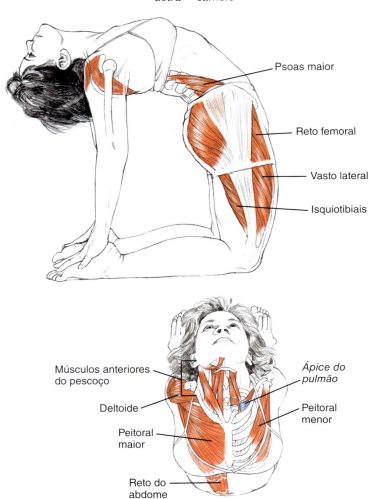

Classificação
Postura de joelhos simétrica com inclinação para trás.

Ações articulares		
Coluna vertebral	Membros superiores	Membros inferiores
Extensão	Adução e rotação inferior da escápula; extensão e adução do ombro; extensão do cotovelo	Contranutação da articulação SI; extensão e adução do quadril; flexão do joelho; flexão plantar do tornozelo

Ações musculares

Coluna vertebral

Contração concêntrica	Contração excêntrica	Alongamento passivo
Para estender a coluna (embora a maior parte da ação de extensão seja causada pela gravidade): extensores da coluna	Para evitar a hipermobilização da parte lombar da coluna: psoas menor, músculos abdominais Para resistir à hiperextensão na parte cervical da coluna enquanto a cabeça se estende: músculos anteriores do pescoço	Psoas maior

Membros superiores

Contração concêntrica	Contração excêntrica	Alongamento passivo
Para aduzir, elevar e realizar rotação inferior da escápula: romboides, levantador da escápula Para estabilizar a articulação do ombro e evitar a protração da cabeça do úmero: manguito rotador	Para estender e aduzir a articulação do ombro: tríceps braquial (cabeça longa), redondo maior, parte espinal do deltoide Para estender o cotovelo: tríceps braquial	Peitorais maior e menor, bíceps braquial, coracobraquial

Membros inferiores

Contração concêntrica	Contração excêntrica
Para estender, aduzir e rodar medialmente o quadril: isquiotibiais, adutor magno, glúteo máximo	Para resistir à extensão do quadril e à flexão do joelho: reto femoral Para resistir à flexão do joelho: articular do joelho, vastos

Observações

A gravidade traciona o tronco em uma inclinação para trás, que é assegurada pela ação do braço e pela ação excêntrica dos flexores da coluna vertebral.

Na parte cervical da coluna vertebral, os músculos anteriores do pescoço estão excentricamente ativos, mas o esternocleidomastóideo não deve estar ativado, a fim de evitar que a base do crânio seja puxada para o atlas e para o áxis.

A rotação medial das pernas vai ajudar a estabilizar a articulação sacroilíaca, incentivando a parte da frente da articulação a se alinhar.

Pode ser muito desafiador encontrar uma extensão saudável da coluna na base do pescoço e na região superior da parte torácica da coluna vertebral. Isso ajuda a manter o foco em relaxar o esternocleidomastóideo usando a força excêntrica dos músculos anteriores profundos do pescoço para estabilizar o peso da cabeça. O ustrasana pode ser uma mobilização intensa para o sistema digestório, especialmente para o esôfago.

Respiração

Em ustrasana, as estruturas torácicas são mantidas em uma posição de inspiração e a parede abdominal é alongada. Isso resulta em uma diminuição da capacidade de respirar "normalmente". O truque é encontrar o apoio na musculatura profunda, para que os esforços superficiais possam diminuir. Então, é possível perceber uma interessante relação entre a camada mais profunda dos músculos superficiais do pescoço (escalenos) e o movimento da respiração no ápice dos pulmões, que é sustentado pelos músculos escalenos mais profundos.

Eka Pada Rajakapotasana

Postura do pombo real com uma perna só

eka= um; *pada* = pé, perna; *raja* = rei, real; *kapota* = pombo

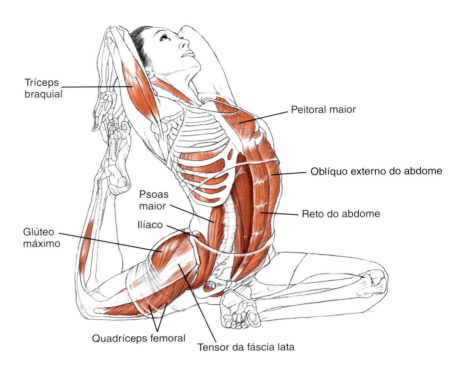

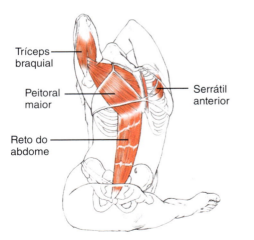

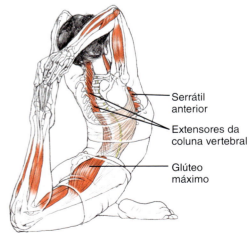

Classificação

Postura de joelhos assimétrica com inclinação para trás.

Ações articulares

Coluna vertebral	Membros superiores	Membros inferiores	
		Perna da frente	**Perna de trás**
Extensão	Rotação superior, abdução e elevação da escápula; flexão, adução e rotação lateral do ombro; supinação do antebraço; flexão da mão e dos dedos	Nutação da articulação sacroilíaca; flexão e rotação lateral do quadril; flexão do joelho; flexão plantar do tornozelo; supinação do pé	Contranutação da articulação sacroilíaca; extensão, rotação medial e adução do quadril; flexão do joelho; flexão plantar do tornozelo

Ações musculares

Coluna vertebral

Contração concêntrica		*Contração excêntrica*
Para estender a coluna: extensores da coluna	**Para neutralizar a torção a partir da posição da perna de trás:** oblíquo interno do abdome (lado da perna da frente); oblíquo externo do abdome (lado da perna de trás)	**Para evitar a hiperextensão na parte lombar da coluna:** psoas menor, músculos abdominais

Membros superiores

Contração concêntrica

Para abduzir, rodar para cima e elevar a escápula: serrátil anterior, parte descendente do trapézio **Para estabilizar, flexionar e aduzir a articulação do ombro:** manguito rotador, peitoral maior (fibras superiores), parte clavicular do deltoide, bíceps braquial (cabeça curta)	**Para rodar o antebraço e segurar o pé:** supinador e flexores da mão e dos dedos

Membros inferiores

Perna da frente	**Perna de trás**	
Contração excêntrica	*Contração concêntrica*	*Alongamento passivo*
Para resistir à flexão do quadril: isquiotibiais, piriforme, obturador interno, gêmeos superior e inferior	**Para criar extensão do quadril e flexão do joelho:** isquiotibiais **Para criar extensão, rotação medial e adução do quadril:** adutor magno	Ilíaco, psoas maior, reto femoral

(continua)

Eka Pada Rajakapotasana (*continuação*)

Observações

Nessa postura, é importante não perder a estabilidade. O assoalho pélvico, os isquiotibiais e os glúteos devem atuar excentricamente para distribuir o peso criado pela força da gravidade ao longo da base de toda a postura, em vez de permitir que ele recaia direitamente na fixação dos isquiotibiais ou na articulação do joelho.

Como em todas as posturas, sobretudo nas complexas, é possível uma grande variedade de experiências, dependendo da força, do equilíbrio e da amplitude de movimento de cada pessoa.

Essa postura é classificada como uma postura de joelhos porque essa é a posição inicial, mas a base de apoio não está realmente nos joelhos. Esse asana tem uma base única de sustentação: a superfície posterior da perna da frente e a superfície frontal da perna de trás. Essa mesma base, com as articulações dos joelhos estendidas, seria quase Hanumanasana (p. 156).

Mesmo que a perna da frente esteja em rotação lateral, essa postura ainda requer uma grande capacidade de extensão dos músculos de rotação lateral, como o piriforme, o obturador interno e os gêmeos superior e inferior. Isso porque esses músculos são também extensores do quadril e abdutores, e as ações na perna da frente são a flexão do quadril e a adução – quanto mais aduzida a perna da frente estiver, provavelmente mais sensação será sentida nesses músculos.

Quanto mais o joelho é estendido na perna da frente (em direção a 90 graus de flexão), maior é a rotação no quadril. Essa ação impõe mais pressão no joelho, especialmente se há restrição na articulação do quadril, e o joelho é muito mais vulnerável a forças de torção quando em 90 graus. A ação nos pés e tornozelos pode ajudar a estabilizar e proteger o joelho.

Variação de Eka Pada Rajakapotasana
Flexionada para a frente

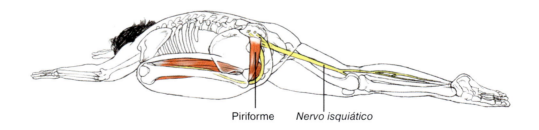

Piriforme   Nervo isquiático

Observações

Essa variação intensifica as ações nos isquiotibiais e em outros extensores do quadril (como o piriforme) da perna da frente por causa da maior flexão do quadril e do maior peso do corpo sobre essa perna. Ao mesmo tempo, diminui as ações no quadril de trás e na coluna vertebral.

Essa posição é frequentemente usada para "esticar" o músculo piriforme e o nervo isquiático. Quando há dor ciática, no entanto, não é necessariamente conveniente esticar o nervo isquiático, tampouco o piriforme é sempre responsável por essa dor. Pode ser verdade que realizar esse asana muitas vezes ajude a aliviar a dor ciática, porém, é mais provável que a mobilização dos quadris e da pelve e os efeitos sobre todos os músculos da parte inferior do corpo sejam os responsáveis.

As ilustrações a seguir mostram a interação do nervo isquiático com o músculo piriforme em:

1. posição neutra do quadril (figura *a*);
2. rotação lateral e abdução, que, na verdade, encurtam o piriforme (figura *b*);
3. flexão do quadril, que começa a alongar o piriforme e outros rotadores laterais (figura *c*);
4. flexão do quadril combinada com adução, que coloca o piriforme, assim como o nervo isquiático, em alongamento máximo (figura *d*).

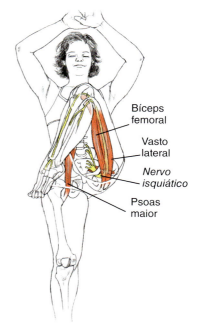

Bíceps femoral
Vasto lateral
Nervo isquiático
Psoas maior

Variação flexionada para a frente.

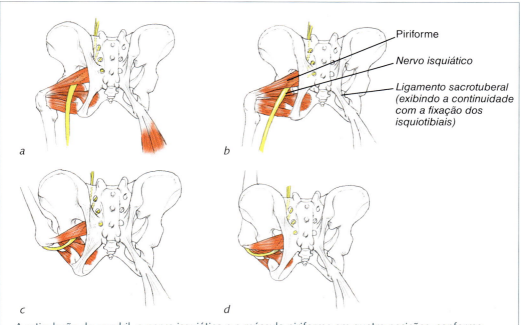

Piriforme
Nervo isquiático
Ligamento sacrotuberal (exibindo a continuidade com a fixação dos isquiotibiais)

A articulação do quadril, o nervo isquiático e o músculo piriforme em quatro posições, conforme entram na variação da postura do pombo flexionada para a frente: *(a)* neutros; *(b)* rodados lateralmente e abduzidos; *(c)* rodados lateralmente, abduzidos e flexionados; *(d)* rodados lateralmente, flexionados e aduzidos.

Parighasana
Postura da cancela

parigha = barra de ferro usada para trancar um portão

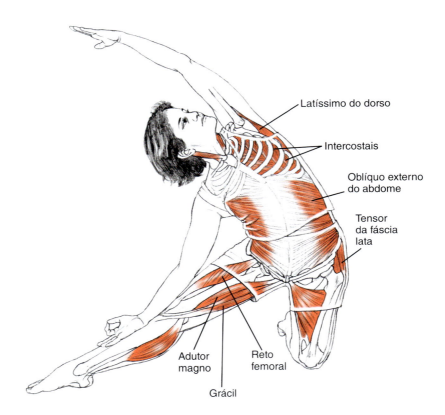

Classificação

Postura de joelhos assimétrica com inclinação lateral.

Ações articulares

Coluna vertebral	Membros superiores		Membros inferiores	
	Braço de cima	**Braço de baixo**	**Perna ajoelhada**	**Perna estendida**
Flexão lateral, extensão e rotação cervical	Rotação superior e elevação da escápula, abdução do ombro, extensão do cotovelo	Abdução do ombro, supinação do antebraço	Extensão e adução do quadril, flexão do joelho, dorsiflexão do tornozelo	Flexão, rotação lateral e abdução do quadril; extensão do joelho; flexão plantar do tornozelo

Ações musculares

Coluna vertebral

Contração concêntrica	*Contração excêntrica*
Para orientar o tronco para a frente: oblíquo interno do abdome (lado da perna flexionada); oblíquo externo do abdome (lado da perna estendida)	**Para não cair com a gravidade:** oblíquo externo do abdome, quadrado do lombo (lado da perna flexionada)

Membros superiores

Braço de cima

Contração concêntrica	*Contração excêntrica*
Para rodar para cima, abduzir e elevar a escápula: serrátil anterior **Para estabilizar a articulação do ombro**: manguito rotador **Para estender o cotovelo:** tríceps braquial, ancôneo	**Para estender o braço acima da cabeça sem cair com a gravidade:** redondo maior, latíssimo do dorso

Membros inferiores

Perna estendida		Perna ajoelhada		
Contração concêntrica	*Contração excêntrica*	*Contração concêntrica*	*Contração excêntrica*	*Alongamento passivo*
Para rodar e abduzir a perna: sartório, piriforme, gêmeos superior e inferior, obturador interno	**Para evitar desestabilizar-se sobre o quadril:** isquiotibiais	**Para estender, aduzir e rodar medialmente o quadril:** isquiotibiais, adutor magno, glúteo máximo	**Para resistir à extensão do quadril e à flexão do joelho:** reto femoral **Para resistir à flexão do joelho:** articular do joelho, vastos	Glúteos médio e mínimo, tensor da fáscia lata

(continua)

Parighasana (*continuação*)

Observações

A rotação é automática com inclinação lateral na coluna vertebral em virtude tanto da forma das facetas articulares nas vértebras como das vias espiraladas dos músculos. Para manter a ação como uma flexão lateral pura, as costelas superiores e inferiores precisam rodar em sentidos opostos. Nesse caso, as costelas superiores rodam posteriormente, e as inferiores anteriormente. Para conseguir isso, os oblíquos internos do abdome no lado superior e os oblíquos externos do abdome no lado inferior são recrutados.

Além disso, se há tensão na região lateral da articulação do quadril da perna de apoio (tensor da fáscia lata, glúteo médio ou glúteo mínimo), ela tentará se flexionar em vez de ficar inteiramente aduzida. A perna de apoio deve manter a extensão do quadril (por meio do adutor magno e dos isquiotibiais) para evitar isso.

Quando há tensão no latíssimo do dorso, levantar o braço acima da cabeça pode levar a caixa torácica para a frente (comprimindo as costelas flutuantes e inibindo a respiração) ou puxar a escápula para baixo mesmo quando o braço estiver levantando, o que pode vir a criar impacto do tendão do bíceps braquial ou do supraespinal no acrômio.

Respiração

Qual lado do diafragma se move mais nessa postura: o lado superior, alongado, ou o inferior, comprimido? A resposta é a mesma para ambos os lados do seu corpo? Explore.

Simhasana
Postura do leão

simha = leão

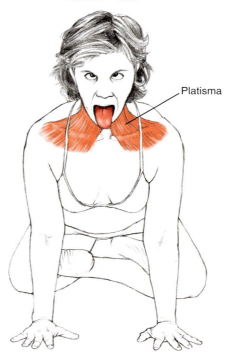

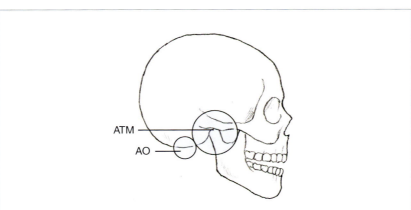

A articulação temporomandibular (ATM) representa o centro de gravidade do crânio, enquanto a articulação atlantoccipital (AO) é sua base de apoio.

Classificação

Postura de joelhos simétrica.

(continua)

Simhasana (*continuação*)

Ações articulares

Coluna vertebral

Flexão da articulação atlantoccipital, coluna em posição neutra, adução e elevação dos globos oculares

Observações

O alongamento da língua levanta o osso hioide, ativa o sistema digestório, os músculos que se fixam ao hioide, o esterno, o osso púbico, o assoalho pélvico e o reto do abdome.

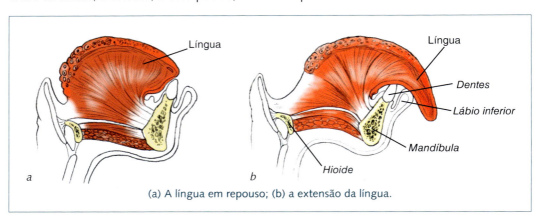

(a) A língua em repouso; (b) a extensão da língua.

A expiração forte (rugido de leão) ativa os três diafragmas: torácico, pélvico e vocal. O músculo platisma também pode ser contraído em simhasana. Os músculos retos superior e médio dos olhos se contraem para dirigir o olhar para baixo e para cima.

Simhasana estimula e libera uma série de músculos muitas vezes negligenciados. A língua e a mandíbula podem estar pensadas como a parte da frente do pescoço, ao passo que a tensão cervical pode frequentemente estar relacionada com tensão nessas estruturas. Além disso, o platisma (o músculo chato, fino e retangular que recobre a parte da frente da garganta) pode ser tonificado durante o simhasana. Não bastassem as vantagens estéticas (o platisma fraco foi associado à pele enrugada na região da garganta), contrair conscientemente esse músculo aumenta a capacidade de relaxá-lo durante os esforços inspiratórios.

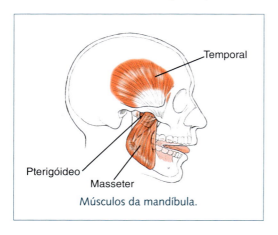

Músculos da mandíbula.

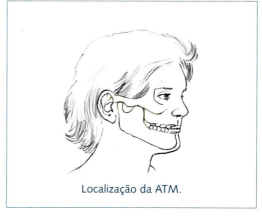

Localização da ATM.

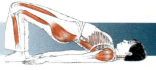

CAPÍTULO 9
POSTURAS EM DECÚBITO DORSAL

Decúbito dorsal, ou supinação, significa deitar com o rosto para cima. É o oposto de decúbito ventral, ou pronação, que significa deitar com o rosto para baixo. Da mesma forma, supinação também significa virar a mão, o pé ou o membro para cima, enquanto pronação significa virá-los para baixo.

Ambas as palavras são originárias do latim: *supinus* significa inclinar-se para trás, e *pronus*, inclinar-se para a frente. Curiosamente, esse é o inverso do movimento normal de cada posição. A partir da posição em decúbito dorsal, a flexão da coluna vertebral e dos membros é que em geral move o corpo, ao passo que, em decúbito ventral, é a extensão da coluna vertebral e dos membros.

Mover-se a partir de uma posição em decúbito dorsal geralmente contrai a musculatura anterior do corpo, razão pela qual muitos exercícios de fortalecimento abdominal começam nessa posição.

Assim como o Tadasana (p. 72) é uma postura em pé por excelência, o Savasana (p. 182) é uma posição fundamentalmente em decúbito dorsal. Em savasana, a superfície posterior do corpo está quase completamente em contato com o apoio do chão. Não há para onde cair, assim, os músculos posturais podem relaxar de sua "dança" constante contra a gravidade.

Savasana tem o mais baixo centro de gravidade possível e é um ponto de partida para todas as posturas em decúbito dorsal. É também a postura em que esses asanas geralmente terminam. Como é necessário muito pouco esforço para estabilizar o corpo enquanto ele está em decúbito dorsal, posturas a partir dessa posição são, por definição, principalmente langhana e tornam-se mais brhmana (ver p. 20) quando o centro de gravidade é elevado.

Savasana
Postura do cadáver

sava = cadáver
Esta postura também é referida como postura da morte, ou mrtasana. *Mrta* significa morte.

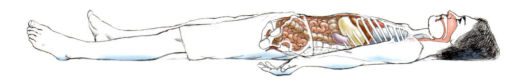

Classificação
Postura em decúbito dorsal simétrica.

Observações
Savasana é considerado o asana mais fácil de se executar, porém o mais difícil de se dominar. Qualquer que seja a ginástica que os outros asanas possam exigir de seu equilíbrio, de sua força ou de sua flexibilidade, o desafio de manter a consciência sem esforço ou empenho é talvez a experiência mais reveladora da integração entre corpo e mente a que podemos nos entregar.

Em savasana, as estruturas que estão em contato completo com o chão e que sustentam o peso exibem as curvas primárias do corpo (ver p. 37 do Cap. 2). Estas incluem as superfícies posteriores dos calcanhares, as panturrilhas, as coxas, as nádegas, a caixa torácica, a parte torácica da coluna vertebral, as escápulas e o crânio.

As estruturas que não estão em contato com o chão refletem as curvas secundárias do corpo, especificamente as depressões da parte de trás dos tornozelos, as articulações do joelho, a região lombar e a parte cervical da coluna vertebral.

Os pontos de contato dos braços variam muito de pessoa para pessoa, e os braços podem ser dispostos em uma variedade de posições.

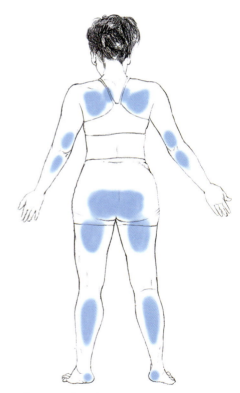

As áreas sombreadas em azul mostram as principais estruturas de sustentação do peso, incluindo a maioria das curvas primárias.

Simetria

Muitas vezes, em savasana, os membros são cuidadosamente dispostos de modo simétrico quando vistos de fora. Isso pode conflitar com o *feedback* cinestésico do corpo (propriocepção), porque o que *parece* simétrico nem sempre é o que se *sente* como simétrico. Podemos ajustar esse contraste entre experiência interior e exterior de diversas maneiras.

Em certos casos, pode ser proveitoso alinhar as estruturas o mais simetricamente possível e ver se você consegue receber o *feedback* cinestésico das sensações de assimetria sem necessidade de responder. Talvez, seus proprioceptores possam até se adaptar a essas novas informações e redefinir sua percepção de ponto neutro.

Outra opção valiosa é acomodar-se a partir de dentro e procurar o conforto interior e a tranquilidade, independentemente do quão assimétricos os membros estejam dispostos. Podemos encontrar o equilíbrio sem estarmos simétricos, o que é uma distinção valiosa para todos identificarem, já que nenhuma de nossas estruturas internas é simétrica e, mesmo assim, todas elas conseguem encontrar equilíbrio e harmonia. Como todos os corpos humanos são inerentemente assimétricos, é necessária certa resignação a esse fato para se alcançar um estado profundo de integração física e emocional.

Respiração

Um estado profundo de consciência tranquila é muito diferente do sono, que é uma experiência comum nesta postura. Em savasana, o corpo está completamente em repouso e seu metabolismo é liberado das exigências de se opor à gravidade, possibilitando a prática do exercício de respiração mais difícil de todos: estar plenamente consciente – mas não no controle – dos movimentos de respiração.

Normalmente, quando você está consciente de sua respiração, de alguma forma você altera seu ritmo natural. Quando não se está consciente da respiração, ela é impulsionada por uma combinação de impulsos autônomos e hábitos inconscientes. A justaposição de consciência ativa e de rendição aos movimentos naturais da respiração possibilita a poderosa percepção de que a verdadeira entrega é um ato de vontade.

Apanasana
Postura de apana, postura do vento descendente

apana = o ar vital que elimina os resíduos do sistema

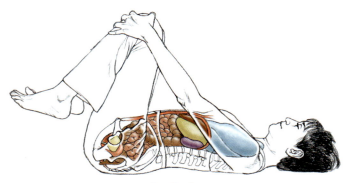
Inspiração

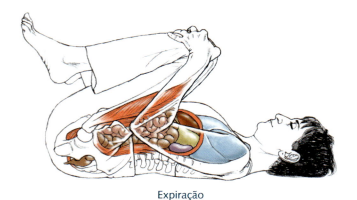
Expiração

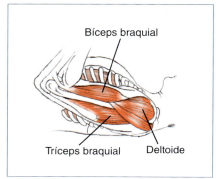

Classificação
Vinyasa em decúbito dorsal simétrico com flexão.

Observações

O apanasana é uma das principais ferramentas de yoga terapêutica, porque é uma prática simples e acessível que une diretamente a respiração ao movimento do corpo. Neste vinyasa (sequência) simples, as mãos são posicionadas sobre os joelhos e, com a inspiração, as pernas se afastam do corpo. Com a expiração, as pernas se movem em direção ao corpo. Esse movimento pode ser criado de diversas maneiras: por um movimento suave da respiração, um movimento simples dos membros ou um movimento mais vigoroso da coluna vertebral.

Respiração

O apanasana estimula o relaxamento do diafragma de modo que se solte para cima durante a expiração conforme os joelhos são atraídos para o corpo pelo uso ativo dos músculos abdominais e dos flexores do quadril ou, então, pelo uso dos braços para pressionar as coxas contra o abdome, deixando os músculos abdominais e os flexores do quadril passivos.

A tensão lombar pode ser o resultado da tensão no diafragma. Executar o apanasana é uma maneira simples e eficaz de ajudar a parte inferior da coluna vertebral com a mobilização de todo o abdome, criando mais espaço diafragmático para os músculos abdominais para produzir suporte postural.

Juntos, Dwi Pada Pitham (p. 188) e apanasana constituem um par poderoso de movimentos de contraposição que podem facilitar mudanças profundas e restabelecimento.

Setu Bandhasana
Postura da ponte

setu = barragem, dique, ponte; *bandha* = bloqueio; *setubandha* = a formação de uma via ou ponte; barragem, ponte

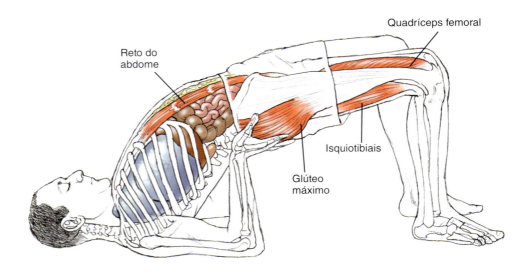

Classificação

Postura em decúbito dorsal simétrica invertida.

Ações articulares		
Coluna vertebral	**Membros superiores**	**Membros inferiores**
Flexão da parte cervical e da região superior da parte torácica da coluna, extensão da região inferior da parte torácica e da parte lombar da coluna	Adução, rotação inferior e elevação da escápula; extensão e adução do ombro; flexão do cotovelo; supinação do antebraço; dorsiflexão do punho	Contranutação da articulação sacroilíaca, extensão do quadril, extensão do joelho, dorsiflexão do tornozelo

Ações musculares

Coluna vertebral

Contração concêntrica	Contração excêntrica
Para estender a região inferior das partes torácica e lombar da coluna vertebral: extensores da coluna	**Para resistir à hiperextensão lombar:** psoas menor, músculos abdominais

Membros superiores

Contração concêntrica	Contração excêntrica
Para aduzir, elevar e realizar rotação inferior da escápula: romboides, levantador da escápula **Para estabilizar a articulação do ombro e evitar a protração da cabeça do úmero:** manguito rotador **Para estender e aduzir a articulação do ombro:** tríceps braquial (cabeça longa), redondo maior, parte espinal do deltoide **Para flexionar o cotovelo e realizar supinação do antebraço:** bíceps braquial, braquial	**Para receber e sustentar o peso da pelve:** flexores do punho e da mão

Membros inferiores

Contração concêntrica	Alongamento passivo
Para estender o quadril: isquiotibiais, glúteo máximo **Para estender, aduzir e rodar medialmente o quadril:** adutor magno, grácil **Para estender o joelho:** articular do joelho, vastos	Psoas maior, ilíaco

Observações

Pode ser um desafio alcançar a extensão completa do quadril nesta postura sem também aduzir ou fazer a rotação lateral das articulações do quadril. Se os isquiotibiais e o adutor máximo não forem fortes o suficiente, o glúteo máximo poderá agir em excesso e puxar as pernas em rotação lateral, os outros adutores (como o pectíneo) poderão agir para manter os joelhos juntos, mas também flexionar os quadris; ou, ainda, o reto femoral poderá trabalhar para estender os joelhos, mas interferir com a capacidade de estender os quadris.

Os extensores da coluna vertebral (principalmente da parte lombar) podem ser úteis, mas uma extensão lombar excessiva não ajuda porque pode limitar a extensão do quadril ao tensionar o iliopsoas.

Embora a posição final dos joelhos seja efetivamente uma forma de flexão, a ação de entrar nessa postura é uma de extensão, porque se move da maior flexão para a menor.

A elevação das escápulas move as escápulas em direção ao chão, o que eleva a caixa torácica. É importante que as escápulas não sejam abaixadas ou puxadas para baixo e para trás nesta postura, porque essa ação as afasta da parte cervical da coluna vertebral, deixando ao pescoço flexionado a tarefa de suportar o peso da parte superior do corpo.

(continua)

Setu Bandhasana (*continuação*)

A ação nos braços também é a base da Salamba Sarvangasana (p. 190) e da Viparita Karani (p. 196); a ação nos quadris e nas pernas é a mesma que para a elevação em Urdhva Dhanurasana (p. 249).

Enfim, considerando as muitas ações musculares que devem ser equilibradas para a realização desta postura, sustentá-la exige, de fato, um alto grau de coordenação.

Respiração

Esta posição oferece a oportunidade de experimentar todos os três bandhas: a ação de abaixamento do abdome de mula bandha, a abertura na base da caixa torácica (suportada pela posição da mão) de uddiyana bandha e o bloqueio do queixo associado com a flexão cervical conhecido como jalandhara bandha.

Variação Setu Bandhasana
Dwi Pada Pitham
Postura da mesa de dois pés

dwi = dois; *pada* = pés; *pitham* = banqueta, assento, cadeira, banco

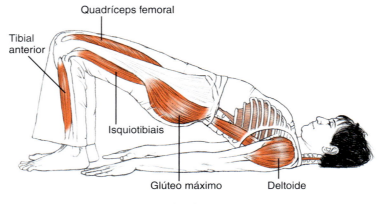

Inspiração

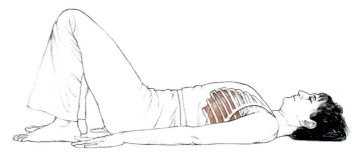

Expiração

Classificação

Vinyasa em decúbito dorsal simétrico.

Observações

Exceto pela posição do braço, as ações musculares, da coluna vertebral e das articulações desta postura são quase idênticas às do setu bandhasana. A principal diferença entre setu bandhasana e dwi pada pitham é que este é um vinyasa, um movimento dinâmico coordenado com a inspiração e a expiração.

Essa prática simples, mas versátil, pode ser usada de inúmeras maneiras para liberar a tensão das estruturas da coluna vertebral e da respiração, bem como para ajudar a equilibrar a perna e as ações do quadril a fim de suportar posturas semelhantes, como Setu Bandhasana e Urdhva Dhanurasana (p. 249).

Respiração

O movimento de elevação geralmente é feito durante a inspiração e o de abaixamento, na expiração, mas esse padrão pode ser alterado para produzir vários efeitos. Por exemplo, os três bandhas podem ser facilmente ativados com o simples movimento de abaixamento enquanto se suspende a respiração no final de uma expiração (bhaya kumbaka). Baixar a coluna vertebral durante bhaya kumbhaka cria uma elevação natural do assoalho pélvico e de todo o abdome em direção à zona de pressão reduzida no interior da cavidade torácica. A inspiração subsequente pode criar uma forte liberação para baixo do assoalho pélvico e uma sensação de relaxamento perceptível nessa região muitas vezes tensa.

Salamba Sarvangasana
Postura com apoio nos ombros

salamba = com apoio (*sa* = com; *alamba* = apoio); *sarva* = todos; *anga* = membro

O termo *salamba* distingue esta variação com sustentação nos ombros da versão sem sustentação (niralamba).

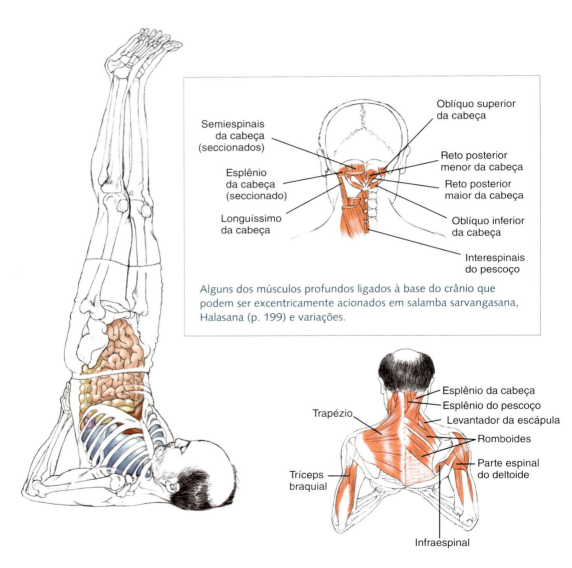

Alguns dos músculos profundos ligados à base do crânio que podem ser excentricamente acionados em salamba sarvangasana, Halasana (p. 199) e variações.

Classificação
Postura em decúbito dorsal simétrica invertida.

Ações articulares

Coluna vertebral	Membros superiores	Membros inferiores
Flexão da parte cervical e da região superior da parte torácica da coluna, extensão da parte lombar e da região inferior da parte torácica da coluna	Adução, rotação inferior e elevação da escápula; adução e extensão do ombro; flexão do cotovelo; supinação do antebraço; dorsiflexão do punho	Extensão e adução do quadril, extensão do joelho, dorsiflexão do tornozelo

Ações musculares

Coluna vertebral

Para calibrar contrações concêntricas e excêntricas para sustentação da coluna: extensores e flexores da coluna	*Contração excêntrica* Para resistir à flexão pelo peso do corpo: extensores da parte cervical da coluna

Membros superiores

Contração concêntrica

Para aduzir, elevar e realizar rotação inferior da escápula: romboides, levantador da escápula Para estabilizar a articulação do ombro e evitar a protração da cabeça do úmero: manguito rotador	Para estender e aduzir a articulação do ombro: tríceps braquial (cabeça longa), redondo maior, parte espinal do deltoide Para flexionar o cotovelo e realizar supinação do antebraço: bíceps braquial, braquial Para sustentar a caixa torácica: flexores do punho e da mão

Membros inferiores

Contração concêntrica

Para impedir que a perna caia em direção ao rosto: isquiotibiais, glúteo máximo Para estender, aduzir e rodar medialmente o quadril: adutor magno, grácil	Para estender o joelho: vastos

(continua)

Salamba Sarvangasana (*continuação*)

Observações

A base desta postura, como em Setu Bandhasana (p. 186), é o cíngulo do membro superior (e não o pescoço). Para que seja realmente uma postura com sustentação nos ombros, os músculos que elevam, aduzem e realizam rotação inferior das escápulas devem ser fortes o suficiente para mantê-las na posição apesar de o peso de todo o corpo repousar sobre elas. Ao se preparar para essa postura, é essencial que as escápulas consigam elevação, além das demais ações. Se as escápulas estiverem abaixadas, a parte cervical da coluna recebe o peso do corpo inteiro em uma posição de flexão, o que a torna muito vulnerável a lesões.

Entrar na postura a partir de Halasana (p. 199) exige mais dos extensores da coluna vertebral, especialmente da parte torácica, porque eles estão em uma posição estendida antes de se contrair. Ao entrar a partir de setu bandhasana, os mais exigidos são os extensores das articulações do ombro e os flexores da coluna vertebral (o psoas e os músculos abdominais).

Do ponto de vista dos músculos da coluna vertebral e do abdome, estar nessa postura é menos exigente do que entrar nela. No entanto, mantê-la é mais um desafio para os músculos da escápula, porque suportam a carga estática do corpo.

Respiração

Quanto maior a mobilidade das escápulas (ou menor a resistência de outros músculos do tórax), menor é o comprometimento da respiração nessa postura. Ela exige uma quantidade enorme de flexibilidade e força de todo o cíngulo do membro superior. Sem a integridade dele, o peso recai sobre o tórax e o diafragma fica obstruído.

Manter a base da caixa torácica aberta permite que o diafragma e as vísceras abdominais se movam efetivamente em direção à cabeça, de modo que os benefícios da inversão possam ocorrer.

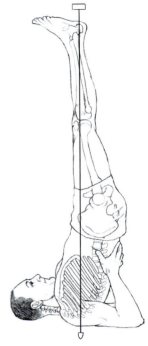

Linha central de gravidade que passa através da base de apoio.

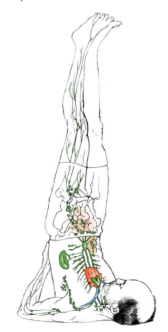

Drenagem linfática na posição de sustentação nos ombros.

Niralamba Sarvangasana
Postura sem apoio nos ombros (e braços)

niralamba = sem apoio, independente, autossustentado; *sarva* = todos; *anga* = membro

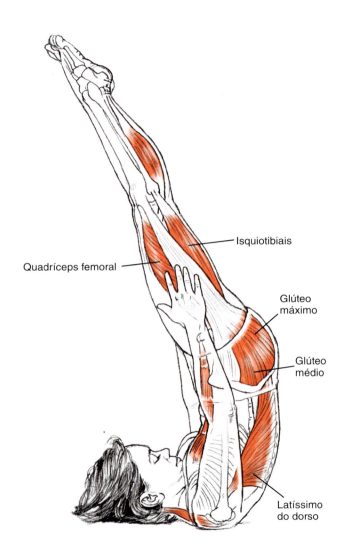

Classificação

Postura em decúbito dorsal simétrica invertida.

(continua)

Niralamba Sarvangasana (*continuação*)

Ações articulares

Coluna vertebral	Membros superiores	Membros inferiores
Flexão da parte cervical e da região superior da parte torácica da coluna, extensão da região inferior da parte torácica e da parte lombar da coluna	Adução, rotação superior e elevação da escápula; adução do ombro; extensão do cotovelo; pronação do antebraço	Extensão e adução do quadril, extensão do joelho, dorsiflexão do tornozelo

Ações musculares

Coluna vertebral

Para calibrar as contrações concêntricas e excêntricas para sustentação da coluna: extensores e flexores da coluna	*Contração excêntrica* **Para resistir à flexão pelo peso do corpo:** extensores da parte cervical da coluna

Membros superiores

Contração concêntrica

Para aduzir, elevar e realizar rotação superior da escápula: trapézio, levantador da escápula **Para realizar rotação superior da escápula:** serrátil anterior **Para flexionar e aduzir o ombro contra a força da gravidade:** redondo menor, coracobraquial	**Para estabilizar a articulação do ombro e evitar a protração da cabeça do úmero:** manguito rotador **Para aduzir o ombro e estender o cotovelo:** tríceps braquial

Membros inferiores

Contração concêntrica

Para impedir que a perna caia em direção ao rosto: isquiotibiais, glúteo máximo	**Para estender, aduzir e rodar medialmente o quadril:** adutor magno, grácil **Para estender o joelho:** vastos

Observações

Nesta postura, as escápulas estão elevadas, aduzidas e com uma leve rotação superior; sem a ação de alavanca dos braços, os músculos que movem as escápulas na caixa torácica têm que trabalhar intensamente. A adução, a elevação e a rotação superior realizadas simultaneamente podem parecer ações contraditórias; contudo, isso é realmente possível e, na verdade, necessário nessa posição para proteger o pescoço. Se as escápulas não forem mantidas em adução, o peso do corpo recairá sobre a coluna vertebral; se as escápulas não realizarem rotação superior, os braços terão dificuldades em ficar ao lado do corpo. As escápulas são posicionadas em rotação neutra no momento em que eles se estendem em direção aos joelhos, mas a ação que assim os posiciona é uma rotação superior conforme vêm da rotação inferior de niralamba sarvangasana.

As fibras superiores dos músculos psoas maior e abdominais estão fortemente envolvidas nesta postura para manter a flexão da coluna na parte torácica. Além disso, ocorre uma maior flexão lombar para levar as pernas mais para cima da cabeça e contrabalançar a força da gravidade. Resistir a essa tendência de flexão lombar faz com que os flexores da coluna vertebral trabalhem muito mais excentricamente contra a tendência do peso do corpo de rolar para baixo em direção ao chão.

Nesse ato de equilíbrio entre os flexores e extensores da coluna vertebral, aparecem desequilíbrios normalmente imperceptíveis, porque os braços não estão disponíveis para prover a simetria. Quando esses torques aparecem, tornam essa postura muito mais difícil de equilibrar.

Respiração

Em niralamba sarvangasana, a ação intensa no flexor do tronco e dos grupos extensores cria uma grande dificuldade para a mudança do modo de respiração. Como essa é uma postura de equilíbrio difícil que requer uma grande ação de estabilização das musculaturas abdominal e torácica, qualquer tentativa de respiração profunda irá desestabilizar a postura, mesmo que a ativação de todo o conjunto desses grandes grupos musculares crie maior demanda de oxigenação.

A eficiência – isto é, encontrar a quantidade mínima de esforço necessária para manter a posição – permite movimentos de respiração limitados para fornecer somente a energia suficiente para manter a postura.

Viparita Karani
Postura invertida

viparita = virado, revertido, invertido; *karani* = fazer, realizar, agir

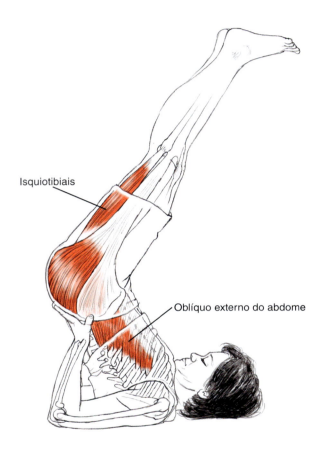

Classificação
Postura em decúbito dorsal simétrica invertida.

Ações articulares

Coluna vertebral	Membros superiores	Membros inferiores
Flexão da parte cervical e da região superior da parte torácica da coluna, extensão da parte lombar e da região inferior da parte torácica da coluna	Adução, elevação e rotação inferior da escápula; extensão e adução do ombro; flexão do cotovelo; supinação do antebraço; dorsiflexão do punho	Flexão e adução do quadril, extensão do joelho, dorsiflexão do tornozelo

Ações musculares

Coluna vertebral

Contração concêntrica	Contração excêntrica
Para estender a região inferior da parte torácica da coluna: extensores da coluna	**Para resistir à hiperextensão lombar e contrabalançar a perna:** psoas maior e menor, músculos abdominais

Membros superiores

Contração concêntrica	Contração excêntrica
Para aduzir, elevar e realizar rotação inferior da escápula: romboides, levantador da escápula **Para estabilizar a articulação do ombro e evitar a protração da cabeça do úmero:** manguito rotador **Para estender e aduzir a articulação do ombro:** tríceps braquial (cabeça longa), redondo maior, parte espinal do deltoide **Para flexionar o cotovelo e realizar supinação do antebraço:** bíceps braquial, braquial	**Para receber e sustentar o peso da pelve:** flexores do punho e da mão

Membros inferiores

Contração concêntrica	Contração excêntrica
Para estender o joelho: vastos	**Para impedir que a perna caia em direção ao rosto:** isquiotibiais, glúteo máximo **Para estender, aduzir e rodar medialmente o quadril:** adutor magno, grácil

(continua)

Viparita Karani (*continuação*)

Observações

Em Salamba Sarvangasana (p. 190), os músculos eretores da espinha são mais ativos do que em viparita karani. Na versão mais elevada de viparita karani, os músculos abdominais desempenham um papel maior do que os da coluna vertebral para evitar que a pelve caia sobre as mãos; por causa da flexão dos quadris, o peso das pernas cai de um modo que o peso da pelve tende para trás para estender mais a coluna vertebral.

Em viparita karani, os músculos abdominais estão fortemente ativos em contração excêntrica. Se eles não têm capacidade de modular seu alongamento, o peso da pelve cai sobre as mãos ou os punhos. Praticar a capacidade de entrar e sair dessa postura pode ajudar com outras ações que exigem controle abdominal excêntrico, como descer as pernas em Urdhva Dhanurasana (p. 249) a partir do apoio da cabeça ou das mãos, controlar Vrksasana (p. 86), curvar-se para trás para realizar Urdhva Dhanurasana a partir de Tadasana (p. 72) e assim por diante.

As proporções do corpo e as diferenças individuais na distribuição do peso entre as partes superior e inferior do corpo afetam significativamente a prática dessa postura. Um bom exemplo é como pode ser difícil para as mulheres controlar o movimento para essa postura em virtude da maior proporção de peso na parte inferior do corpo e da geralmente maior flexibilidade de sua coluna.

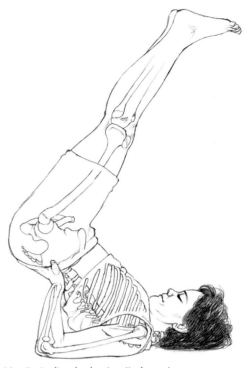

Versão inclinada de viparita karani.

Respiração

A natureza invertida de viparita karani gera a limpeza e os efeitos eliminativos associados com o movimento ascendente do apana. As versões com sustentação dessa postura são um valioso elemento da prática da yoga restaurativa.

Halasana
Postura do arado

hala = arado

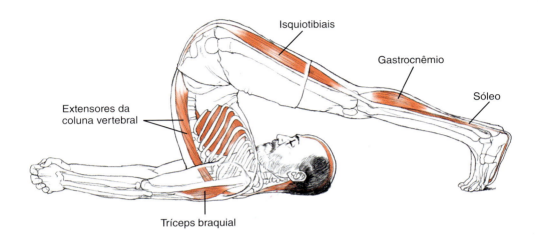

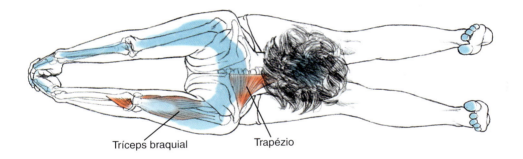

Classificação

Postura em decúbito dorsal simétrica invertida com flexão.

	Ações articulares	
Coluna vertebral	**Membros superiores**	**Membros inferiores**
Flexão	Adução, elevação e rotação inferior da escápula; extensão e adução do ombro; extensão do cotovelo; pronação do antebraço; extensão do punho e flexão dos dedos e da mão	Nutação da articulação sacroilíaca, flexão e adução do quadril, extensão do joelho, dorsiflexão do tornozelo, extensão dos dedos do pé

(continua)

Halasana (*continuação*)

Ações musculares		
Coluna vertebral		
Contração excêntrica		
Para resistir à flexão pelo peso corporal: extensores da coluna		
Membros superiores		
Contração concêntrica		
Para aduzir, elevar e realizar rotação inferior da escápula: romboides, levantador da escápula Para estabilizar a articulação do ombro e evitar a protração da cabeça do úmero: manguito rotador	Para estender e aduzir a articulação do ombro: tríceps braquial (cabeça longa), redondo maior, parte espinal do deltoide Para estender o cotovelo: tríceps braquial Para juntar as mãos: flexores da mão e dos dedos	
Membros inferiores		
Contração concêntrica	*Contração excêntrica*	*Alongamento passivo*
Para estender o joelho: vastos Para realizar a dorsiflexão do tornozelo e dobrar os dedos: tibial anterior, extensores dos dedos	Para manter o alinhamento das pernas: isquiotibiais, adutor magno, grácil	Gastrocnêmio, sóleo

Observações

Essa postura tem muitas variações: coluna mais ou menos estendida, braços estendidos acima da cabeça ou mãos nas costas, como em Salamba Sarvangasana (p. 190). Algumas dessas variações colocam mais pressão na coluna vertebral do que outras. Por exemplo, quando os braços estão acima da cabeça e as mãos agarram os dedos dos pés, as escápulas realizam rotação superior e se afastam da coluna vertebral, fazendo o peso recair sobre a parte superior da coluna. Essa variação pode hipermobilizar as partes torácica e cervical da coluna vertebral; há pressão potencialmente prejudicial da ação de empurrar dos pés e, se os isquiotibiais e os glúteos estiverem apertados, da flexão limitada do quadril, forçando uma maior flexão da parte lombar da coluna vertebral.

Como essa postura pode produzir flexão muito intensa da coluna vertebral, especialmente da região cervical, é mais importante manter a integridade das escápulas e das partes cervical e torácica da coluna do que colocar as pernas no chão; sustente as pernas, se necessário, para proteger o pescoço.

Respiração

Como em salamba sarvangasana, manter a base da caixa torácica aberta permite que o diafragma e as vísceras abdominais se movam efetivamente na direção da cabeça, possibilitando que os benefícios da inversão ocorram. Isso pode ser mais difícil nessa postura, porque a flexão do quadril tende a criar mais pressão intra-abdominal.

Halasana é um indicador muito bom do quão livremente você pode respirar. Uma coisa é ter amplitude de movimento e flexibilidade para entrar na postura, outra é ter o diafragma e os órgãos livres o bastante para permanecer nela e respirar confortavelmente.

Karnapidasana
Postura da orelha no joelho
karna = orelha; *pidana* = aperto, pressão

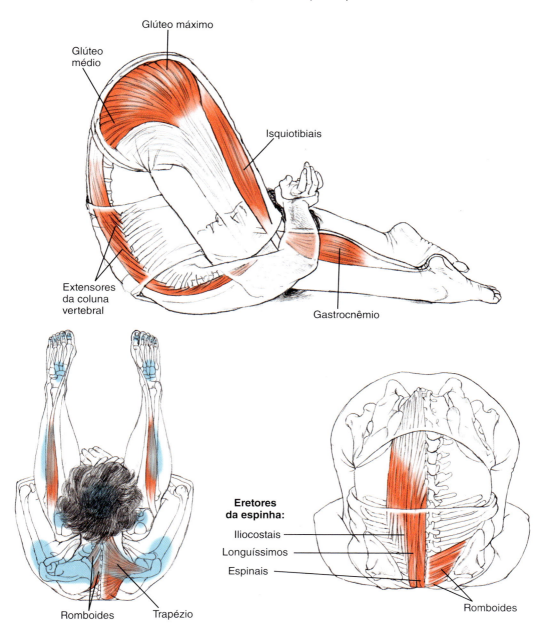

Classificação
Postura em decúbito dorsal simétrica invertida com flexão.

(continua)

Karnapidasana (*continuação*)

Ações articulares		
Coluna vertebral	**Membros superiores**	**Membros inferiores**
Flexão	Abdução e rotação superior da escápula, flexão do ombro, flexão do cotovelo, flexão da mão e dos dedos	Nutação da articulação sacroilíaca, flexão do quadril, flexão do joelho, flexão plantar do tornozelo

Ações musculares	
Coluna vertebral	
Alongamento passivo	
Extensores da coluna	
Membros superiores	
Contração concêntrica	*Alongamento passivo*
Para flexionar o cotovelo: bíceps braquial **Para juntar as mãos:** flexores da mão e dos dedos	Romboides, trapézio
Membros inferiores	
Alongamento passivo	
Glúteo máximo	

Observações

Os extensores da coluna vertebral devem todos se alongar uniformemente, assegurando que a distensão seja distribuída ao longo de toda a coluna vertebral. Quando os braços se movem para cima da cabeça e as escápulas se afastam da coluna, o peso se desloca da escápula para os processos espinhosos da parte torácica da coluna.

Essa variação pode hiperestender as partes torácica e cervical da coluna vertebral, em razão do peso das pernas e da pelve, dirigindo a pressão para os músculos vulneráveis do pescoço e para a parte superior das costas.

Isso contrapõe a ação no ombro em sarvangasana (pp. 190 e 193), porque a extensão da coluna e a adução da escápula da postura sobre os ombros é invertida, de modo que os músculos que estavam contraídos estão agora alongados. Se o relaxamento for passivo demais, no entanto, os músculos podem ser hiperestendidos.

Respiração

Nessa postura, o peso da parte inferior do corpo está forçando para baixo o tronco, que está em máxima flexão – esta é basicamente uma expiração invertida e de sustentação de peso.

Se os músculos estiverem tensos nessa postura, mesmo se as articulações e os músculos tiverem flexibilidade suficiente, a respiração será inibida. Essa limitação logo resulta em incapacidade dos músculos de abastecer sua atividade; nesse ponto, o asana deve ser encerrado.

Jathara Parivrtti
Postura de torção do ventre

jathara = estômago, barriga, abdome, intestinos, o interior de algo; *parivrtti* = girar, rolar

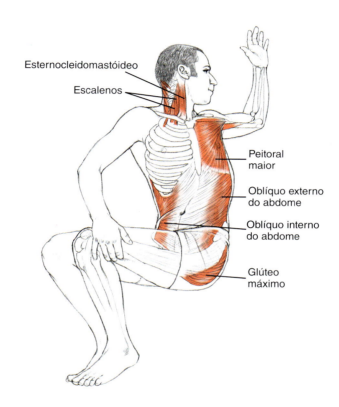

Classificação
Postura em decúbito dorsal assimétrica com torção.

Ações articulares			
Coluna vertebral	Membros superiores		Membros inferiores
	Braço oposto à perna	Braço segurando a perna	
Rotação	Adução da escápula, abdução e rotação lateral do ombro, flexão do cotovelo	Abdução da escápula, abdução e rotação medial do ombro, flexão do cotovelo	Flexão do quadril, flexão do joelho

(continua)

Jathara Parivrtti (*continuação*)

Ações musculares
Coluna vertebral
Alongamento passivo
Oblíquo externo do abdome, intercostais, transversoespinais (lado da perna de cima), oblíquo interno do abdome, intercostais, músculos oblíquos do eretor da espinha (lado da perna de baixo)
Membros superiores
Alongamento passivo
Peitorais maior e menor, coracobraquial, latíssimo do dorso (braço oposto à perna)
Membros inferiores
Alongamento passivo
Glúteos máximo, médio e mínimo; piriforme; gêmeos superior e inferior; obturador interno (perna de cima)

Observações

Para assegurar que essa torção seja distribuída uniformemente por toda a coluna vertebral, é importante manter a coluna em posição neutra. Isso é um desafio com os joelhos dobrados, porque é mais fácil se mover para a flexão lombar para aprofundar a rotação. No entanto, isso poderia colocar pressão excessiva nas vértebras e nos discos lombares. Se não houver mobilidade equilibrada na coluna vertebral, a força excessiva pode ser direcionada para pontos vulneráveis, como o disco entre T 11 e T 12 e a parte anterior da articulação do ombro.

Respiração

Como o corpo é sustentado pelo chão e a ação principal é fornecida pela gravidade, os músculos respiratórios e posturais ficam livres para se soltar em jathara parivrtti. Assim, a respiração pode ser direcionada de várias maneiras para alcançar efeitos específicos. Por exemplo, aproximar os movimentos de respiração para o abdome libera o tônus na parede abdominal e no assoalho pélvico e auxilia na redução da tensão muscular externa na região lombar. O padrão oposto de conter a parede abdominal durante a inspiração direciona a ação do diafragma para as estruturas torácicas, mobilizando as articulações costovertebrais. Um efeito semelhante pode ser alcançado nas rotações na posição sentada (ver a discussão de Ardha Matsyendrasana na p. 152, Cap. 7).

Variação Jathara Parivrtti
Com as pernas estendidas

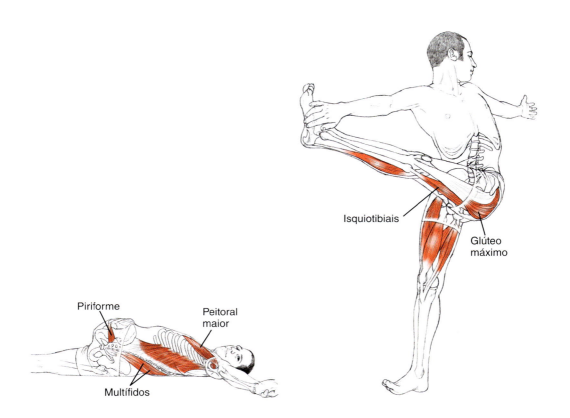

Observações

Nesta variação, os isquiotibiais da perna de cima são alongados; a rigidez nessa área pode contribuir para a flexão da coluna vertebral. Os isquiotibiais da perna de baixo estão ativos e ajudam na contraflexão da coluna com ação extensora.

Com a perna de baixo estendida, a perna de cima tem mais adução e possivelmente mais rotação medial, o que leva a um aumento na extensão do trato iliotibial; dos glúteos mínimo, médio e máximo; do piriforme; dos gêmeos superior e inferior; e do obturador interno.

Matsyasana
Postura do peixe
matsya = peixe

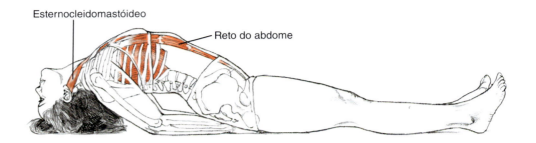

Classificação
Postura em decúbito dorsal simétrica com inclinação para trás.

Ações articulares		
Coluna vertebral	**Membros superiores**	**Membros inferiores**
Extensão	Adução e rotação inferior da escápula, extensão e adução do ombro, flexão do cotovelo, pronação do antebraço	Flexão e adução do quadril, extensão do joelho

Ações musculares

Coluna vertebral

Contração concêntrica	Contração excêntrica
Para levantar a coluna do chão em extensão: extensores da coluna Para estender a coluna (e flexionar o quadril): psoas maior	Para resistir à hiperextensão das partes cervical e lombar da coluna: Músculos anteriores do pescoço, psoas menor, músculos abdominais

Membros superiores

Contração concêntrica	Alongamento passivo
Para estabilizar a articulação do ombro: manguito rotador Para rodar medialmente, estender e aduzir o braço no ombro: latíssimo do dorso Para estender a articulação do ombro e pressionar a mão no chão: tríceps braquial Para aduzir a escápula: trapézio, romboides Para virar a mão para o chão: pronadores quadrado e redondo	Coracobraquial, peitorais maior e menor

Membros inferiores

Contração concêntrica

Para flexionar o quadril (e estender a coluna vertebral): psoas maior, ilíaco Para manter a perna no chão: isquiotibiais	Para flexionar o quadril e estender o joelho: quadríceps femoral

Observações

Esta postura pode ser realizada concentrando-se na mobilização dos extensores da coluna vertebral (que incluem o psoas maior na parte anterior da coluna vertebral) ou no apoio sobre os cotovelos. Se for usado o apoio sobre os cotovelos, haverá menos trabalho nos músculos do tronco e, talvez, mais facilidade na respiração e maior expansão.

Se a postura for realizada com o foco sobre os músculos que estendem a coluna, o pescoço será mais bem protegido com os braços erguidos do chão. Variações também podem ser feitas com apoios sob a coluna vertebral e com os pés em Baddha Konasana (p. 144) ou Padmasana (p. 127).

Essa postura fornece uma grande demonstração do papel do psoas maior tanto na flexão do quadril como na extensão da coluna vertebral.

Essa postura costuma ser usada como contraponto imediato à Salamba Sarvangasana (p. 190), porque inverte a posição da parte cervical da coluna de flexão extrema para extensão extrema. No entanto, ir de um extremo estático a outro pode não ser a maneira mais benéfica de compensar as tensões do salamba sarvangasana. Uma abordagem mais dinâmica seria gradualmente inverter o movimento do pescoço com vinyasas simples e conduzindo até Bhujangasana (p. 212).

(continua)

Matsyasana (*continuação*)

Respiração

Em matsyasana, o peito é expandido, mas não ao máximo, como no mais difícil Urdhva Dhanurasana com apoio nos braços (p. 249). Como resultado, há ainda espaço para a inspiração expandir mais a caixa torácica, usando os braços como alavanca.

Para um efeito mais relaxante, particularmente se matsyasana estiver sendo usado como contraposição, pode ser bastante útil se focar em uma respiração abdominal suave.

Variação de Matsyasana
Com braços e pernas erguidos

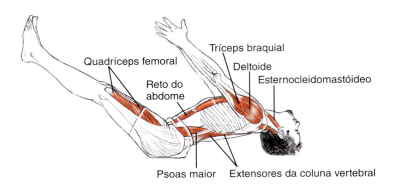

Observações

Quando erguidas do chão, as pernas sofrem um grande aumento da atividade, especialmente no psoas maior, no ilíaco e no reto femoral.

Com a mudança de posição do braço, o coracobraquial, não mais estendido, agora trabalha para flexionar e aduzir o braço, assim como os peitorais e a parte clavicular do deltoide. Os músculos serráteis anteriores são recrutados para abduzir as escápulas, ao passo que os tríceps braquiais estendem os cotovelos.

Anantasana
Postura de Vishnu reclinado no sofá

ananta = infinito, eterno (*anta* = fim; *an* = sem)

Ananta também é o nome da serpente mítica sobre a qual o deus Vishnu se reclina como em um sofá.

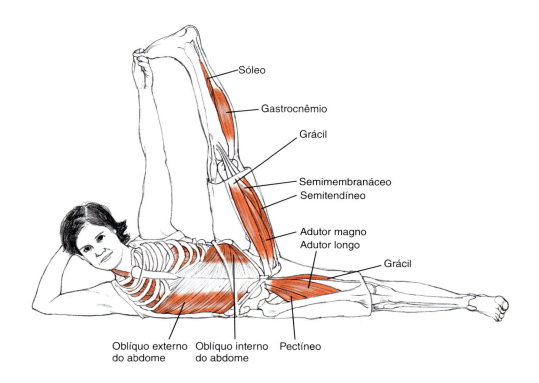

Classificação

Postura de equilíbrio lateral assimétrica.

	Ações articulares			
Coluna vertebral	**Membros superiores**		**Membros inferiores**	
	Braço de cima	Braço de baixo	Perna de cima	Perna de baixo
Flexão lateral	Abdução do ombro, extensão do cotovelo	Elevação e rotação superior da escápula, flexão do ombro, flexão do cotovelo	Flexão, abdução e rotação lateral do quadril; extensão do joelho	Extensão neutra do quadril, extensão do joelho

(continua)

Anantasana (*continuação*)

Ações musculares

Coluna vertebral

Contração concêntrica	Contração excêntrica	Alongamento passivo
Para criar inclinação lateral: Extensores da coluna, oblíquos interno e externo do abdome, quadrado do lombo (parte de cima)	**Para estabilizar as curvaturas da coluna:** Extensores da coluna, oblíquos interno e externo do abdome (parte de baixo)	Quadrado do lombo (parte de baixo)

Membros inferiores

Perna de cima		Perna de baixo
Contração concêntrica	*Alongamento passivo*	*Contração concêntrica*
Para rodar lateralmente e abduzir: glúteos médio e mínimo (fibras posteriores), piriforme, obturador interno, gêmeos superior e inferior **Para flexionar o quadril:** psoas maior, ilíaco **Para flexionar e estender o joelho:** quadríceps femoral	Isquiotibiais, adutor magno, gastrocnêmio, sóleo	**Para resistir à flexão do quadril:** isquiotibiais **Para pressionar a perna de baixo no chão para obter estabilidade:** glúteos médio e mínimo

Observações

Com frequência, quando a perna é erguida, a pelve e a parte inferior do corpo vão para trás. O desafio é encontrar o movimento de equilíbrio por meio dos abdutores e dos rotadores laterais da articulação do quadril em vez da rotação da coluna vertebral.

Respiração

Anantasana é uma das poucas posturas deitadas de lado. Na posição de decúbito lateral, a cúpula do diafragma mais próxima do chão se move cranialmente (ou na direção da cabeça), enquanto a outra cúpula se desloca caudalmente (ou em direção ao cóccix). Isso se deve principalmente ao efeito da gravidade sobre os órgãos abdominais, que são puxados em direção ao chão, levando o diafragma consigo. Além disso, o pulmão mais próximo do chão (o pulmão dependente) fica mais apoiado e seu tecido, mais complacente, o que significa que está sob menos tensão mecânica e responde com mais facilidade à ação do diafragma.

Criar conscientemente essa assimetria no mecanismo respiratório pode ser útil para quebrar hábitos respiratórios profundamente arraigados. Por exemplo, essa postura pode ser benéfica para tentar alterar o hábito de dormir sobre apenas um lado do corpo.

CAPÍTULO 10
POSTURAS EM DECÚBITO VENTRAL

Decúbito ventral significa deitar de bruços. Essa é uma posição que todos são capazes de manter ao nascerem, mas que, para os adultos, é muitas vezes desconfortável. Às vezes, o desconforto é resultado do movimento limitado no pescoço e na parte superior das costas, o que torna difícil virar a cabeça para o lado. Essa posição pode também ser sufocante, uma vez que o movimento do abdome é inibido pelo peso do corpo e a parte de trás do corpo tem de ser mais mobilizada para se respirar confortavelmente.

Para algumas pessoas, essa posição tem uma conotação ainda maior de submissão do que o ajoelhar. Em muitas tradições religiosas, o ato de dispor toda a superfície frontal do corpo no chão é considerado uma prostração completa.

Para outras, essa posição parece mais segura do que estar em decúbito dorsal, porque a vulnerável parte anterior do corpo e os órgãos estão mais protegidos.

Em decúbito ventral, o movimento mais fácil é a extensão da coluna vertebral e dos membros, que usa a musculatura posterior do corpo. Por esse motivo, muitos exercícios de fortalecimento das costas começam nessa posição. Embora o centro de gravidade nessa posição esteja perto do chão, posturas que se desenvolvem a partir dela são, na maioria, brhmana (ver p. 20) por causa do esforço necessário para erguer o corpo do chão.

Bhujangasana
Postura da cobra

bhujanga = serpente (bhuja = braço, ombro; anga = membro)

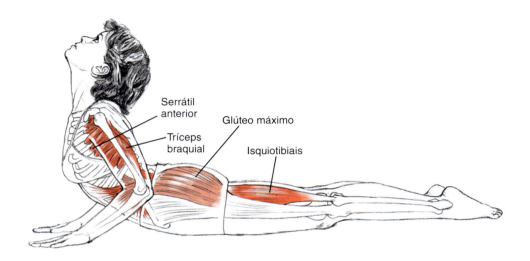

Classificação
Postura em decúbito ventral simétrica com inclinação para trás.

	Ações articulares	
Coluna vertebral	**Membros superiores**	**Membros inferiores**
Extensão	Extensão do cotovelo, pronação do antebraço	Contranutação da articulação sacroilíaca, extensão e adução do quadril, extensão do joelho, flexão plantar do tornozelo

Ações musculares

Coluna vertebral

Contração concêntrica	*Contração excêntrica*
Para estender a coluna: extensores da coluna **Para estender a parte torácica da coluna vertebral em sinergia com alguns dos extensores da coluna, os quais sobrepõe:** serrátil posterior superior	**Para evitar hipermobilização da parte lombar da coluna vertebral:** psoas menor, músculos abdominais

Membros superiores

Contração concêntrica

Para estabilizar a escápula na caixa torácica e transmitir a pressão do braço à clavícula: serrátil anterior **Para estabilizar a articulação do ombro:** manguito rotador	**Para estender o cotovelo:** tríceps braquial **Para realizar pronação do antebraço:** pronadores quadrado e redondo

Membros inferiores

Contração concêntrica

Para estender, aduzir e rodar medialmente o quadril: isquiotibiais, adutor magno **Para estender o joelho:** vastos	**Para realizar flexão plantar do tornozelo:** sóleo

Observações

É importante localizar os músculos intrínsecos do dorso mais profundos para realizar a ação de extensão da coluna nesta postura. Usar o músculo latíssimo do dorso e outros músculos mais superficiais afeta as escápulas e a caixa torácica e interfere na respiração, inibindo o movimento das costelas.

Nesta postura, o serrátil anterior está ativo para manter uma posição neutra das escápulas contra a pressão dos braços. Ao pressionar os braços, os ombros não se elevam, mas a coluna é erguida.

O latíssimo do dorso não é útil como extensor da coluna, porque cria flexão da parte superior das costas e rotação medial dos braços.

(continua)

Bhujangasana (*continuação*)

Muitas pessoas acreditam que as pernas devem permanecer passivas na postura da cobra, mas inúmeras ações nas pernas são necessárias para manter as articulações em alinhamento. Os isquiotibiais, especialmente o semitendíneo e o semimembranáceo, estendem os quadris e mantêm a adução e a rotação medial. A porção extensora do adutor magno, aliada às fibras profundas e médias do glúteo máximo, também estende os quadris sem rotação lateral das pernas. Os vastos lateral, medial e intermédio trabalham para estender os joelhos. A fraqueza nos isquiotibiais mediais pode levar o glúteo máximo a fazer mais do que lhe cabe na extensão do quadril, caso em que as pernas rodam lateralmente, abduzem ou realizam ambas essas ações.

A fraqueza nos pronadores do antebraço ou o encurtamento nos supinadores (ou na membrana interóssea) faz os cotovelos abrirem para os lados e afeta tanto os cotovelos como as articulações do ombro. Os antebraços devem ficar paralelos um ao outro para o melhor alinhamento da ação dos braços à coluna vertebral.

Respiração

Embora a instrução padrão seja inspirar enquanto se entra em uma inclinação para trás, pode ser muito benéfico entrar nessa postura básica em expiração. Para muitas pessoas limitadas a um padrão de respiração abdominal, sua inspiração efetivamente restringe a extensão torácica e a expansão da caixa torácica (porque uma respiração abdominal é realizada mediante a restrição do movimento das costelas enquanto o diafragma se contrai).

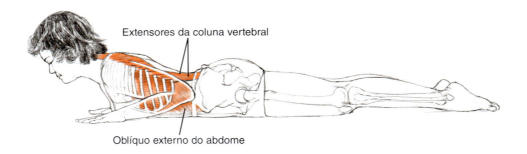

Variação de Bhujangasana
Com os joelhos flexionados

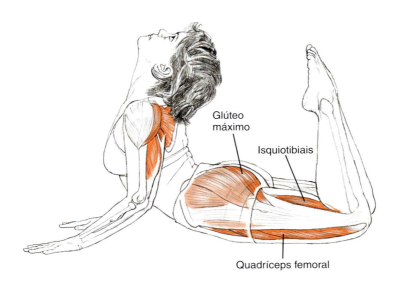

Observações

Nesta postura, os isquiotibiais são utilizados para ações tanto de extensão do quadril como de flexão do joelho. Esta posição de pernas coloca os isquiotibiais em um comprimento de trabalho muito curto, o que aumenta as chances de cãibras.

Esta posição também torna mais provável que as fibras externas do glúteo máximo se alarguem para ajudar na extensão do quadril, o que também produzirá rotação lateral e abdução das pernas. Muitas vezes, um aluno que consegue manter as pernas aduzidas e paralelas quando os joelhos estão estendidos vai achar muito mais difícil quando os joelhos estiverem flexionados. Nesta posição, todo o quadríceps é estendido e a amplitude de movimento no músculo reto femoral pode restringir a amplitude de movimento de flexão também do joelho.

Dhanurasana
Postura do arco

dhanu = arco

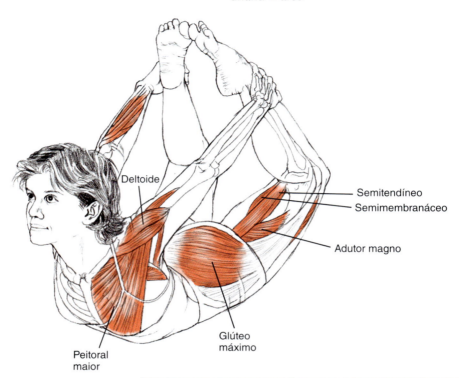

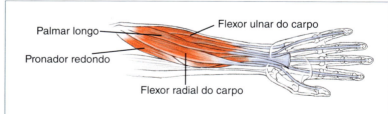

Classificação
Postura em decúbito ventral simétrica com inclinação para trás.

Ações articulares		
Coluna vertebral	**Membros superiores**	**Membros inferiores**
Extensão	Adução da escápula; adução, rotação medial e extensão do ombro; extensão do cotovelo; pronação do antebraço; flexão da mão e dos dedos	Contranutação da articulação sacroilíaca, extensão e adução do quadril, flexão do joelho, flexão plantar do tornozelo

Ações musculares

Coluna vertebral

Contração concêntrica	Contração excêntrica
Para estender a coluna: extensores da coluna	**Para evitar hipermobilização da parte lombar da coluna vertebral:** psoas menor, músculos abdominais

Membros superiores

Contração concêntrica		Contração excêntrica
Para aduzir a escápula: romboides **Para estabilizar a articulação do ombro:** manguito rotador	**Para estender o ombro:** parte espinal do deltoide, redondo maior, tríceps braquial **Para realizar pronação do antebraço:** pronadores quadrado e redondo	**Para resistir à tração do braço na escápula:** peitorais maior e menor, coracobraquial, parte clavicular do deltoide

Membros inferiores

Contração concêntrica	
Para estender, aduzir e rodar medialmente o quadril e flexionar o joelho: isquiotibiais, adutor magno, glúteo máximo	**Para realizar flexão plantar do tornozelo:** sóleo

Observações

A parte da frente das articulações do ombro é estruturalmente vulnerável nesta posição. Se as escápulas não forem mobilizadas na direção da adução e de alguma elevação, pressão demasiada pode ser imposta à região anterior da articulação do ombro, resultando em hipermobilização do subescapular ou dano às cápsulas articulares. Como esta é uma postura forçada, a pressão nessas articulações vulneráveis é maior.

Esta postura pode ser explorada de diversas maneiras, enfatizando ações diferentes: aprofundar a ação na coluna vertebral, aumentar a extensão do quadril ou usar a extensão do joelho para aprofundar a extensão da coluna e do quadril. O equilíbrio de ações nos quadris e nos joelhos será afetado de acordo com a região que for mais ativada, os isquiotibiais ou o quadríceps femoral. Por ser uma postura forçada, com as mãos segurando os tornozelos, é também possível aplicar pressão excessiva sobre os joelhos. Assim, o alinhamento das pernas nos quadris e a ativação dos pés são importantes para manter a integridade dos joelhos.

Respiração

É uma prática comum balançar para trás e para a frente nesta postura, empurrando a barriga no chão a cada inspiração. Também é interessante praticar não balançar orientando a inspiração para a região do tórax já expandida.

Salabhasana
Postura do gafanhoto

salabha = gafanhoto

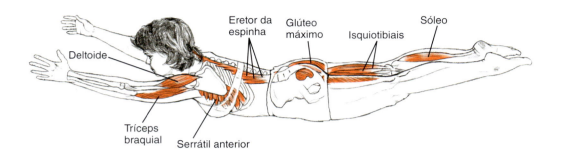

Classificação

Postura em decúbito ventral simétrica com inclinação para trás.

Ações articulares		
Coluna vertebral	Membros superiores	Membros inferiores
Extensão	Rotação superior, elevação e abdução da escápula; flexão do ombro; extensão do cotovelo	Contranutação da articulação sacroilíaca, extensão e adução do quadril, extensão do joelho, flexão plantar do tornozelo

Ações musculares

Coluna vertebral

Contração concêntrica

Para estender a coluna: extensores da coluna

Membros superiores

Contração concêntrica

Para rodar para cima e elevar a escápula: serrátil anterior **Para estabilizar a articulação do ombro:** manguito rotador **Para flexionar o ombro:** parte clavicular do deltoide, bíceps braquial (cabeça longa)	**Para estender o cotovelo:** tríceps braquial **Para realizar pronação do antebraço:** pronadores quadrado e redondo

Membros inferiores

Contração concêntrica

Para estender, aduzir e rodar medialmente o quadril: isquiotibiais, adutor magno, glúteo máximo	**Para estender o joelho:** vastos **Para realizar flexão plantar do tornozelo:** sóleo

Observações

Pode ser um desafio levantar os braços quando há essa relação com a gravidade e com a coluna em extensão. Se for usado o latíssimo do dorso para estender a coluna vertebral (em vez dos músculos intrínsecos profundos da coluna vertebral), ele inibirá o movimento nos braços.

Esta posição das pernas requer uma complexa interação entre adutores, rotadores mediais e extensores do quadril. Isso ocorre porque muitas das ações musculares que levantam e apoiam o corpo nesta posição criam outras ações que devem ser neutralizadas por músculos sinergistas ou opositores. Por exemplo, considerando que o glúteo máximo, um forte extensor do quadril, também roda lateralmente as pernas, é preferível usar os isquiotibiais para a extensão do quadril. As pessoas têm prioridades ou dificuldades diferentes, dependendo do ponto de partida e de seus padrões preexistentes de força e fraqueza, bem como de flexibilidade e rigidez.

Respiração

Balançar ou não balançar? Nesta variação, todo o peso do corpo é colocado sobre o abdome. Enquanto mantém a postura para várias respirações, o corpo balança para a frente e para trás com a ação do diafragma se o principal padrão de respiração for abdominal. Um desafio interessante é evitar o balanço, o que exige um relaxamento das estruturas torácicas e do diafragma, permitindo que o chão empurre o abdome, em vez de o abdome empurrar o chão.

Viparita Salabhasana
Postura completa do gafanhoto

viparita = revertido, invertido; *salabha* = gafanhoto

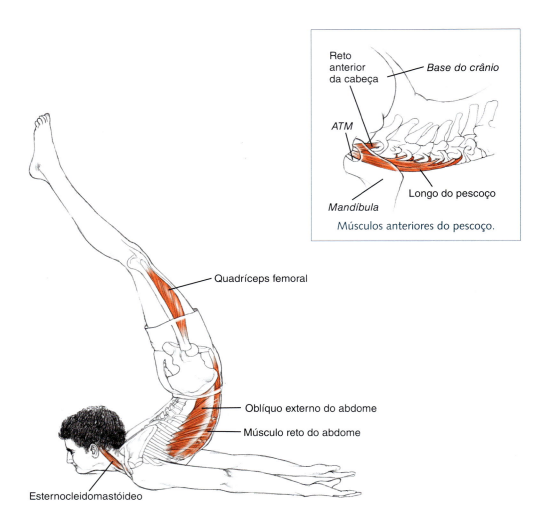

Músculos anteriores do pescoço.

Classificação

Postura em decúbito ventral simétrica com inclinação para trás.

Ações articulares

Coluna vertebral	Membros superiores	Membros inferiores
Extensão	Rotação inferior, elevação e abdução da escápula; rotação medial, flexão e adução do ombro; extensão do cotovelo	Contranutação da articulação sacroilíaca, extensão e adução do quadril, extensão do joelho, flexão plantar do tornozelo

Ações musculares

Coluna vertebral

Contração excêntrica

Para evitar que a pelve e a perna caiam no solo: músculos abdominais, psoas menor	Para evitar hipermobilização da parte cervical da coluna vertebral: músculos anteriores do pescoço

Membros superiores

Contração concêntrica

Para estabilizar a articulação do ombro: manguito rotador Para abduzir a escápula: serrátil anterior	Para flexionar o ombro e levantar o peso corporal: peitoral maior, parte clavicular do deltoide, bíceps braquial, coracobraquial

Membros inferiores

Contração excêntrica

Para evitar que a perna caia atrás da cabeça: psoas maior, vastos

Observações

O que é preciso para entrar nesta postura é quase completamente o oposto do que é preciso para permanecer nela. Levantar o peso do corpo em extensão vertebral requer uma ação forte e integrada dos braços e dos extensores da coluna vertebral. Uma vez na vertical, a gravidade puxa o peso do corpo em extensão, de modo que os flexores do tronco devem se engajar para evitar a hiperextensão. Com base no equilíbrio de força e na flexibilidade dos grupos musculares extensores e flexores, algumas pessoas podem conseguir entrar na postura completa do gafanhoto, mas não sustentá-la, ao passo que outras podem não chegar nesta postura sozinhas, mas podem se manter desde que auxiliadas.

(continua)

Viparita Salabhasana (*continuação*)

Respiração

A instrução padrão de inspirar ao entrar em uma inclinação para trás pode ser contraproducente neste caso, já que uma forte contração do diafragma puxa a base da caixa torácica e a parte lombar da coluna vertebral para o tendão central. Isso pode criar uma resistência considerável ao alongamento na linha anterior profunda do corpo. Expirar ao erguer o corpo nesta postura funciona melhor para muitas pessoas.

Permanecer na postura requer que a parede abdominal seja engajada e também estendida, o que pode limitar o movimento da respiração abdominal, enquanto as ações que sinergizam a pressão dos braços no chão tendem a limitar a excursão torácica. Além disso, estar com o pescoço em extensão com sustenção do peso pode aumentar a resistência nas vias aéreas – sem mencionar que tudo isso acontece em uma posição invertida. Em suma, esta é uma posição muito difícil para respirar. O esforço eficiente é o segredo.

POSTURAS COM APOIO NOS BRAÇOS

CAPÍTULO 11

Apesar de suas semelhanças óbvias, os membros superiores e inferiores do corpo humano evoluíram para executar funções diferentes. As estruturas do pé, do joelho, do quadril e da pelve são voltadas para suas funções de apoio e locomoção.

As estruturas altamente móveis da mão, do cotovelo e do cíngulo do membro superior (ou cintura escapular) evoluíram para alcançar e segurar, e não são tão adequadas para a sustentação do peso. Na verdade, quando se comparam as estruturas proporcionais da mão e do pé, vê-se uma relação inversa entre estruturas de sustentação e estruturas articulares dentro delas.

No pé, os pesados e densos ossos tarsais abrangem metade do comprimento da estrutura. Somando a isso a função de sustentação dos metatarsais, pode-se dizer que $4/5$ da estrutura do pé são dedicados à sustentação de peso. As estruturas nas falanges do pé (dedos) contribuem apenas com $1/5$ de seu comprimento total.

Essas proporções são completamente invertidas na mão, em que a metade do comprimento é composta pelos altamente móveis ossos das falanges (dedos). Os metacarpais da mão também são muito móveis (em comparação com os metatarsais), enquanto os relativamente imóveis ossos carpais (ossos do punho) constituem apenas um quinto do comprimento total da mão. Isso significa que, mesmo se você efetivamente recrutar os metacarpais para o apoio do braço, ainda tem apenas metade do comprimento da mão estruturado para sustentação de peso.

Quando você usa os membros superiores em postura de sustentação de peso, precisa levar em consideração o fato de que eles estão em desvantagem estrutural e tomar bastante cuidado extra na preparação e na execução.

Por outro lado, dedicar tempo para aprender a organizar o apoio com as mãos e os membros superiores pode ser uma recuperação maravilhosa das maneiras como as pessoas estressam suas mãos, braços, ombros e costas quando estão sentadas à mesa de trabalho usando computadores.

Adho Mukha Svanasana
Postura do cachorro olhando para baixo
adho = para baixo; *mukha* = face =; *shvana* = cão

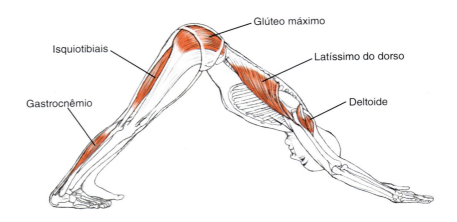

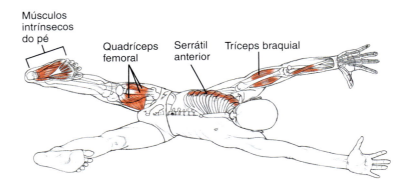

Classificação
Postura com apoio nos braços simétrica e invertida.

	Ações articulares	
Coluna vertebral	**Membros superiores**	**Membros inferiores**
Coluna em posição neutra	Elevação e rotação superior da escápula, flexão do ombro, extensão do cotovelo, pronação do antebraço, dorsiflexão do punho	Nutação da articulação sacroilíaca, flexão do quadril, extensão do joelho, dorsiflexão do tornozelo

Ações musculares

Coluna vertebral

Para calibrar contrações concêntricas e excêntricas a fim de manter o alinhamento neutro da coluna: extensores e flexores da coluna

Membros superiores

Contração concêntrica

Para realizar rotação superior e abdução da escápula na caixa torácica: serrátil anterior Para estabilizar a articulação do ombro: manguito rotador Para flexionar o ombro: deltoide, bíceps braquial (cabeça longa)	Para estender o cotovelo: tríceps braquial Para realizar pronação do antebraço: pronadores quadrado e redondo Para manter a integridade da mão: músculos intrínsecos do punho e da mão

Membros inferiores

Contração concêntrica	Contração excêntrica
Para rodar medialmente, aduzir e mover o fêmur de volta no acetábulo: adutor magno Para estender o joelho: articular do joelho, vastos Para manter os arcos de pé sem inibir a dorsiflexão do tornozelo: músculos intrínsecos do pé	Para evitar a hiperarticulação do quadril: isquiotibiais

Observações

Existem muitas abordagens para trabalhar com essa postura. Fundamentalmente, é uma ótima oportunidade para observar os efeitos dos braços e das pernas sobre a coluna vertebral.

Supondo-se que a coluna esteja em extensão neutra ou axial, existe flexão nas articulações dos ombros e do quadril, bem como extensão de cotovelos e joelhos.

Com frequência, o latíssimo do dorso tenta ajudar na ação dos braços, mas esse músculo abaixa e roda medialmente os ombros (o oposto da ação desejada), o que pode gerar impactos no acrômio.

Os pronadores estão ativos nos antebraços, mas, se a rotação entre o rádio e a ulna estiver limitada, essa restrição pode se traduzir em hiperarticulação nos cotovelos ou nos punhos, ou, ainda, rotação medial dos braços nas articulações do ombro – todos locais comuns de lesões para praticantes de estilos vinyasa de yoga, que empregam repetidas posturas do cachorro olhando para baixo nas saudações ao sol.

Assim como no pé e na perna, a ação intrínseca da mão é essencial para a integração de todo o braço. Essencialmente, cada mão deve agir o máximo possível como um pé, mantendo seu arco.

Respiração

Do ponto de vista da respiração, essa postura é uma inversão. Como as inversões naturalmente movem o diafragma no sentido cranial, a ação de expirar dos músculos abdominais pode ser bastante profunda. Se uma pequena ação abdominal é mantida quando se inicia a inspiração (mula bandha), as estruturas torácicas são levadas a se mobilizar, o que pode ser muito difícil em uma postura com apoio nos braços.

Urdhva Mukha Svanasana
Postura do cachorro olhando para cima

urdhva = subir ou inclinar para cima, levantado, elevado; *mukha* = face; *shvana* = cão

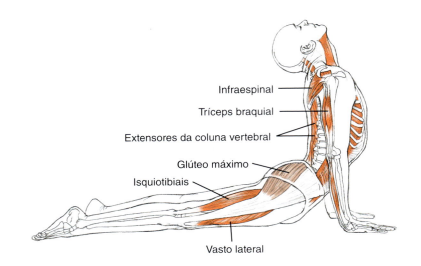

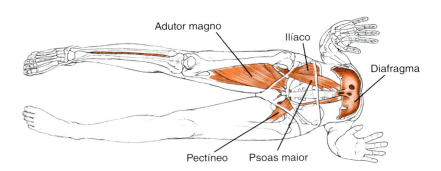

Classificação

Postura com apoio nos braços simétrica e com inclinação para trás.

Ações articulares		
Coluna vertebral	Membros superiores	Membros inferiores
Extensão	Extensão e adução do ombro, extensão do cotovelo, pronação do antebraço	Contranutação da articulação sacroilíaca, adução e extensão do quadril, extensão do joelho, flexão plantar do tornozelo

Ações musculares

Coluna vertebral

Contração concêntrica	Contração excêntrica
Para estender a coluna, especialmente a curvatura torácica: extensores da coluna	**Para evitar a hipermobilização da parte lombar da coluna:** psoas menor, músculos abdominais **Para resistir à hiperextensão da parte cervical da coluna conforme a cabeça se estende:** músculos anteriores do pescoço

Membros superiores

Contração concêntrica

Para estabilizar a escápula na caixa torácica e transmitir a pressão do braço à clavícula: serrátil anterior **Para estabilizar a articulação do ombro:** manguito rotador	**Para estender o ombro:** parte espinal do deltoide **Para estender o ombro e o cotovelo:** tríceps braquial **Para realizar pronação do antebraço:** pronadores quadrado e redondo

Membros inferiores

Contração concêntrica

Para estender, aduzir e rodar medialmente o quadril: isquiotibiais, adutor magno **Para estender o joelho:** articular do joelho, vastos	**Para realizar flexão plantar do tornozelo:** sóleo

Observações

Se o objetivo é ter extensão distribuída ao longo de toda a coluna vertebral, haverá a necessidade de mais ação na região torácica e menos nas regiões lombar e cervical. Isso se traduz em trabalho concêntrico para os extensores da parte torácica da coluna vertebral e em trabalho excêntrico para os flexores nas partes cervical e lombar.

O latíssimo do dorso não é muito útil nessa postura, porque pode fixar as escápulas na caixa torácica e inibir a extensão da parte torácica da coluna. Ele também produz rotação medial do úmero e rotação inferior da escápula, que se opõem às ações dessa postura.

Dependendo de onde estão as restrições, o úmero pode ser levado à rotação medial ou lateral.

Os pronadores no antebraço e os músculos intrínsecos de cada mão distribuem a pressão por toda a mão a fim de proteger a sua base e diminuir a pressão em cada punho.

Respiração

Como contraponto ao Adho Mukha Svanasana (p. 224), que muitas vezes é feito durante a expiração, essa postura está relacionada com a ação expansiva da inspiração. Manter a postura por várias respirações permite que a ação inspiratória aprofunde a extensão da parte torácica da coluna, enquanto a ação expiratória pode auxiliar na estabilização das curvaturas lombar e cervical.

Adho Mukha Vrksasana

Postura da árvore olhando para baixo

adho = para baixo; *mukha* = face; *vrksa* = árvore

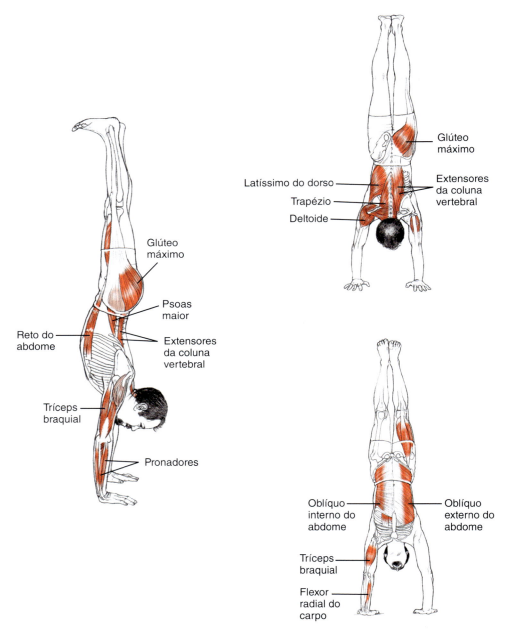

Classificação

Postura de equilíbrio com apoio nos braços, simétrica e invertida.

Ações articulares

Coluna vertebral	Membros superiores	Membros inferiores
Extensão da parte cervical da coluna, ligeira extensão das partes torácica e lombar da coluna	Rotação superior e abdução da escápula, flexão do ombro, extensão do cotovelo, pronação do antebraço, dorsiflexão do punho	Extensão neutra e adução do quadril, extensão do joelho, dorsiflexão do tornozelo

Ações musculares

Coluna vertebral

Para calibrar contrações concêntricas e excêntricas a fim de manter o alinhamento neutro da coluna: extensores e flexores da coluna

Membros superiores

Contração concêntrica

Para realizar rotação superior e abdução da escápula na caixa torácica: serrátil anterior **Para estabilizar a articulação do ombro:** manguito rotador **Para flexionar o ombro:** deltoide, bíceps braquial (cabeça longa)	**Para estender o cotovelo:** tríceps braquial **Para realizar pronação do antebraço:** pronadores quadrado e redondo **Para manter a integridade da mão:** músculos intrínsecos do punho e da mão

Membros inferiores

Contração concêntrica	*Contração excêntrica*
Para estender, aduzir e rodar medialmente a perna para a posição neutra: isquiotibiais, adutor magno, glúteo máximo	**Para impedir a perna de cair de volta:** psoas maior, ilíaco

Observações

Se o latíssimo do dorso estiver contraído, a flexão e a rotação superior das escápulas são inibidas, e a parte lombar da coluna vertebral pode, em compensação, hiperestender-se.

É muito difícil manter a integridade das mãos com todo o peso do corpo equilibrando-se sobre elas, mas isso é essencial nessa postura, porque cair sobre o punho ou a palma da mão é muito perigoso para o túnel do carpo e para os nervos que o atravessam.

Para alunos hiperflexíveis, é especialmente importante encontrar a força dos músculos intrínsecos profundos, de modo que a postura não se torne rígida, mas sim estável e fluida, para que seja fácil respirar.

Respiração

Essa pode ser um das posturas mais difíceis para respirar de maneira eficaz por causa dos desafios do equilíbrio, da inversão e das fortes ações da parte superior do corpo. Muitas pessoas instintivamente prendem a respiração, em parte por medo, mas também por uma necessidade de estabilizar os movimentos da coluna vertebral. É evidente que, para manter o equilíbrio por mais de alguns segundos, a respiração deve ser integrada à postura, não necessariamente como respirações profundas e completas, mas como respirações eficientes, que não perturbem o equilíbrio ou as ações de estabilização da musculatura do *core*.

Chaturanga Dandasana
Postura do bastão sobre quatro membros

chatur = quatro; *anga* = membro; *danda* = bastão, vara

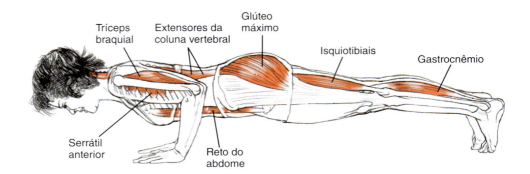

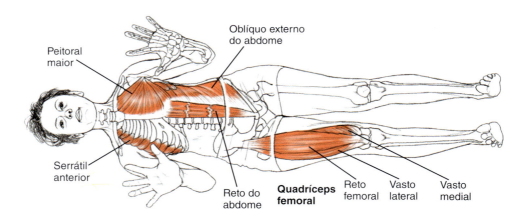

Classificação

Postura com apoio nos braços simétrica.

Ações articulares		
Coluna vertebral	**Membros superiores**	**Membros inferiores**
Coluna em posição neutra	Abdução da escápula, flexão do cotovelo, pronação do antebraço, dorsiflexão do punho	Extensão neutra e adução do quadril, extensão do joelho, dorsiflexão do tornozelo

Ações musculares

Coluna vertebral

Para calibrar contrações concêntricas e excêntricas a fim de manter o alinhamento neutro da coluna: extensores e flexores da coluna

Membros superiores

Contração concêntrica	Contração excêntrica
Para prevenir escápula alada: serrátil anterior **Para estabilizar e proteger a articulação do ombro:** manguito rotador, deltoide **Para realizar pronação do antebraço:** pronadores quadrado e redondo **Para manter a integridade da mão:** músculos intrínsecos do punho e da mão	**Parara resistir à extensão do ombro criada pela força da gravidade:** peitorais maior e menor, coracobraquial **Para estender o cotovelo:** tríceps braquial

Membros inferiores

Contração concêntrica

Para manter a extensão neutra e adução do quadril: isquiotibiais, adutor magno, glúteo máximo **Para aduzir o quadril:** grácil	**Para estender o joelho:** articular do joelho, vastos **Para criar dorsiflexão:** tibial anterior **Para suportar o peso da perna na ponta dos pés:** músculos intrínsecos e extrínsecos do pé

Observações

A fraqueza nessa postura pode aparecer na parte inferior do corpo como hiperextensão lombar combinada com flexão do quadril. Para contrapor essa situação, a ação de extensão dos isquiotibiais do quadril é importante.

Na parte superior do corpo, a fraqueza no tríceps braquial e no serrátil anterior pode aparecer como rotação inferior da escápula e uso excessivo dos músculos peitorais maior e menor.

Pressionar as escápulas recrutando o latíssimo do dorso pode dar uma sensação de força nas costas, mas contribui para a hiperextensão da parte lombar da coluna vertebral e para a rotação inferior das escápulas.

Respiração

Manter essa posição em relação à gravidade aciona praticamente todos os músculos respiratórios, bem como os braços e o cíngulo do membro superior (cintura escapular). Esse grau de esforço muscular produz um forte efeito estabilizador sobre os movimentos do diafragma, que atuam contra uma resistência considerável. O progresso nessa postura consiste em fazer o esforço muscular tão eficiente quanto possível, o que resulta na capacidade de manter tanto o alinhamento como a respiração suave por períodos cada vez mais longos.

Bakasana
Postura do corvo, postura do grou
baka = corvo, grou, garça

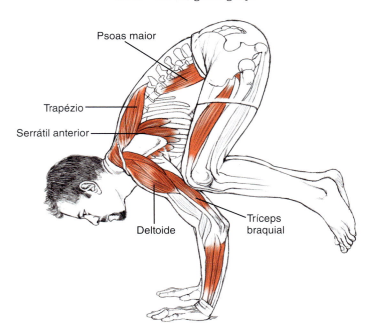

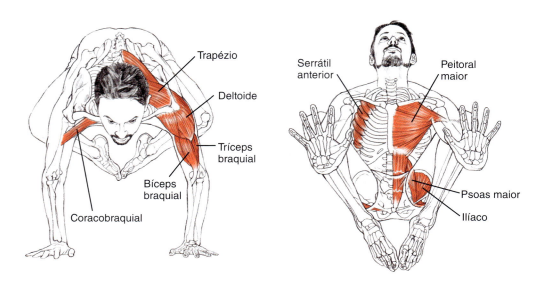

Classificação
Postura de equilíbrio com apoio nos braços, simétrica.

POSTURAS COM APOIO NOS BRAÇOS

Ações articulares

Coluna vertebral	Membros superiores	Membros inferiores
Extensão da parte cervical da coluna, flexão das partes torácica e lombar da coluna	Abdução da escápula, flexão e adução do ombro, flexão do cotovelo em direção à extensão, pronação do antebraço, dorsiflexão do punho	Nutação da articulação sacroilíaca, flexão e adução do quadril, flexão do joelho

Ações musculares

Coluna vertebral

Contração concêntrica

Para estender a parte cervical da coluna vertebral: reto posterior da cabeça, oblíquo superior da cabeça	**Para criar flexão profunda na parte lombar da coluna vertebral:** psoas maior (fibras superiores), psoas menor, músculos abdominais, assoalho pélvico

Membros superiores

Contração concêntrica

Para realizar abdução da escápula: serrátil anterior, peitorais maior e menor, coracobraquial **Para estabilizar e proteger a articulação do ombro:** manguito rotador, deltoide **Para estender o cotovelo:** tríceps braquial	**Para realizar pronação do antebraço:** pronadores quadrado e redondo **Para manter a integridade da mão:** músculos intrínsecos do punho e da mão

Membros inferiores

Contração concêntrica

Para flexionar o quadril: psoas maior, ilíaco **Para aduzir e flexionar o quadril:** pectíneo, adutores longo e curto	**Para flexionar o joelho:** isquiotibiais (região inferior)

Observações

Nas posturas de pássaro (corvo, águia, galo, pavão, etc.), são fatores comuns a flexão da parte torácica da coluna vertebral, a abdução das escápulas e a extensão da parte cervical da coluna. Essas ações requerem precisão e força nos músculos da coluna vertebral para alcançar a extensão cervical sem envolver o trapézio, o que interfere na ação das escápulas e dos braços.

Embora os joelhos inicialmente se estendam ao entrar nessa posição, a ação final das pernas é a adução, para abraçar os joelhos com as laterais da parte superior dos braços ou os ombros.

Respiração

Como a região torácica é mantida em flexão, os movimentos de respiração na caixa torácica são minimizados nessa postura. A região inferior do abdome é também um pouco estabilizada pela ação dos músculos abdominais profundos e do flexor do quadril, mas a região superior do abdome está relativamente livre para se mover.

Parsva Bakasana
Postura do corvo de lado, postura do grou de lado

parsva = lado; *baka* = corvo, grou, garça

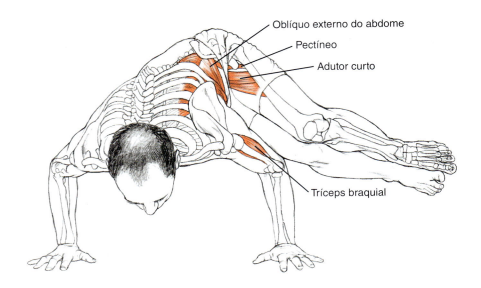

Classificação

Postura de equilíbrio com apoio nos braços, assimétrica e com torção.

	Ações articulares	
Coluna vertebral	**Membros superiores**	**Membros inferiores**
Extensão da parte cervical da coluna, rotação	Abdução da escápula, flexão e adução do ombro, flexão do cotovelo em direção à extensão, pronação do antebraço, dorsiflexão do punho	Flexão e adução do quadril, flexão do joelho

Ações musculares

Coluna vertebral

Contração concêntrica

Para estender a parte cervical da coluna vertebral: reto posterior da cabeça, oblíquo superior da cabeça	**Para realizar rotação da coluna:** oblíquo interno do abdome, eretor da espinha (parte inferior); oblíquo externo do abdome, multífidos, rotadores (parte superior)

Membros superiores

Contração concêntrica

Para realizar abdução da escápula: serrátil anterior, peitorais maior e menor, coracobraquial **Para estabilizar e proteger a articulação do ombro:** manguito rotador, deltoide **Para estender o cotovelo:** tríceps braquial	**Para realizar pronação do antebraço:** pronadores quadrado e redondo **Para manter a integridade da mão:** músculos intrínsecos do punho e da mão

Membros inferiores

Contração concêntrica

Para flexionar o quadril: psoas maior, ilíaco	**Para aduzir e flexionar o quadril:** pectíneo, adutores longo e curto

Observações

Nessa postura de rotação, a coluna vertebral é mais estendida do que em Bakasana (p. 232). Se os joelhos são afastados nessa posição, a rotação acontece mais nas articulações do quadril do que na coluna vertebral.

Respiração

A respiração nessa posição é semelhante à de bakasana, porém ainda mais restrita por causa da torção da coluna vertebral.

Astavakrasana
Postura de oito ângulos

ashta = oito; *vakra* = torto, curvado, dobrado

Astavakra era um grande sábio cuja mãe frequentava aulas de canto védico durante a gravidez. Enquanto estava no ventre, ele estremeceu com os oito erros de pronúncia de seu pai nas orações védicas e, assim, nasceu com oito curvas em seu corpo.

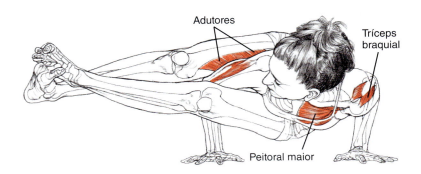

Classificação

Postura com apoio nos braços, assimétrica e com torção.

	Ações articulares	
Coluna vertebral	**Membros superiores**	**Membros inferiores**
Extensão da parte cervical da coluna, rotação	Abdução da escápula, flexão e adução do ombro, flexão do cotovelo em direção à extensão, pronação do antebraço, dorsiflexão do punho	Flexão e adução do quadril, extensão do joelho, dorsiflexão do tornozelo, eversão do pé

Ações musculares	
Coluna vertebral	
Contração concêntrica	
Para estender a parte cervical da coluna vertebral: reto posterior da cabeça, oblíquo superior da cabeça	**Para realizar rotação da coluna:** oblíquo interno do abdome, eretor da espinha (parte inferior); oblíquo externo do abdome, multífidos, rotadores (parte superior)
Membros superiores	
Contração concêntrica	
Para realizar abdução da escápula: serrátil anterior, peitorais maior e menor, coracobraquial **Para estabilizar e proteger a articulação do ombro:** manguito rotador, deltoide	**Para estender o cotovelo:** tríceps braquial **Para realizar pronação do antebraço:** pronadores quadrado e redondo **Para manter a integridade da mão:** músculos intrínsecos do punho e da mão
Membros inferiores	
Contração concêntrica	
Para flexionar o quadril: psoas maior, ilíaco **Para aduzir e flexionar o quadril:** pectíneo, adutores longo e curto **Para estender o joelho:** articular do joelho, vastos	**Para realizar dorsiflexão do tornozelo:** tibial anterior **Para realizar eversão do pé:** fibulares

Observações

Essa postura requer a mesma ação da coluna vertebral que Parsva Bakasana (p. 234), embora ela seja muitas vezes um pouco mais estendida (para a neutralidade) em astavakrasana, o que permite uma distribuição mais uniforme da rotação por toda a coluna vertebral.

Em astavakrasana, a união dos pés mantém as pernas simétricas. Essa simetria das pernas e das articulações do quadril implica que a rotação tem de acontecer mais na coluna vertebral e menos nas articulações do quadril. Com o envolvimento do braço pelas pernas, é necessário menos torção do que em parsva bakasana, porque a perna de baixo não tem de se mover para a parte superior do braço, mas fica debaixo dele.

Como em Ardha Matsyendrasana (p. 150), se a coluna não realizar rotação, uma torção compensatória potencialmente perigosa pode ocorrer com a hipermobilização das escápulas sobre a caixa torácica.

Além disso, o envolvimento das pernas em torno do braço cria um ponto de articulação razoavelmente estável. O desafio dessa postura (se se é capaz de realizar parsva bakasana) é mais uma questão de equilíbrio e flexibilidade do que de força. As pernas estendidas nessa postura podem dificultar a ação de contrabalançar com o apoio dos braços.

Respiração

Em comparação com parsva bakasana, em que o peso do corpo é erguido e suportado sobre a parte superior dos braços, astavakrasana requer a suspensão do peso da parte inferior do corpo com o apoio dos braços. É interessante analisar qual postura facilita a respiração. Qual exige maior ou menor dispêndio de energia e qual oferece mais liberdade de movimento para o diafragma?

Mayurasana
Postura do pavão

mayura = pavão

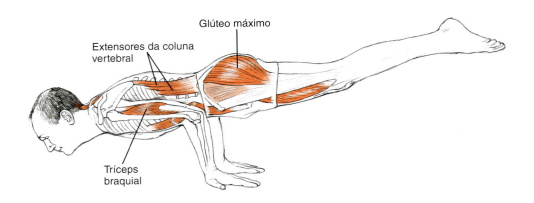

Classificação
Postura com apoio nos braços simétrica.

	Ações articulares	
Coluna vertebral	**Membros superiores**	**Membros inferiores**
Extensão das partes cervical e lombar da coluna, flexão da parte torácica da coluna	Abdução da escápula, adução do ombro, flexão do cotovelo, supinação do antebraço, dorsiflexão do punho	Extensão e adução do quadril, extensão do joelho, flexão plantar do tornozelo

Ações musculares

Coluna vertebral

Contração concêntrica

Para estender a parte cervical da coluna vertebral: músculo reto posterior da cabeça, oblíquo superior da cabeça **Para flexionar a região inferior da parte torácica da coluna vertebral:** psoas maior (fibras superiores)	**Para estender a parte lombar da coluna:** extensores da coluna (fibras inferiores)

Membros superiores

Contração concêntrica	*Contração excêntrica*
Para realizar abdução da escápula: serrátil anterior, peitorais maior e menor, coracobraquial **Para estabilizar e proteger a articulação do ombro:** manguito rotador, deltoide **Para estabilizar o cotovelo:** bíceps braquial, braquial **Para realizar supinação do antebraço:** supinador **Para manter a integridade da mão:** músculos intrínsecos do punho e da mão	**Para estabilizar o cotovelo:** tríceps braquial

Membros inferiores

Contração concêntrica

Para estender, aduzir e rodar medialmente o quadril: isquiotibiais, adutor magno, glúteo máximo	**Para estender o joelho:** articular do joelho, vastos **Para realizar flexão plantar do tornozelo:** sóleo

Observações

Assim como em outras posturas de pássaro (águia, corvo, galo, etc.), a mayurasana envolve flexão da parte torácica da coluna vertebral, abdução das escápulas e extensão da parte cervical da coluna vertebral. É incomum se equilibrar nos braços com os antebraços supinados. Isso muda a ação nos cotovelos e mobiliza muito mais o bíceps braquial.

Uma variação de mayurasana com as pernas em padmasana (lótus) geralmente é mais fácil de realizar porque a alavanca das pernas é encurtada pelo fato de estarem flexionadas para dentro.

Respiração

A pressão dos cotovelos no abdome estimula os órgãos. Muitos benefícios são tradicionalmente atribuídos a esse efeito. Todos os músculos abdominais se ativam para resistir à pressão dos cotovelos nas vísceras. Os órgãos abdominais são fortemente comprimidos de frente e por trás, bem como por cima e por baixo, pelos diafragmas respiratório e pélvico.

Considerando-se a quantidade de energia muscular gasta para manter essa postura e a quantidade mínima de respiração que ela permite, não é de se admirar que ela raramente seja mantida por mais de algumas poucas respirações. Os pulmões, com sua capacidade limitada, são simplesmente incapazes de fornecer oxigênio suficiente para esse grau de esforço muscular.

Pincha Mayurasana
Postura da cauda do pavão

pincha = pena de cauda; *mayura* = pavão

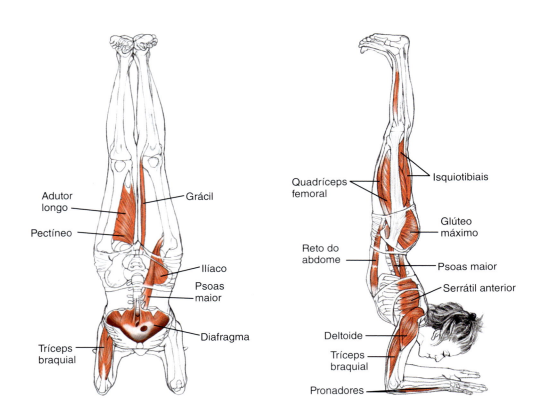

Classificação
Postura de equilíbrio com apoio nos braços, simétrica e invertida.

Ações articulares

Coluna vertebral	Membros superiores	Membros inferiores
Extensão	Rotação superior, elevação e abdução da escápula; flexão e adução do ombro; flexão do cotovelo; pronação do antebraço	Extensão neutra e adução do quadril, extensão do joelho, dorsiflexão do tornozelo

Ações musculares

Coluna vertebral

Contração concêntrica	*Contração excêntrica*
Para erguer a cabeça do chão: reto posterior da cabeça, oblíquo superior da cabeça **Para manter a extensão da coluna e evitar cair em flexão:** extensores da coluna	**Para não cair em extensão:** psoas maior (fibras superiores), psoas menor, músculos abdominais

Membros superiores

Contração concêntrica	*Contração excêntrica*
Para realizar rotação superior, abdução e elevação da escápula: serrátil anterior **Para estabilizar e proteger a articulação do ombro:** manguito rotador, deltoide **Para resistir à extensão do ombro:** parte clavicular do deltoide **Para flexionar e aduzir o ombro:** bíceps braquial, parte clavicular do deltoide **Para realizar pronação do antebraço:** pronadores quadrado e redondo **Para manter a integridade da mão:** músculos intrínsecos do punho e da mão	**Para resistir à flexão do cotovelo e à queda sobre o rosto:** tríceps braquial

Membros inferiores

Contração concêntrica	*Contração excêntrica*
Para manter neutra a extensão e a adução do quadril: isquiotibiais, adutor magno, glúteo máximo **Para aduzir o quadril:** grácil **Para estender o joelho:** articular do joelho, vastos **Para criar dorsiflexão:** tibial anterior	**Para impedir a perna de cair para trás:** psoas maior

(continua)

Pincha Mayurasana *(continuação)*

Observações

Com a estabilidade das articulações dos ombros (pelo envolvimento do manguito rotador), as escápulas ficam livres para se mover sobre a caixa torácica e pode haver mais liberdade na parte torácica da coluna vertebral para se estender e na caixa torácica para respirar. A mobilidade da parte torácica é importante, pois, assim como em Urdhva Mukha Svanasana (p. 226), quanto mais extensão disponível na parte torácica, menos as partes lombar e cervical têm de trabalhar.

Se a tensão nos antebraços (nos supinadores ou nas membranas interósseas entre o rádio e a ulna) restringe a pronação completa, os cotovelos se abrem ou as mãos se juntam. Esse problema comum no antebraço é muitas vezes interpretado como tensão nos ombros ou fraqueza nos punhos.

O encurtamento do latíssimo do dorso também pode fazer que os cotovelos se aproximem por rotação medial do úmero. Isso pode ser sentido como tensão nos ombros, mas pode, na verdade, referir-se à inclinação lateral e outras ações que estendem o latíssimo do dorso. O encurtamento desse músculo também provoca extensão lombar excessiva e interfere na respiração.

Respiração

A base de apoio dessa postura é formada pelos antebraços, pela caixa torácica e pela parte torácica da coluna vertebral, estruturas que devem estar bastante estáveis para manter o equilíbrio. Por isso, uma respiração torácica excessiva pode interferir na manutenção da postura com apoio nos antebraços. Por outro lado, o peso das pernas e da pelve, assim como a curvatura da parte lombar da coluna vertebral precisam ser estabilizados pelos músculos abdominais, tornando o excesso de movimento abdominal contraproducente. Por causa desses fatores, é necessário um padrão de respiração que se desloque de modo uniforme e suave por todo o corpo.

Salamba Sirsasana
Postura invertida sobre a cabeça

sa = com; *alamba* = aquilo em que se repousa ou apoia, suporte; *sirsa* = cabeça

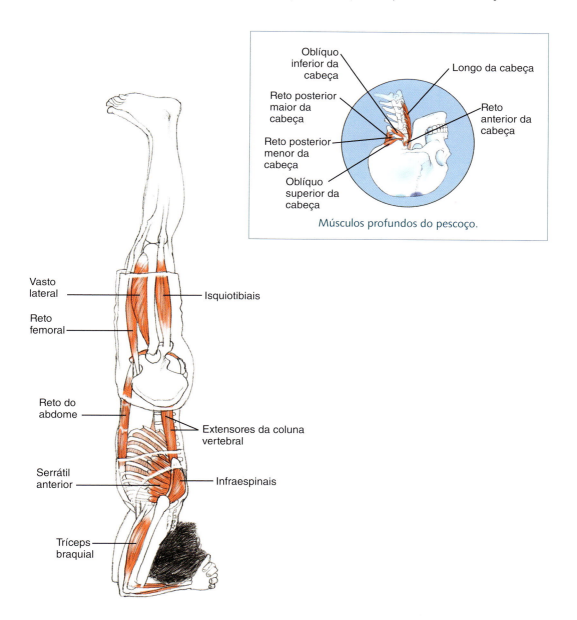

Músculos profundos do pescoço.

Classificação

Postura de equilíbrio com apoio nos braços, simétrica e invertida.

(continua)

Salamba Sirsasana *(continuação)*

Ações articulares

Coluna vertebral	Membros superiores	Membros inferiores
Coluna em posição neutra	Rotação superior da escápula; flexão e adução do ombro; flexão do cotovelo; flexão do antebraço em posição neutra; flexão da mão e dos dedos	Adução e extensão neutra do quadril, extensão do joelho, dorsiflexão do tornozelo

Ações musculares

Coluna vertebral

Para calibrar as contrações concêntrica e excêntrica a fim de manter o alinhamento neutro da coluna: extensores e flexores da coluna	**Para equilibrar e estabilizar as articulações atlantoaxial e atlantoccipital:** reto anterior da cabeça, retos posteriores maior e menor da cabeça, oblíquos superior e inferior da cabeça, longos da cabeça e do pescoço

Membros superiores

Contração concêntrica	*Contração excêntrica*
Para realizar rotação superior da escápula: serrátil anterior **Para estabilizar e proteger a articulação do ombro:** manguito rotador, deltoide **Para manter a integridade da mão:** músculos intrínsecos do punho e da mão	**Para resistir à flexão do cotovelo:** tríceps braquial

Membros inferiores

Contração concêntrica	*Contração excêntrica*
Para manter neutra a extensão e a adução do quadril: isquiotibiais, adutor magno, glúteo máximo **Para aduzir o quadril:** grácil **Para estender o joelho:** articular do joelho, vastos **Para criar dorsiflexão:** tibial anterior	**Para evitar que a perna caia para trás:** psoas maior

Observações

Para alguns, o posicionamento ideal do peso sobre o crânio é no bregma – a junção das suturas coronal e sagital, onde o osso frontal se encontra com os dois ossos parietais. Isso leva a uma posição final ligeiramente mais arqueada. Deslocar o peso mais em direção ao topo da cabeça leva a uma posição mais neutra da coluna e a uma ação mais equilibrada entre as partes da frente e de trás do corpo.

Muitas pessoas têm assimetrias e rotações leves na coluna, que se tornam mais aparentes nessa postura. Observe as mudanças de rotação e as assimetrias na ilustração abaixo de salamba sirsasana.

Pode ser um desafio encontrar a extensão completa do quadril nessa postura. Se os músculos abdominais não forem fortes o suficiente, os quadris podem se flexionar para manter o trabalho da postura sobre os músculos de trás em vez dos músculos da frente.

Nota: ao contrário da noção popular de aumento do fluxo de sangue e de oxigênio para o cérebro em inversões, deve-se notar que o corpo tem mecanismos robustos que controlam a quantidade de sangue em cada região, independentemente da orientação quanto à gravidade.

Mudanças locais na pressão sanguínea foram observadas pela inversão ou compressão de grandes vasos sanguíneos em função da posição do corpo, mas isso não está relacionado com o movimento do volume sanguíneo nem, portanto, com o fornecimento de oxigênio.

Dito isso, inversões oferecem uma oportunidade muito benéfica para o aumento do retorno venoso a partir da parte inferior do corpo, assim como da drenagem da linfa, sem mencionar os benefícios de se inverter a ação do diafragma.

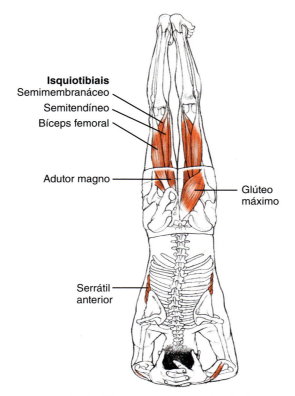

Assimetrias exageradas em salamba sirsasana.

(continua)

Salamba Sirsasana *(continuação)*

Mesmo se você der preferência à versão de bregma dessa postura e entrar nela com as pernas estendidas na intenção de terminar em uma posição mais arqueada, a força e a coordenação necessárias para manter salamba sirsasana com segurança exigem certas habilidades que podem ser mais bem desenvolvidas com a prática de entrar na postura com as pernas flexionadas. O teste crucial é saber se você consegue erguer o peso dos pés sem saltar e manter a difícil postura conhecida como acunchanasana (postura invertida sobre a cabeça com as pernas flexionadas) por várias respirações.

Respiração

Quando o apoio para salamba sirsasana é derivado da musculatura intrínseca mais profunda da coluna vertebral, bem como de ações coordenadas dos isquiotibiais, vastos, psoas menor, oblíquos internos, transverso do abdome e serrátil anterior, as forças do peso do corpo são mais neutralizadas na gravidade. Assim, o esforço muscular de permanecer na postura é minimizado e a respiração é calma e eficiente. Nesse ponto, a natureza invertida da ação do diafragma é enfatizada pelas fortes ações dos músculos abdominais e do diafragma pélvico, que ajudam a estabilizar o centro de gravidade sobre a base de apoio. Todos os órgãos internos, que se fixam no tendão central do diafragma, podem mover-se de forma diferente nas inversões.

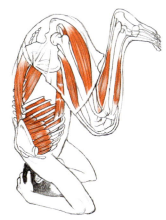

Acunchanasana.

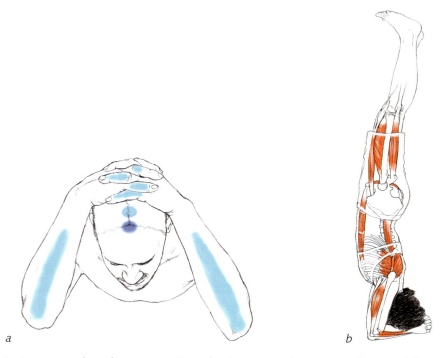

Apoiar o peso sobre o bregma – ponto azul mais escuro na figura *a* – resulta na posição ligeiramente mais arqueada da figura *b*. Apoiar o peso perto do topo – ponto azul mais claro na figura *a* – leva a uma posição mais neutra da coluna vertebral.

Vrschikasana
Postura do escorpião

vrschana = escorpião

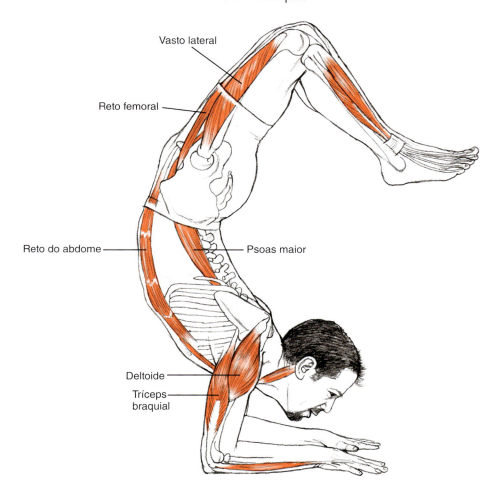

Classificação

Postura com apoio nos braços simétrica invertida e com inclinação para trás.

Ações articulares		
Coluna vertebral	**Membros superiores**	**Membros inferiores**
Extensão	Rotação superior, adução e elevação da escápula; flexão e adução do ombro; flexão do cotovelo; pronação do antebraço	Extensão e adução do quadril, flexão do joelho, flexão plantar do tornozelo

(continua)

Vrschikasana *(continuação)*

Ações musculares

Coluna vertebral

Contração concêntrica	*Contração excêntrica*
Para manter a cabeça longe do chão: reto posterior da cabeça, oblíquo superior da cabeça **Para maximizar a extensão da coluna:** extensores da coluna	**Para não cair em extensão:** psoas maior (fibras superiores), psoas menor, músculos abdominais

Membros superiores

Contração concêntrica	*Contração excêntrica*
Para estabilizar e proteger a articulação do ombro: manguito rotador, deltoide **Para resistir à extensão e à adução do ombro:** bíceps braquial, parte clavicular do deltoide **Para realizar pronação do antebraço:** pronadores quadrado e redondo **Para manter a integridade da mão:** músculos intrínsecos do punho e da mão	**Para estabilizar a escápula enquanto realiza adução:** serrátil anterior **Para resistir à flexão do cotovelo e à queda sobre o rosto:** tríceps braquial

Membros inferiores

Contração concêntrica	
Para estender, aduzir e rodar medialmente o quadril, e flexionar o joelho: isquiotibiais, adutor magno, glúteo máximo	**Para aduzir o quadril e flexionar o joelho:** grácil

Observações

Embora Pincha Mayurasana (p. 240) seja considerada uma preparação para vrschikasana, vrschikasana pode ser uma postura mais fácil de equilibrar por causa de seu baixo centro de gravidade.

Para se aprofundar de pincha mayurasana a vrschikasana, as escápulas precisam deslizar juntas sobre as costas, o que abaixa a caixa torácica em direção ao solo e cria mais mobilidade na parte torácica da coluna vertebral. A cabeça pode, então, levantar e a parte torácica se estender ainda mais. Isso também muda o ponto pivô de equilíbrio de entre os ombros para mais perto do osso sacro, na coluna vertebral. O levantamento da cabeça é importante para mudar o ponto de equilíbrio; caso contrário, as pernas podem desequilibrar a postura, fazendo o corpo cair para trás.

Enquanto os joelhos flexionam e os pés se movem em direção à cabeça, os isquiotibiais estão em seu menor comprimento de trabalho. Por isso, muitas vezes apresentam cãibra durante a tentativa de realizar essa ação.

Tão importante quanto entrar nessa postura é a capacidade de sair dela e reencontrar a relativa neutralidade de pincha mayurasana. É uma boa ideia praticá-la em um nível administrável, entrar e sair da postura de maneira controlada.

Urdhva Dhanurasana
Postura do arco para cima, postura da roda
urdhva = para cima; dhanu = arco

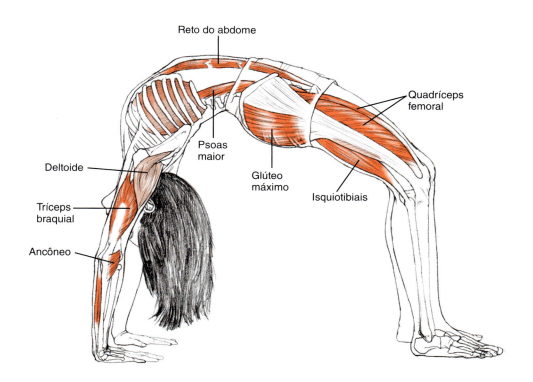

Classificação
Postura com apoio nos braços simétrica e com inclinação para trás.

(continua)

Urdhva Dhanurasana *(continuação)*

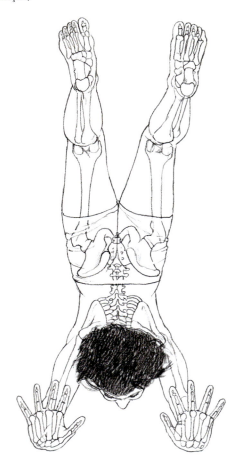

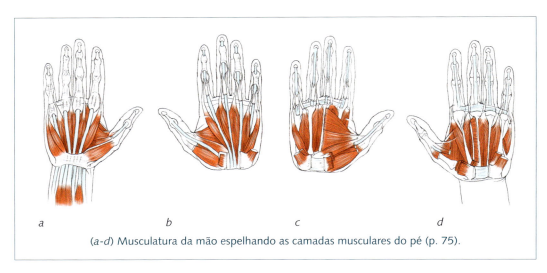

a   b   c   d

(a-d) Musculatura da mão espelhando as camadas musculares do pé (p. 75).

Ações articulares

Coluna vertebral	Membros superiores	Membros inferiores
Extensão	Rotação superior e elevação da escápula, flexão do ombro, extensão do cotovelo, pronação do antebraço, dorsiflexão do punho, extensão da mão e dos dedos	Extensão e adução do quadril, flexão do joelho, flexão plantar do tornozelo

Ações musculares

Coluna vertebral

Contração concêntrica	*Contração excêntrica*
Para erguer a cabeça do chão: reto posterior da cabeça, oblíquo superior da cabeça **Para maximizar a extensão da coluna:** extensores da coluna	**Para evitar a hiperextensão da parte lombar da coluna vertebral:** psoas menor, abdominais

Membros superiores

Contração concêntrica

Para realizar rotação superior e elevação da escápula: serrátil anterior **Para estabilizar e proteger a articulação do ombro:** manguito rotador, deltoide **Para flexionar o ombro:** bíceps braquial, parte clavicular do deltoide	**Para estender o cotovelo:** tríceps braquial **Para realizar pronação do antebraço:** pronadores quadrado e redondo **Para manter a integridade da mão:** músculos intrínsecos do punho e da mão

Membros inferiores

Contração concêntrica

Para estender o quadril: isquiotibiais, glúteo máximo **Para estender, aduzir e rodar medialmente o quadril:** adutor magno, grácil	**Para estender o joelho:** articular do joelho, vastos

(continua)

Urdhva Dhanurasana *(continuação)*

Observações

A ação correta da perna é útil para entrar em urdhva dhanurasana. Quando se usa o quadríceps femoral para tentar estender os joelhos, pode-se forçar os membros superiores contra o solo que leva o peso em direção à cabeça e aos braços, tornando ainda mais difícil levantar a parte superior do corpo do chão. Iniciar a elevação da pelve com mais atenção à extensão do quadril pode trazer o peso do corpo para as pernas e impor menos trabalho aos membros superiores.

Do grupo adutor, o adutor magno é mais eficiente para urdhva dhanurasana porque produz a extensão e a rotação medial do quadril, bem como a adução – todas ações que mantêm o alinhamento da postura. O glúteo máximo é menos útil para a extensão do quadril nessa posição porque gera rotação lateral, o que pode levar a compressão no sacro e dor lombar.

Os braços devem mover-se livremente acima da cabeça, e uma combinação entre mobilizar as escápulas e estabilizar a rotação nas articulações dos ombros com o manguito rotador cria o equilíbrio necessário. Se o latíssimo do dorso estiver curto ou hiperativo, ele restringe a capacidade de rotação superior das escápulas, o que pode forçar uma ação excessiva nas articulações da coluna vertebral ou no ombro.

Da mesma forma, se os quadris não se estenderem com facilidade, pode ser imposto movimento excessivo à parte lombar da coluna vertebral.

Respiração

Muitos alunos ficam frustrados por não conseguirem realizar respirações profundas e completas em urdhva dhanurasana. A razão disso é simples: nessa forma, o corpo é estabilizado em inspiração máxima, de modo que há muito pouco que se possa fazer para expandir mais na tentativa de inspirar profundamente. A respiração calma e relaxada é preferível. Quanto mais eficiente for a ação muscular nessa postura, menos oxigênio é necessário para manter o esforço.

Vasisthasana
Postura da prancha lateral, postura do sábio Vasistha
vasistha = sábio, excelentíssimo, melhor, mais rico

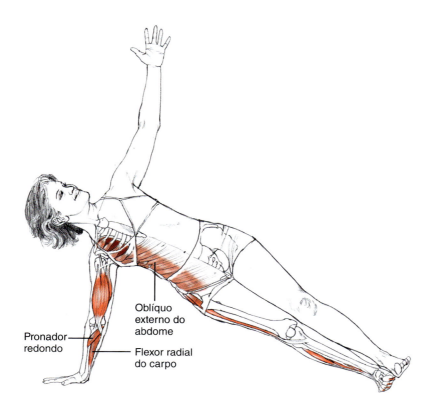

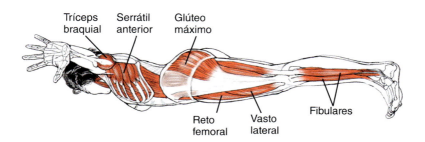

Classificação
Postura de equilíbrio com apoio em um braço, assimétrica.

(continua)

Vasisthasana *(continuação)*

Ações articulares

Coluna vertebral	Membros superiores	Braço de baixo	Braço de cima	Membros inferiores
Coluna em posição neutra	Escápula em posição neutra, abdução do ombro, extensão do cotovelo	Pronação do antebraço, dorsiflexão do punho	Antebraço e punho em posição neutra	Extensão neutra e adução do quadril, extensão do joelho, dorsiflexão do tornozelo

Ações musculares

Coluna vertebral

Contrações concêntricas e excêntricas alternadas	*Contração concêntrica*	*Contração excêntrica*
Para manter o alinhamento neutro da coluna: extensores e flexores da coluna	**Para resistir à torção do quadril de cima para a frente:** oblíquo externo do abdome (lado superior); oblíquo interno do abdome (lado inferior) **Para virar a cabeça para cima:** esplênio da cabeça (lado superior); esternocleidomastóideo (lado inferior) **Para impedir o quadril de cair no chão:** quadrado do lombo (lado inferior)	**Para impedir o quadril de cair para trás:** oblíquo interno do abdome (lado superior); oblíquo externo do abdome (lado inferior)

Membros superiores

Contração concêntrica

Para manter a posição da escápula na caixa torácica: serrátil anterior
Para estabilizar e proteger a articulação do ombro: manguito rotador
Para realizar abdução do ombro: deltoide

Para estender o cotovelo: tríceps braquial
Para realizar pronação do antebraço: pronadores quadrado e redondo
Para manter a integridade da mão: músculos intrínsecos do punho e da mão

Membros inferiores

Contração concêntrica

Para manter neutra a extensão e a adução do quadril: isquiotibiais, adutor magno, glúteo máximo
Para estender o joelho: articular do joelho, vastos

Para criar dorsiflexão: tibial anterior
Para realizar eversão do pé: músculos intrínsecos e extrínsecos do pé

Observações

O desafio dessa postura não é de flexibilidade, mas sim o de manter o alinhamento neutro da coluna vertebral e das pernas e as posições simples dos braços contra a ação da gravidade. A relação assimétrica em relação à gravidade implica que os músculos têm de trabalhar de forma assimétrica para criar um alinhamento simétrico do corpo – essencialmente Tadasana (p. 72) virado de lado.

Nessa postura, a gravidade puxa o corpo para fora de Tadasana de muitas maneiras: a coluna vertebral pode se torcer, os quadris podem cair para a frente ou os ombros para trás (ou vice-versa), a escápula e a perna de baixo podem aduzir ou a pelve pode cair ao chão. É fácil compensar demais pela elevação excessiva dos quadris ou pela flexão lateral da coluna vertebral em qualquer direção, seja cedendo à gravidade ou resistindo muito a ela.

A postura da prancha lateral é simples, mas não é fácil.

Respiração

Do ponto de vista da respiração, essa postura tem muito em comum com Niralamba Sarvangasana (p. 193). É também uma postura de equilíbrio difícil que requer muita ação estabilizadora das musculaturas abdominal e torácica. A prancha lateral é um pouco mais fácil porque os braços podem ser utilizados para o apoio e o equilíbrio, mas a respiração profunda pode ter o efeito de desestabilizar a postura.

A eficiência – isto é, encontrar a quantidade mínima de esforço necessário para manter a posição – permite que os movimentos respiratórios limitados forneçam apenas a energia suficiente para manter a postura.

Chatus Pada Pitham
Postura da mesa de quatro pés

chatur = quatro; *pada* = pé; *pitham* = banco, assento, cadeira

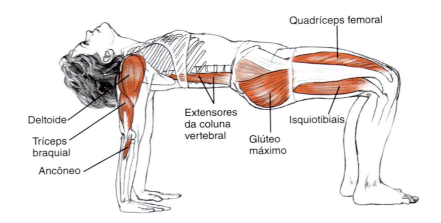

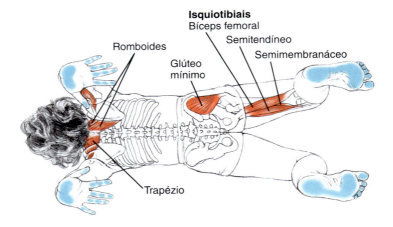

Classificação

Postura com apoio nos braços simétrica.

Ações articulares

Coluna vertebral	Membros superiores	Membros inferiores
Extensão da parte cervical da coluna, ligeira extensão das partes torácica e lombar da coluna	Rotação inferior, elevação e adução da escápula; extensão do ombro; extensão do cotovelo; dorsiflexão do punho	Contranutação da articulação sacroilíaca, extensão e adução do quadril, flexão do joelho, dorsiflexão do tornozelo

Ações musculares

Coluna vertebral

Contração concêntrica	*Contração excêntrica*
Para estender a coluna, especialmente a curvatura torácica: extensores da coluna	**Para resistir à hiperextensão das partes cervical e lombar da coluna vertebral:** músculos anteriores do pescoço, psoas menor, músculos abdominais

Membros superiores

Contração concêntrica

Para aduzir, elevar e realizar rotação inferior da escápula: romboides, levantador da escápula **Para estabilizar a articulação do ombro e evitar a protração da cabeça do úmero:** manguito rotador **Para estender e aduzir a articulação do ombro:** tríceps braquial (cabeça longa), redondo maior, parte espinal do deltoide	**Para estender o cotovelo:** tríceps braquial **Para realizar pronação do antebraço:** pronadores quadrado e redondo **Para manter a integridade da mão:** músculos intrínsecos do punho e da mão

Membros inferiores

Contração concêntrica

Para estender o quadril: isquiotibiais, glúteo máximo **Para estender, aduzir e rodar medialmente o quadril:** adutor magno, grácil	**Para estender o joelho:** articular do joelho, vastos

(continua)

Chatus Pada Pitham *(continuação)*

Observações

A fraqueza nos músculos isquiotibiais dificulta criar uma extensão neutra das articulações do quadril; assim, muitas pessoas usam o quadríceps femoral para estender os joelhos e empurrar os pés para o chão. O problema é que isso tende a causar também a flexão do quadril, que obstrui as aberturas na parte da frente das articulações do quadril. O uso excessivo do glúteo máximo também causa rotação lateral dos quadris externamente, ao que os adutores se contrapõem, criando ainda mais restrição nas articulações do quadril.

Excesso de tensão na região peitoral impede as escápulas de se moverem em adução e resulta em movimento excessivo nas articulações do ombro ou em flexão da coluna vertebral.

Respiração

Ao contrário de Urdhva Dhanurasana (p. 249), chatus pada pitham não é uma extensão extrema da coluna vertebral capaz de restringir o movimento da parte de trás da cavidade torácica. No entanto, a extensão dos braços nas articulações dos ombros pode restringir o movimento da parte da frente da cavidade torácica, particularmente se houver tensão nos músculos peitorais. Isso pode levar a respiração a se mover mais para o abdome. A combinação de elevação na parte de trás do corpo e relaxamento na frente torna-se uma oportunidade interessante para experimentar mover a respiração em torno das regiões abdominal e torácica. Alguns padrões de respiração têm mais efeito sobre a estabilidade da postura, enquanto outros podem auxiliar na abertura da parte superior caixa torácica.

Purvottanasana
Postura da prancha para cima

purva = frente, leste; *ut* = intenso; *tan* = estender, esticar

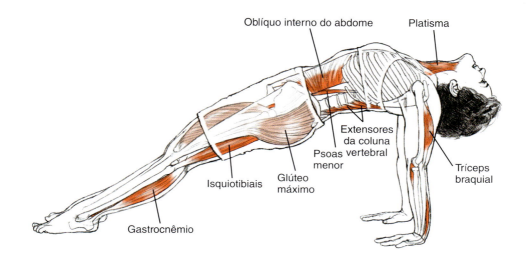

Classificação

Postura com apoio nos braços, simétrica e com inclinação para trás.

Ações articulares		
Coluna vertebral	**Membros superiores**	**Membros inferiores**
Extensão	Rotação inferior, elevação e adução da escápula; extensão do ombro; extensão do cotovelo; dorsiflexão do punho	Contranutação da articulação sacroilíaca, extensão e adução do quadril, extensão do joelho, flexão plantar do tornozelo

(continua)

Purvottanasana *(continuação)*

Ações musculares	
Coluna vertebral	
Contração concêntrica	*Contração excêntrica*
Para estender a coluna, especialmente a curvatura torácica: extensores da coluna	**Para resistir à hiperextensão das partes cervical e lombar da coluna vertebral:** músculos anteriores do pescoço, psoas menor, músculos abdominais
Membros superiores	
Contração concêntrica	
Para aduzir, elevar e realizar rotação inferior da escápula: romboides, levantador da escápula **Para estabilizar a articulação do ombro e evitar a protração da cabeça do úmero:** manguito rotador **Para estender e aduzir a articulação do ombro:** tríceps braquial (cabeça longa), redondo maior, parte espinal do deltoide	**Para estender o cotovelo:** tríceps braquial **Para realizar pronação do antebraço:** pronadores quadrado e redondo **Para manter a integridade da mão:** músculos intrínsecos do punho e da mão
Membros inferiores	
Contração concêntrica	
Para estender, aduzir e rodar medialmente o quadril: isquiotibiais, adutor magno, glúteo máximo	**Para estender o joelho:** articular do joelho, vastos **Para realizar flexão plantar do tornozelo:** sóleo

Observações

Muitas vezes, nessa postura, há muita extensão lombar e insuficiente extensão do quadril, e as articulações do quadril podem até cair em flexão. Os isquiotibiais devem ser os principais extensores das articulações do quadril nesse caso, mas, se forem fracos, o glúteo máximo pode atuar em seu lugar. O problema do uso do glúteo máximo é que ele leva à rotação lateral, que é mais difícil para a região lombar.

Se os isquiotibiais forem fracos demais para realizar purvottanasana, a Chatus Pada Pitham (p. 256) é uma excelente preparação.

O latíssimo do dorso não é muito útil nessa postura, porque pode prender as escápulas na caixa torácica e inibir a extensão da parte torácica da coluna vertebral.

As ações necessárias nas escápulas, nas articulações do ombro e na parte superior das costas são muito semelhantes às de Salamba Sarvangasana (p. 190), embora em uma relação diferente com a gravidade e sem a flexão cervical do pescoço, que leva a cabeça à frente.

Respiração

Como em Chatus Pada Pitham, a extensão dos braços nas articulações do ombro em purvottanasana pode restringir o movimento da parte da frente da cavidade torácica, particularmente se houver alguma tensão nos músculos peitorais. Isso pode estimular a respiração a se mover mais para o abdome, o que pode ser um desafio à ação necessária de manter a extensão do quadril e dos joelhos.

BIBLIOGRAFIA E OUTRAS FONTES

BIBLIOGRAFIA

Estas são as referências para trabalhar com as posturas:

Adler SS, Beckers D, Buck M. *PNF – Facilitação neuromuscular proprioceptiva*. 2.ed. Barueri: Manole; 2003.

Clemente CD. *Anatomy: a regional atlas of the human body*. 4th ed. Philadelphia, PA: Lippincott Williams & Wilkins; 1997.

Gorman D. *The body moveable*. 4th ed. Guelph, Ontario: Ampersand; 1995.

Kapit W, Elson LM. *The anatomy coloring book*. 2nd ed. New York: HarperCollins College; 1993.

Kendall FP, McCreary EK, Provance PG. *Músculos: provas e funções*. 5.ed. Barueri: Manole; 2007.

Laban R. *The language of movement: a guidebook to choreutics*. Great Britain: Macdonald and Evans; 1966

Myers T. *Trilhos anatômicos: meridianos miofasciais para terapeutas*. Barueri: Manole; 2003.

Netter FH. *Atlas of human anatomy*. 2nd ed. East Hanover, NJ: Novartis; 1997.

Platzer W. *Color atlas and textbook of human anatomy, Volume 1: Locomotor System*. 5th ed. New York: Thieme; 2004

Para grafias convencionais de pronúncia em sânscrito, *Yoga Journal*'s online resource "Pose Finder", http://www.yogajournal.com/poses/finder/browse_categories.

Para traduções acadêmicas dos termos sânscritos, *The Cologne Digital Sanskrit Lexicon*, http:www.sanskrit-lexicon.uni-koeln.de/.

OUTRAS FONTES

The Breathing Project, Inc. Organização sem fins lucrativos, liderada por Leslie Kaminoff e Amy Matthews, que oferece estudos avançados para educadores do movimento e cursos terapêuticos para o público, Nova York, NY: www.breathingproject.org

Site *Yoga Anatomy* de Leslie Kaminoff. O site do autor contém informações biográficas e para contato, calendário internacional de ensino, informações para formação on-line e para reservas, além de seu blog *eSutra* e outros projetos escritos: www.yogaanatomy.org

Embodied Asana de Amy Matthews. O site da autora contém informações biográficas e para contato e programa de ensino completo: www.embodiedasana.com

Krishnamacharya Yoga Mandiram. A yoga de T. Krishnamacharya e seus ensinamentos, fundada por T.K.V. Desikachar, Chennai, Índia: www.kym.org

School for Body–Mind Centering de Bonnie Bainbridge Cohen. Anatomia incorporada, reeducação do movimento baseada no desenvolvimento e repadronização interativa, El Sobrante, CA: www.bodymindcentering.com

Somanautics Human Dissection Intensives/série de DVDs, de Gil Hedley. Workshops e cursos dados internacionalmente: www.somanautics.com

Anatomy Trains e *Kinesis Myofascial Integration* de Tom Myers: www.anatomytrains.com

Ron Pisaturo. Ator, escritor e filósofo na tradição de Aristóteles e de Ayn Rand: www.ronpisaturo.com

ÍNDICE DE ASANAS

EM SÂNSCRITO

POSTURAS EM PÉ

Tadasana – *Postura da montanha* 72
    Variação: Samasthiti – *Postura equilibrada, postura da oração* 76
Utkatasana – *Postura da cadeira, postura desafiadora* 78
Uttanasana – *Inclinação para a frente em pé* 80
Utthita Hasta Padangusthasana – *Postura de extensão da mão ao dedo do pé* 82
    Variação: *Com a coluna vertebral flexionada* 85
Vrksasana – *Postura da árvore* 86
    Variação: *Postura da árvore com os braços elevados* 89
Garudasana – *Postura da águia* 90
Natarajasana – *Postura do rei dos dançarinos* 93
Virabhadrasana I – *Guerreiro I* 96
    Variação: *Com base estendida* 99
Virabhadrasana II – *Guerreiro II* 100
Virabhadrasana III – *Guerreiro III* 103
Utthita Parsvakonasana – *Postura estendida em ângulo lateral* 105
Parivrtta Baddha Parsvakonasana – *Postura com torção em ângulo lateral* 108
Utthita Trikonasana – *Postura do triângulo estendido* 111
Variação: *Com base de apoio estendida* 113
Parivrtta Trikonasana – *Postura do triângulo com torção* 114
Parsvottanasana – *Alongamento lateral intenso* 117
    Variação: *Com os braços em posição de namaskar reversa* 119
    Variação: *Com a coluna vertebral flexionada* 120
Prasarita Padottanasana – *Postura expandida com inclinação para a frente* 121
Upavesasana – *Postura de agachamento, assento* 123

POSTURAS SENTADAS

Dandasana – *Postura do bastão* 130
Paschimottanasana – *Alongamento do oeste (das costas)* 132
Janu Sirsasana – *Postura da cabeça no joelho* 134
Parivrtta Janu Sirsasana – *Postura da cabeça no joelho inversa* 137
Mahamudra – *O grande gesto* 140
Upavistha Konasana – *Postura sentada em ângulo aberto* 142
Baddha Konasana – *Postura limitadora em ângulo fechado* 144
    Variação: Supta Baddha Konasana – *Postura reclinada em ângulo fechado* ... 146

Kurmasana – *Postura da tartaruga*	147
Variação: Supta Kurmasana – *Postura da tartaruga reclinada*	149
Ardha Matsyendrasana – *Meia postura do senhor dos peixes*	150
Gomukhasana – *Postura da cabeça de vaca*	153
Hanumanasana – *Postura do macaco*	156
Navasana – *Postura do barco*	159

POSTURAS DE JOELHOS

Balasana – *Postura da criança*	166
Supta Virasana – *Postura do herói reclinada*	168
Ustrasana – *Postura do camelo*	170
Eka Pada Rajakapotasana – *Postura do pombo real com uma perna só*	172
Variação: *Flexionada para a frente*	174
Parighasana – *Postura da cancela*	176
Simhasana – *Postura do leão*	179

POSTURAS EM DECÚBITO DORSAL

Savasana – *Postura do cadáver*	182
Apanasana – *Postura de apana, postura do vento descendente*	184
Setu Bandhasana – *Postura da ponte*	186
Variação: Dwi Pada Pitham – *Postura da mesa de dois pés*	188
Salamba Sarvangasana – *Postura com apoio nos ombros*	190
Niralamba Sarvangasana – *Postura sem apoio nos ombros*	193
Viparita Karani – *Postura invertida*	196
Halasana – *Postura do arado*	199
Karnapidasana – *Postura da orelha no joelho*	201
Jathara Parivrtti – *Postura de torção do ventre*	203
Variação: *Com as pernas estendidas*	205
Matsyasana – *Postura do peixe*	206
Variação: *Com braços e pernas erguidos*	208
Anantasana – *Postura de Vishnu reclinado no sofá*	209

POSTURAS EM DECÚBITO VENTRAL

Bhujangasana – *Postura da cobra*	212
Variação: *Com os joelhos flexionados*	215
Dhanurasana – *Postura do arco*	216
Salabhasana – *Postura do gafanhoto*	218
Viparita Salabhasana – *Postura completa do gafanhoto*	220

POSTURAS COM APOIO NOS BRAÇOS

Adho Mukha Svanasana – *Postura do cachorro olhando para baixo*	224
Urdhva Mukha Svanasana – *Postura do cachorro olhando para cima*	226

Adho Mukha Vrksasana – *Postura da árvore olhando para baixo* 228
Chaturanga Dandasana – *Postura do bastão sobre quatro membros* 230
Bakasana – *Postura do corvo, Postura do grou* 232
Parsva Bakasana - *Postura do corvo de lado, postura do grou de lado* 234
Astavakrasana – *Postura dos oito ângulos* 236
Mayurasana – *Postura do pavão* 238
Pincha Mayurasana – *Postura da cauda do pavão* 240
Salamba Sirsasana – *Postura invertida sobre a cabeça* 243
Vrschikasana – *Postura do escorpião* 247
Urdhva Dhanurasana – *Postura do arco para cima, postura da roda* 249
Vasisthasana – *Postura da prancha lateral, postura do sábio Vasistha* 253
Chatus Pada Pitham – *Postura da mesa de quatro pés* 256
Purvottanasana – *Postura da prancha para cima* 259

EM PORTUGUÊS

POSTURAS EM PÉ

Postura da montanha – *Tadasana* 72
   Variação: Postura equilibrada, postura da oração – *Samasthiti* 76
Postura da cadeira, postura desafiadora – *Utkatasana* 78
Inclinação para a frente em pé – *Uttanasana* 80
Postura de extensão da mão ao dedo do pé – *Utthita Hasta Padangusthasana* 82
   Variação: Com a coluna vertebral flexionada 85
Postura da árvore – *Vrksasana* 86
   Variação: Postura da árvore com os braços elevados 89
Postura da águia – *Garudasana* 90
Postura do rei dos dançarinos – *Natarajasana* 93
Guerreiro I – *Virabhadrasana I* 96
   Variação: Com base estendida 99
Guerreiro II – *Virabhadrasana II* 100
Guerreiro III – *Virabhadrasana III* 103
Postura estendida em ângulo lateral – *Utthita Parsvakonasana* 105
Postura com torção em ângulo lateral – *Parivrtta Baddha Parsvakonasana* 108
Postura do triângulo estendido – *Utthita Trikonasana* 111
   Variação: Com base de apoio estendida 113
Postura do triângulo com torção – *Parivrtta Trikonasana* 114
Alongamento lateral intenso – *Parsvottanasana* 117
   Variação: Com os braços em posição de namaskar reversa 119
   Variação: Com a coluna vertebral flexionada 120
Posição expandida com inclinação para a frente – *Prasarita Padottanasana* 121
Postura de agachamento, assento – *Upavesasana* 123

ÍNDICE DE ASANAS

POSTURAS SENTADAS

Postura do bastão – *Dandasana* 130
Alongamento do oeste (das costas) – *Paschimottanasana* 132
Postura da cabeça no joelho – *Janu Sirsasana* 134
Postura da cabeça no joelho inversa – *Parivrtta Janu Sirsasana* 137
O grande gesto – *Mahamudra* 140
Postura sentada em ângulo aberto – *Upavistha Konasana* 142
Postura limitadora em ângulo fechado – *Baddha Konasana* 144
    Variação: Postura reclinada em ângulo fechado – *Supta Baddha Konasana* 146
Postura da tartaruga – *Kurmasana* 147
    Variação: Postura da tartaruga reclinada – *Supta Kurmasana* 149
Meia postura do senhor dos peixes – *Ardha Matsyendrasana* 150
Postura da cabeça de vaca – *Gomukhasana* 153
Postura do macaco – *Hanumanasana* 156
Postura do barco – *Navasana* 159

POSTURAS DE JOELHOS

Postura da criança – *Balasana* 166
Postura do herói reclinada – *Supta Virasana* 168
Postura do camelo – *Ustrasana* 170
Postura do pombo real com uma perna só – *Eka Pada Rajakapotasana* 172
    Variação: Flexionada para a frente 174
Postura da cancela – *Parighasana* 176
Postura do leão – *Simhasana* 179

POSTURAS EM DECÚBITO DORSAL

Postura do cadáver – *Savasana* 182
Postura de apana, postura do vento descendente – *Apanasana* 184
Postura da ponte – *Setu Bandhasana* 186
    Variação: Postura da mesa de dois pés – *Dwi Pada Pitham* 188
Postura com apoio nos ombros – *Salamba Sarvangasana* 190
Postura sem apoio nos ombros – *Niralamba Sarvangasana* 193
Postura invertida – *Viparita Karani* 196
Postura do arado – *Halasana* 199
Postura da orelha no joelho – *Karnapidasana* 201
Postura de torção do ventre – *Jathara Parivrtti* 203
    Variação: Com as pernas estendidas 205
Postura do peixe – *Matsyasana* 206
    Variação: Com braços e pernas erguidos 208
Postura de Vishnu reclinado no sofá – *Anantasana* 209

POSTURAS EM DECÚBITO VENTRAL

Postura da cobra – *Bhujangasana* 212
    Variação: Com os joelhos flexionados 215
Postura do arco – *Dhanurasana* 216
Postura do gafanhoto – *Salabhasana* 218
Postura completa do gafanhoto – *Viparita Salabhasana* 220

POSTURAS COM APOIO NOS BRAÇOS

Postura do cachorro olhando para baixo – *Adho Mukha Svanasana* 224
Postura do cachorro olhando para cima – *Urdhva Mukha Svanasana* 226
Postura da árvore olhando para baixo – *Adho Mukha Vrksasana* 228
Postura do bastão sobre quatro membros – *Chaturanga Dandasana* 230
Postura do corvo, postura do grou – *Bakasana* 232
Postura do corvo de lado, postura do grou de lado – *Parsva Bakasana* 234
Postura de oito ângulos – *Astavakrasana* 236
Postura do pavão – *Mayurasana* 238
Postura da cauda do pavão – *Pincha Mayurasana* 240
Postura invertida sobre a cabeça – *Salamba Sirsasana* 243
Postura do escorpião – *Vrschikasana* 247
Postura do arco para cima, postura da roda – *Urdhva Dhanurasana* 249
Postura da prancha lateral, postura do sábio Vasistha – *Vasisthasana* 253
Postura da mesa de quatro pés – *Chatus Pada Pitham* 256
Postura da prancha para cima – *Purvottanasana* 259

ÍNDICE DE ARTICULAÇÕES E MÚSCULOS

ARTICULAÇÕES

Nota: Asterisco (*) indica apenas arte ou referência textual.

Articulações		Número da página
Antebraço e cotovelo		90-91
		119*
		149*
		216
		224-225
		240-242
		249-251
		253-254
Articulação do quadril		86-88
		140-141
		149*
		150
		168-169
		172-175
		250-252
Coluna vertebral	Parte cervical	27*
		100-102
		190-192
		199-200
		220-221
		232-233
		243-245
	Parte lombar	27*
		82*
		93-95
		128-129
		150-152
		168-169
		204*
		226-227
		249-252

267

Articulações		Número da página
Coluna vertebral	Parte torácica	27*
		147-148
		150-152
		201-202
		226-227
		232-233
		240-242
		247-248
Escápula		93-95
		108-110
		150-152
		190-192
		201-202
		256-258
Joelho		78-79
		82-84
		90-92
		121
		149*
		150
		168-169
Mão e punho		119*
		149*
		226-227
		232-233
		249-251
Ombro (articulação glenoumeral)		100-101
		119
		137-139
		149
		199-200
		232-233
		243-244
		259-260

Articulações	Número da página
Pé e tornozelo	72-77
	100-102
	121-122
	123-124
	149*
	224
Sacroilíaca	134-136
	142-143
	168
	256-257

MÚSCULOS

Nota: Asterisco (*) indica apenas arte ou referência textual.

Músculo	Número da página
Adutores (adutor longo, adutor breve, adutor magno, grácil e pectíneo)	86-69
	99
	121-122
	156-158
	176-178
	209-210
Assoalho pélvico	117*
	123-124
	141*
	233*
Bíceps braquial	60*
	184*
	232*
Complexo iliopsoas (psoas maior, psoas menor e ilíaco)	82-84
	86-88
	93-94
	172-175
	226-227
	232-233
	240-241

Músculo	Número da página
Deltoide	153-154
	184*
	190-192
	216-217
	232-233
	240-242
Diafragma	5-15
	121-122
	123-124
	146*
	147-148
	226*
	240*
Esternocleidomastóideo	100-101
	170-171
	203*
	206-208
	220-222
Extensores da coluna vertebral (intertransversais, interespinais, rotadores, multífidos, transversoespinais e eretor da espinha)	81
	93-95
	115-116*
	134-136
	147-149
	201-202
Gastrocnêmio	86*
	117-118
	121*
	132-133
	134-135
Glúteo máximo, glúteo médio e glúteo mínimo	78-79
	82-84
	103-104
	114-115
	156-157
	215
	256-258

ÍNDICE DE ARTICULAÇÕES E MÚSCULOS

Músculo	Número da página
Isquiotibiais (bíceps femoral, semitendíneo e semimembranáceo)	80-81
	121-122
	132-133
	134-135
	156-158
	173-175
	212-215
	216-217
	243-246
	256-258
Latíssimo do dorso	99*
	114*
	153-154
	168-169
	224-225
	228-229
Levantador da escápula	190-192
Manguito rotador (subescapular, supraespinal, infraespinal e redondo menor)	90-91
	119
	153-155
Oblíquos interno e externo do abdome	15
	105-106
	137-138
	203-204
	209-210
	253-255
Peitorais maior e menor	93-94
	96*
	100-102
	170-171
	203-205
	216-217
	230-231
	232-233
Quadríceps femoral (reto femoral, vasto lateral, vasto intermédio e vasto medial)	100-102
	186-188
	230-231
	249-252
	256-258

Músculo	Número da página
Romboides (maior e menor)	108-110
	119
	150-152
	153-155
	190-192
	256-257
Rotadores externos (piriforme, gêmeo superior, gêmeo inferior, obturador interno, obturador externo e quadrado femoral)	89*
	123-124
	142-143
	150-152
	173-175
Serrátil anterior	212-213
	231*
	232-233
	240-241
Sóleo	78-79
	81
	86*
	117-118
	199-200
	209-210
	218-219
Tensor da fáscia lata	86-88
	90-92
	100*
	111*
	156-158
	176-178
Trapézio	137-138
	199*
	232-233
	256*
Tríceps braquial	153-154
	172*
	184*
	199-200
	212-213
	232-233
	240-241